運動傷害

The Anatomy of Sports Injuries:

Your Illustrated Guide to Prevention, Diagnosis, and
Treatment [Second Edition] 讓傷處恢復到110%的強健！

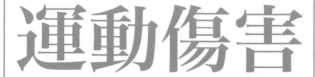

復健書

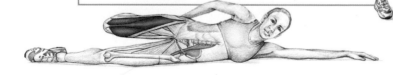

最完善的運動傷害之
預防、治療與復健

布萊德・華克 Brad Walker ／著

柯品瑄、周傳易／譯

▌目次

從解剖圖下手，全方位的
運動傷害防治處方

隨著運動人口越來越多，與運動相關的身體傷害也越來越常見。因此，一本能從事前預防到傷後緊急處置及治療的運動傷害復健書，就成為建構運動常識不可或缺的墊腳石。不管你是只有週末才運動健身的「週末戰士」，或是在場上競技的專業運動員，這都是一本容易入門、能夠做好自我防護的實用手冊。

雖然坊間已經有許多跟運動傷害有關的專書，卻很少能夠結合解剖知識，並以簡單的說明方式來為讀者提供運動傷害防治的知識。因此，本書也適合私人健身教練或督戰經驗豐富的運動競技教練使用，甚至是傷科、運動醫學醫師也能從中獲益。

這是本書作者布萊德・華克繼暢銷書《痠痛拉筋解剖書》後推出的第二本專業著作，結合他在運動及保健方面的多年經驗及最新運動醫學理論，把所有可能發生的運動傷害分類處理，並以好讀好懂的方式呈現。這本全彩書是最棒的視覺化教具，從各個角度去分析運動相關的傷害，專業又容易操作的資訊可以幫助讀者避免運動傷害，並指導讀者在萬一受傷後如何採取有效的緊急處理及後續的復健規畫，盡可能在最短時間內重回正常活動。

在《運動傷害復健書》這本書中，將從各個面向檢視與運動相關的損傷。第一章介紹運動傷害的基本概念，解釋運動傷害的不同分類與等級，並且描述涉及其中的結構和組織。第二章闡釋有助於預防運動傷害發生的關鍵策略。至於第三章，則舉列出周全的治療與復健過程，以幫助讀者能快速完全地康復。

在第 4 至 17 章中，以方便查閱的格式詳述了 120 種運動傷害。以身體的關鍵部位為分類，每種運動傷害都包括以下內容：所涉及的解剖學和生理學、可能的傷病原因、徵候和症狀、併發症、立即處置、復健與預防、長期預後。

本書針對健身愛好者和各種程度的保健專業人士，提供了肌力和柔軟度練習項目，以幫助運動傷害的預防、治療和復健。切記，這些練習只是提供指引，絕非詳盡。請務必諮詢醫療保健專業人士，以量身打造合適的復健計畫。

解剖方位術語

下側 Inferior：在頭部下面或距離頭部最遠之處。

下壓 Depression：身體的某部位向下移動。

上方 Superior：頭部之上或最靠近頭部的地方。

中央 Median：位於身體中心或中線。

內收 Adduction：朝向身體（或足部／手部）中線的動作。

內側 Medial：靠近身體或器官中線（與外側相反）。

內翻 Inversion：腳底板向內翻轉的動作。

水平面 Horizontal plane：與身體長軸互相垂直的橫切面。

外展 Abduction：遠離身體（或足部／手部）中線的動作。

外側 Lateral：遠離身體或器官中線（與內側相反）。

外翻 Eversion：腳底板向外翻轉的動作。

矢狀面 Sagittal plane：由前向後將身體分為左右兩半的垂直面。

仰躺 Supine：身體的腹側朝上的姿勢（與俯臥相反）。

伸展 Extension：會讓關節的兩個腹側互相遠離的動作。

屈曲 Flexion：會讓關節的兩個腹側互相靠近的動作。

抬高 Elevation：身體在冠狀面向上移動。

近端 Proximal：靠近身體中心或靠近四肢附著於身體的部位（與遠端相反）。

冠狀面 Coronal plane：由左而右，把人體分割成前側及後側兩部分。

前引 Protraction：在橫切面上向前的動作。

前方 Anterior：朝向身體的前面。

後方 Posterior：身體或某部位的背面或後方（跟前方相反）。

後縮 Retraction：在橫切面上向後的動作。

背側 Dorsal：靠近或位於身體後面或某部位的後方（與腹側相反）。

俯臥 Prone：身體腹側朝下的姿勢（與仰躺相反）。

迴旋 Circumduction：骨頭的遠端繞圈移動，而近端則相對靜止。

旋前 Pronation：將掌心轉向地面，或是與解剖體位反向。

旋後 Supination：將掌心轉向上，或是與解剖體位同向。

旋轉 Rotation：繞行固定軸的動作。

淺層 Superficial：表面或靠近表面之處（跟深層相反）。

深層 Deep：遠離身體的體表（與淺層相反）。

腹側 Ventral：身體部位的前側（跟背側相反）。

解剖體位 Anatomical position：站姿，雙臂在體側伸直，掌心朝前。

對側 Contralateral：另一邊。

對掌 Opposition：拇指與同一手的其他手指指尖相觸的動作（此為大拇指鞍狀關節的獨有動作）。

遠端 Distal：遠離結構起點的位置（與近端相反）。

蹠面 Plantar：腳底。

基礎篇

關於運動傷害
你要知道的事

什麼是運動傷害？

無疑的，經過規畫的規律運動有許多好處，包括提高心肺適能、增強肌肉力量、增加柔軟度等，都可以改善生活品質。然而，運動還是難免會帶來少數幾個壞處，其中之一就是增加受傷的可能性。

隨著體育競賽與運動普及率越來越高（這是好事！），受傷的比率也增加了。事實上，美國消費品安全委員會（the US Consumer Product Safety Commission）曾經估計，「在1991到1998年間，打高爾夫和游泳造成的運動傷害增加110%；冰上曲棍球及舉重傷害增加75%；足球運動傷害增加55%；腳踏車，45%；排球，44%；美式足球，43%。」——摘自《消費品安全評論》（*Consumer Product Safety Review*, 2000）

運動傷害的定義

生理上的傷害，一般可以被定義為：使得生物體無法正常運作，而必須採取修復過程的任何壓力。而運動傷害則可以進一步被定義為：任何因為體育競賽、運動或體育活動，而導致的傷害、疼痛，或是生理損害。

雖然「運動傷害」一詞，可以被定義為體育競賽及運動造成的任何持續性損傷，但它通常被用來描述肌肉骨骼系統所受到的負面影響。比較嚴重的傷害，例如頭頸及脊髓的創傷，通常不會和　般的運動傷害（例如扭傷、拉傷、骨折和挫傷）等同視之，會分別考量。

運動傷害的影響

運動傷害通常與肌肉骨骼系統密切相關，其中包括肌肉、骨頭、關節，以及韌帶與肌腱等相關的組織。以下簡單解釋構成骨骼肌肉系統的各個要素。

肌肉

　　肌肉是由75%的水、20%的蛋白質，以及5%的礦物鹽、肝醣與脂肪所構成。人體肌肉總共可分成三種：骨骼肌、心肌及平滑肌；其中跟動作有關的是骨骼肌（也被歸類為橫紋肌、體肌、隨意肌）。骨骼肌占人體全身重量約40%，附著及覆蓋在骨頭上，可藉由意識自主控制。這類肌肉可以執行有力的快速收縮，以及時間較長的持續收縮。骨骼肌讓我們能夠掌控用力的技巧，以及完成精細的動作。它們藉由肌腱附著在骨頭上，肌肉直接或是透過肌腱附著在骨頭上相對穩定的點（稱為起點或起端）；當肌肉收縮時，會跨越一個或多個關節傳遞張力而使動作發生。肌肉與骨頭連接的末端，稱為終點（或止端）。

骨骼肌結構概述

　　骨骼肌的功能單位是肌纖維，是一種狹長、圓柱形的多核細胞，寬10～100微米（百萬分之一公尺），長可達數毫米（千分之一公尺）至30公分以上。肌纖維的細胞質稱為「肌漿」（sarcoplasm），並被稱為「肌漿膜」（sarcolemma）的細胞膜構造所包覆。肌內膜（endomysium）為細緻的膜構造，包覆在每一個肌纖維的外面。

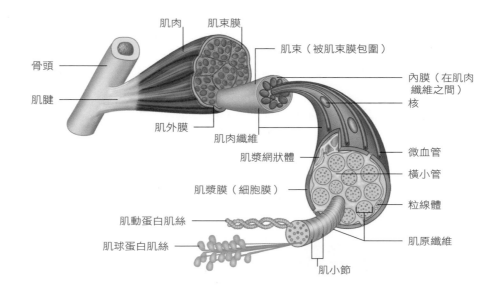

圖 1.1　骨骼肌肉組織的橫切面

一束束的肌纖維被肌束膜（perimysium）包住，這些肌束再集合起來形成肌肉，最外面再包覆一層肌外膜（epimysium）。肌肉的膜狀構造貫通整條肌肉（從起點的肌腱到終點的肌腱），這一整個結構有時也被稱作肌肉－肌腱單位（musculo-tendinous unit）。

附註：當肌肉收縮時，所有類型的肌肉都會產熱，這些熱對於維持身體的正常溫度很重要。據估計，大約有85%的體熱是由肌肉收縮產生的。

骨骼肌的主要肌肉，包括：大腿的股四頭肌，以及上肢的二頭肌等。

○ 骨頭

我們出生時大約有350塊骨頭，但其中一些在生長過程中會逐漸融合，直到青春期後剩下206塊。這些骨頭形成了一個支撐身體的結構，一般統稱為「內骨骼」（endoskeleton）。相對來說，另外還有一種就是外骨骼（exoskeleton），見於許多無脊椎動物（昆蟲的外骨骼發育良好，但人類的外骨骼只有牙齒、指甲以及毛髮[1]）。完整發育的硬骨是人體最堅硬的組織，由20%的水、30～40%的有機物，以及40～50%的無機物構成。

○ 骨頭的發育與生長

大多數的硬骨都由軟骨發展而來，軟骨經過鈣化、骨化後就會形成硬骨。這個過程分為以下四個階段：

1　在胚胎時期的第二或第三個月，造骨細胞（osteoblasts，建造骨頭的細胞）開始活化。

2　一開始，造骨細胞會製造一種富含纖維蛋白（即膠原纖維）的材料，做為細胞間基質。膠原纖維可以強化組織。接著，酵素作用使得鈣化合物可以儲存在基質中。

3　這些「細胞間基質」在骨細胞周圍硬化，骨細胞是維持骨頭的活細胞，但無法製造新骨頭。

4　另一種細胞稱為蝕骨細胞（osteoclasts），負責破壞、重建及修復骨頭，以維持骨骼的完整性。這個重塑過程，終其一生都在進行，但是會隨著年齡越來越大而變得越來越慢。這也是為什麼當我們上了年紀後，骨頭會比較脆弱的原因之一。

註1　外骨骼由外胚層（ectoderm）發育而來。蝸牛、螃蟹的外殼都是外骨骼。

簡單來說，我們的骨骼是活的組織，蝕骨細胞經由「吸收作用」將老舊的骨質移去，而造骨細胞則製造新鮮的骨質予以取代，使得骨頭得以隨著需求慢慢調適其形狀與力量。

骨細胞位於稱為「骨穴」（lacuna）的腔室中，被一層層圓形、含有鈣鹽及大量膠原纖維的堅硬基質圍繞。骨頭保護人體的內部器官，並促使動作發生，主要的骨頭包括大腿的股骨以及上肢的肱骨等。所有骨頭合起來形成的堅硬結構，稱為「骨架」（skeleton）。

● 骨頭分類：依據密度來分

緻密骨（Compact Bone）

由肉眼看來，緻密骨是緊密且平滑的。而透過顯微鏡觀察，可以看到緻密骨是由一個個稱為「骨元」（osteon）的小單位所聚集而成。骨元也稱為「哈維氏系統」（Haversian system），每個哈維氏系統都沿著骨頭長軸延長成一個個圓柱體，這是一種同心圓結構，包括中央的哈維氏管（Haversian canal，有血管、淋巴管和神經通過），以及周圍環繞的數層同心板狀構造——稱為「骨板」（lamellae）。換句話說，哈維氏系統是一群相鄰排列的骨質中空管。在骨板之間的骨穴含有淋巴和骨細胞。骨穴藉由像髮絲般的骨小管（canaliculi）連接哈維氏管中的淋巴管，以獲得淋巴中的養分。這些管狀排列的骨板給予骨頭強硬的支持力量。

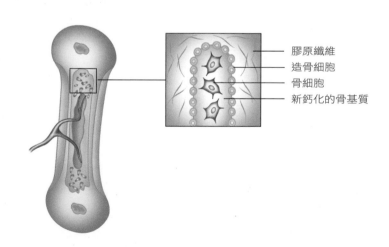

膠原纖維
造骨細胞
骨細胞
新鈣化的骨基質

圖 1.2　骨頭的生長與發育

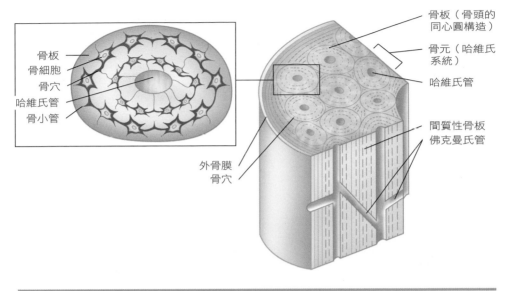

圖 1.3　緻密骨的結構

另一個管狀構造稱為「佛克曼氏管」（Volkmann's canal）或「穿通管」（perforating canal），方向和骨頭的長軸垂直（也就是垂直於哈維氏管），在骨外膜內擔任起連接神經與血管的工作。

海綿骨（Spongy Bone）

海綿骨又稱疏鬆骨（cancellous bone），是由細小、針狀的骨小梁（trabeculae）構成，含有不規則排列的骨板，以及透過骨小管相互連通的骨細胞。海綿骨沒有哈維氏系統，取而代之的是許多開放式的空間，或許可以想像成蜂窩狀的大型哈維氏系統。這些空間充滿了黃（或紅）骨髓及血管。

這樣的結構形成一種動態的網格構造，可以因應重量的壓力、姿勢的改變或是肌肉張力的不同而逐漸調整。長骨的骨端、脊椎骨的椎體，以及其他沒有空腔的骨頭，大都由海綿骨構成。

骨頭分類：依據形狀來分

不規則骨（Irregular Bone）

不規則骨的形狀比較複雜，主要是由外層較薄的緻密骨包覆海綿骨形成。例如某些顱骨、脊椎骨及髖骨。

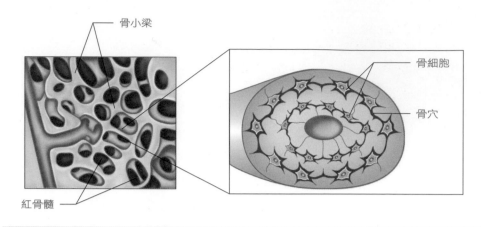

骨小梁

紅骨髓

骨細胞

骨穴

圖 1.4　海綿骨（疏鬆骨）的結構

扁平骨（Flat Bone）

扁平骨狹長而扁平，形狀通常是彎曲的，是在兩層薄薄的緻密骨中夾有一層海綿骨。例如大部分的顱骨、肋骨及胸骨。

短骨（Short Bone）

短骨一般是立方體（通常有六個面），短小堅固，大部分由海綿骨組成。例如手腕的腕骨、腳踝的跗骨。

種子骨（Sesamoid Bone）

Sesamoid源自拉丁文，意思是「形狀像芝麻」；種子骨是一種嵌在肌腱內的特殊短骨。例如髕骨（膝蓋骨）及手腕的豆狀骨（pisiform bone）。

長骨（Long Bone）

長骨的長度大於寬度，具有骨幹，兩端膨大成頭狀，內部多為緻密骨。例如四肢的骨頭，但不包括手腕、手掌、腳踝及腳掌（不過，手指和腳趾是很有效率的迷你版長骨）。

長骨的組成

長骨內軟骨的骨化開始於骨幹的中心（初級骨化中心），並由此向兩端不斷發展。接下來開始發育的是次級骨化中心，位於骨頭末端。這兩個生長中心在兒童及青少年時期會持續發育，直到二十歲出頭分化中心硬化後，就會停止成長發育。

骨幹（Diaphysis）

Diaphysis源自希臘文，意思是「分開」。骨幹是長骨的中段，正中心有個填滿骨髓的空腔（骨髓腔），外面則包覆緻密骨。骨幹由一至多個初級骨化中心所形成，並有一至多條血管供應養分。

骨端（Epiphysis）

Epiphysis源自希臘文，意思是「贅生物」。骨端或稱骨骺，位於長骨兩端，或是在不成熟骨中被生長板的軟骨區隔開來的末端。骨端是由次級骨化中心所形成，大都由海綿骨構成。

骨骺線（Epiphyseal Line）

骨骺線是骨骺板殘留的遺跡。骨骺板又稱生長板，是一種平板狀的透明軟骨，見於尚在發育中的年輕骨頭。骨骺板是長骨生長的位置，在青春期快結束時，長骨會停止發育，骨骺板完全被硬骨取代，只留下一條骨骺線標明它原先的位置。

關節軟骨（Articular Cartilage）

成年人的骨頭（硬骨）曾經也是軟骨，而關節軟骨是唯一留下來的證據。關節軟骨位於兩個骨頭相會處（關節）的滑液關節內，平滑、有孔洞、具有可塑性、對外界刺激較不敏感，而且沒有血管分布。關節軟骨的營養代謝必須透過活動關節，讓關節軟骨受到壓力刺激而促使關節滑液、氧氣和養分得以在關節內循環流動。

附註：骨關節炎的退化過程（以及某些類風濕性關節炎的晚期病程），也牽涉到關節軟骨的破壞。

外骨膜（Periosteum）

外骨膜是包圍在骨頭表面的纖維結締組織，有血管分

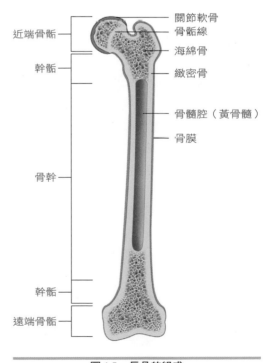

近端骨骺
幹骺
骨幹
幹骺
遠端骨骺

關節軟骨
骨骺線
海綿骨
緻密骨
骨髓腔（黃骨髓）
骨膜

圖 1.5　長骨的組成

布，提供高敏感度、雙層的支持結構。外層是不規則的緻密結締組織；而緊挨著骨頭表面的內層，則有許多造骨細胞和蝕骨細胞。

外骨膜的神經、淋巴管及血管，會透過營養管道進入骨頭。外骨膜跟骨組織之間靠著一種稱為「夏培氏纖維」（Sharpey's fibres）的膠原纖維緊密連結。此外，外骨膜也是肌腱和韌帶的附著處。

骨髓腔（Medullary Cavity）

骨髓腔是位於骨幹內部的空腔（骨幹是長骨的中段），內有骨髓：年幼時是紅骨髓，但有許多骨頭在成熟後會轉成黃骨髓。

紅骨髓（Red Marrow）

紅骨髓為紅色的膠狀物質，由許多發展階段不同的紅血球與白血球所組成。一般來說，紅骨髓腔存在於長骨與扁平骨的海綿骨之內。對成年人來說，只有股骨頭、肱骨頭、扁平骨（例如胸骨）及不規則骨（例如髖骨）的紅骨髓，能製造紅血球。一旦懷疑造血組織出問題時，就需要從這些部位取得骨髓樣本進行檢驗。

黃骨髓（Yellow Marrow）

黃骨髓是一種脂肪結締組織，不具造血功能。隨著年齡增長，骨髓中的脂肪細胞增多，絕大部分的紅骨髓會被黃骨髓取代。

● 軟骨（Cartilage）

軟骨是一種特殊的纖維結締組織，主要目的是讓關節在做出動作時，能有光滑的平面來吸收骨頭相撞和摩擦時的衝擊與摩擦力。軟骨有可能是暫時性的存在，隨後會被硬骨取代；但也有些是永久性的存在，做為硬骨的附屬物。雖然軟骨的硬度不如硬骨，但具有韌性（主要來自所含的膠原纖維）。軟骨可以說是一種「不含血管」（沒有血管經過）的組織，營養代謝主要是靠周圍的組織液。軟骨的種類，包括以下三種：透明軟骨、纖維軟骨、彈性軟骨。

其中，最重要的是透明軟骨（例如關節軟骨）。透明軟骨由膠原纖維和水組成，是硬骨形成之前的暫時性根基，因此透明軟骨與硬骨之間可以存在著以下的關係：

• 形成滑液關節的關節軟骨。
• 在骨頭生長過程中，個別骨化部位之間的軟骨板。
• 形成胸骨的劍突（晚點可能會骨化，也可能不會），以及肋軟骨。

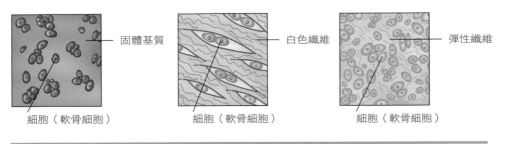

固體基質　　　白色纖維　　　彈性纖維

細胞（軟骨細胞）　　　細胞（軟骨細胞）　　　細胞（軟骨細胞）

圖 1.6　軟骨的結構：從左至右為透明軟骨、白色纖維軟骨、黃色彈性軟骨

　　透明軟骨也見於鼻中隔、喉部的大部分軟骨，以及氣管與支氣管環的支持結構。

韌帶（Ligament）

　　韌帶是用來把骨頭跟骨頭連結在一起的纖維結締組織，由規則緻密的結締組織所組成。相較於肌腱，韌帶含有較多的彈性蛋白，因此彈性較好。韌帶也有助於關節的穩定，對骨頭而言，韌帶的彈性可以允許或限制肢體的動作。

肌腱（Tendon）

　　肌腱是連接肌肉和骨頭的纖維結締組織，其膠原纖維呈平行排列，因此當相連的肌肉收縮時，它能夠承受強且單一方向的拉伸負荷。肌腱和肌肉一起作用，在骨頭上施加力量並且產生動作。

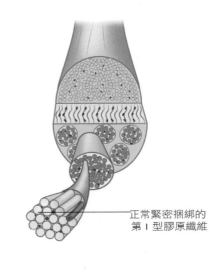

正常緊密捆綁的
第 I 型膠原纖維

圖 1.7　肌腱連接肌肉和骨骼

關節（Joint/ Articulation）

　　關節使身體能夠產生動作，讓嚴密堅固的骨架也具有活動能力。關節也是吸收、傳遞力量及生長發育之處。關節的種類主要有以下三種：纖維性關節，分為不動關節及微動關節；軟骨性關節，也分為不動關節及微動關節；以及滑液性關節，這種關節全都是可動關節。

　　由於滑液性關節為可動關節，因此往往是跟運動傷害有關聯的關節類型。

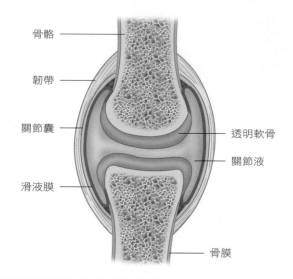

骨骼

韌帶

關節囊

透明軟骨

關節液

滑液膜

骨膜

圖 1.8　膝蓋，典型的滑液關節

主要的滑液性關節包括：膝關節、髖關節、肩關節、肘關節。以下為滑液性關節的共通構造，在運動傷害時都可能會受損：

關節囊（Articular capsule）

關節囊包覆著整個滑液關節，由外層的纖維組織（有血管、神經和淋巴管分布），以及內層的滑液膜所組成（滑液膜會分泌滑液來潤滑及滋養關節）。此外，關節囊可由韌帶強化（見上圖）。

關節腔（Joint cavity）

纖維性關節及軟骨性關節都沒有關節腔，只有滑液性關節有關節腔（內含滑液）。

透明關節軟骨（Hyaline articular cartilage）

透明軟骨包覆在骨頭末端，並提供一個平滑的表面，使關節能夠平順移動。關節軟骨主要的任務，是減少動作時的摩擦與吸收震動。

滑液囊（Bursa）

滑液囊是充滿黏性滑液的小囊袋。最常出現在關節中肌肉和肌腱滑過骨頭的位置，可以減少摩擦，使得關節的動作能夠平順。

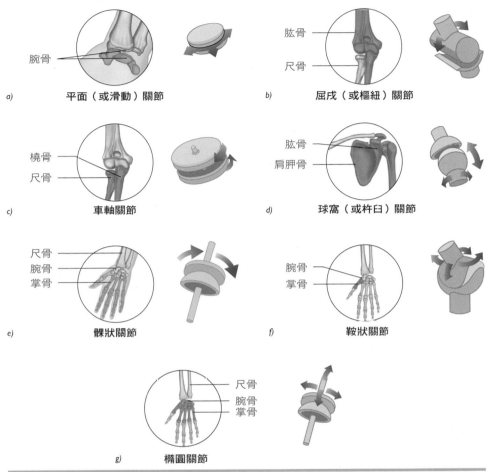

圖 1.9　滑液性關節的類型，(a) 平面（或滑動）關節，(b) 屈戌（或樞紐）關節，(c) 車軸關節，(d) 球窩（或杵臼）關節，(e) 髁狀關節，(f) 鞍狀關節，(g) 橢圓關節。

運動傷害：急性或慢性？

　　無論傷害是發生在身體的哪個部位，或是受傷程度有多嚴重，運動傷害一般可以分為兩種：急性和慢性。

急性傷害

　　指的是單一次造成的運動傷害。常見的例子有：骨折、肌肉和肌腱拉傷、韌帶扭傷和挫傷。急性傷害通常會導致疼痛、腫脹、壓痛、虛弱無力，以及無法負重。

◉ 慢性傷害

指的是在一段時間內累積、一再反覆發生的運動傷害，有時也被稱為「過度使用傷害」。常見的例子有：肌腱炎、滑囊炎及壓力性骨折。就如同急性運動傷害一樣，慢性運動傷害也會導致疼痛、腫脹、壓痛、虛弱無力，以及無法負重。

運動傷害：依據嚴重程度來分類

除了把運動傷害分類為急性與慢性傷害之外，運動傷害也可以依據嚴重程度分類為：輕度、中度及重度三種。

◉ 輕度

輕度的運動傷害會有一點點疼痛及腫脹，不太會影響到運動表現，且患部不會有壓痛，也不會變形。

◉ 中度

中度的運動傷害會造成一些疼痛及腫脹，多少會影響運動表現。患部會有輕微壓痛，且皮膚可能會有一些變色。

◉ 重度

嚴重的運動傷害通常會導致強烈的疼痛及腫脹，不只會影響運動表現，也會影響日常活動。一碰到患部就會很痛，皮膚變色或甚至變形也很常見。

扭傷和拉傷如何分辨？

「扭傷」一詞指的是韌帶受傷，而拉傷指的是肌肉或肌腱受傷。請記得，韌帶連接的是兩個骨頭，而肌腱則是連接肌肉與骨頭。

韌帶、肌肉以及肌腱的受傷程度通常分為三類，分別為：第一度、第二度和第三度的扭傷及拉傷。

◉ 第一度

第一度的拉傷／扭傷是程度最輕微的，可能是因為韌帶、肌腱或肌肉的過

度伸展所造成；常伴隨有輕微疼痛、一些腫脹及關節僵硬。第一度的拉傷／扭傷，通常不太會影響到關節的穩定度。

● 第二度

第二度的拉傷／扭傷是韌帶、肌腱或肌肉的過度伸展及部分斷裂所造成；伴隨著更明顯的腫脹及痛感，且關節穩定度會受到中度影響。

● 第三度

第三度的拉傷／扭傷是情況最嚴重的運動傷害，是由一或多個韌帶、肌腱或肌肉的完全撕裂或斷裂所造成。這樣嚴重的拉傷／扭傷會導致嚴重的腫脹、疼痛，以及全身性的不穩定。

第三度拉傷／扭傷在傷害發生不久後，患部的疼痛感覺可能會消失。這是因為神經末梢嚴重受損，而導致受傷部位喪失感覺。

2 運動傷害的預防

最近在一篇名為「處理運動傷害」的文章中，作者估算每天約有兩萬七千名美國人扭傷腳踝。此外，澳洲運動醫學會（Sport Medicine Australia）也做了估計：平均每十七個參與體育活動的人，就會有一個受到運動傷害，如果從事的是需要肢體接觸的運動，例如美式足球，那麼受傷風險會更高。然而，讓人氣惱的事實是——這些運動傷害有半數以上是可以避免的！

如果精進運動表現是我們的目標，那麼保持不受傷可以說是最重要的事。接下來，我們會介紹一些有助於預防運動傷害的建議與方法，如果你能適時、適當的執行這些方法，那麼高達半數以上的運動傷害就不會發生了。

再繼續往下讀之前，要提醒你的是，這個章節中任何一個預防運動傷害的技巧，都只是減少運動傷害風險的一個小螺絲釘，如果想要達到最好的預防效果，建議你最好是將所有的技巧綜合在一起使用。因為對運動傷害來說，預防一向勝於治療。

運動前：暖身運動

暖身是任何運動、健身及體育訓練的重要一環，當我們談到預防運動傷害時，經過規畫的例行性暖身，其重要性是不能低估的。

一套有效的暖身運動，包括許多重要元素，這些要素（或稱組成部分）應該都要做完整，如此才能把運動傷害的風險降到最低。

運動前暖身有許多好處，不過最主要的目的是讓身心狀態能夠做好準備，迎接更激烈的身體活動。暖身可以達到的作用之一，是增加身體的核心溫度及肌肉溫度，幫助肌肉變得鬆軟而不緊繃僵硬。

一套有效的暖身，還可以同時增加心跳及呼吸速率。心跳及呼吸加快可以促進血液流動，讓運動所需要用到的肌肉能夠從血液中獲得更多氧氣與營養。所有這一切，都能夠幫助肌肉、肌腱及關節為接下來的劇烈活動做好準備。

暖身運動應該如何規畫？

很重要的一點是：要從最簡單、最緩和的暖身運動開始，然後逐漸提高強度，直到你的身體在生理及心理上都有充足準備為止。當你的身體為接下來的體能運動充好電之後，自然就能把運動傷害的可能性降到最低。想要成功達到這些目標，暖身應該要包括以下四個關鍵的要素，以確保有效且完整。它們分別是：

1. 全身性暖身
2. 靜態伸展
3. 運動專項的暖身
4. 動態伸展

這四者都同等重要，任何一個部分都不應被忽視或認為是不必要的。這四個要素共同作用，能使運動員的身心達到巔峰，為即將到來的活動做好準備，也有助於運動員將運動損傷的風險降至最低。

1. 全身性暖身

全身性暖身由輕度的身體活動所構成，至於活動強度則應該根據個人的體能水準來決定。一般人應該花五到十分鐘，做到讓自己微微出汗的程度。

全身性暖身的目的，在於提升心跳速率及呼吸速率，以促進血液流動，讓更多的氧氣與營養可以輸送到運動所要用到的肌肉部位。全身性暖身也能幫助提高肌肉溫度，讓我們接下來要做的靜態伸展更有效果。

2. 靜態伸展

靜態伸展是一種安全又有效的伸展方式，如果操作得宜，基本上不會有受傷之虞，而且對於改善整個身體的柔軟度也有絕佳的益處。做暖身運動時，靜態伸展應該包括全身上下的主要肌群，時間差不多需要五到十分鐘。

靜態伸展的操作方式是讓身體處在一個可以伸展肌肉（或肌群）的姿勢，這時目標肌群被拉長且承受張力，而另一側的肌群

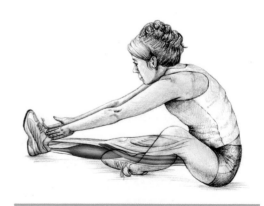

圖 2.1　靜態伸展範例

則同時獲得放鬆。在拉伸肌肉（肌群）時，要慢慢又小心地增加伸展幅度，然後依照自己所能伸展的幅度維持住這個姿勢，讓肌肉與肌腱獲得拉長。

靜態伸展是有效暖身的第二部分，因為肌腱與肌肉拉長，而讓關節有更大的活動空間，對於預防肌肉與肌腱的受傷非常重要。

以上兩個要素是構成一套有效暖身的基本部分，完成這些重要的基本步驟後，才能接著去做更專一及更激烈的暖身運動（即第三和第四部分）。

最近的研究顯示，靜態伸展會減低肌肉的收縮力，進而影響運動員在力量與速度的表現（克拉瑪等人，2005年）[1]。不過，這樣的負面效應是暫時性的，這也是為什麼我們會把靜態伸展放在一整套暖身活動的前半段，隨後才會去做跟運動相關的針對性操練與動態伸展。

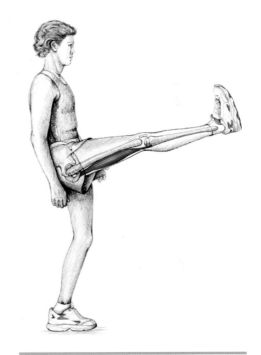

3. 專項運動的暖身

當一整套暖身的前兩個部分已經仔細且正確完成後，現在就可以進行到第三個部分。在這個部分，運動員需要進行更劇烈的暖身活動，而要做的這些暖身運動，應該要針對運動員在賽事中會用到哪些動作而定。

4. 動態伸展

最後，一套有效的暖身運動應該以一組動態伸展來收尾。要

圖 2.2　動態伸展範例

注意的是，如果動態伸展做得不正確，反而會有高度的受傷風險。動態伸展的目的，在於達到良好的肌肉及柔軟度狀態，但要強調的是，動態伸展只適用在有良好體能訓練的運動員身上。換句話說，要做動態伸展的人本身最好擁有良好的柔軟度，只有在這樣的前提下，才能去做動態伸展。

動態伸展的方式是這樣的：選定某個身體部位，以來回擺動或是反彈方式

註 1　此篇研究報告由美國內布拉斯加大學林肯分校的克拉瑪（Joel T. Cramer）等人發表於2005年。

去伸展該部位到極限範圍。來回擺盪或是反彈的力道要逐漸增強,但是自始至終這股力道都要在掌控中,不該過度激烈而失去控制。

同樣重要的一點是:做動態伸展時,所有的暖身動作都要跟運動員即將進行的運動項目有關。動態伸展是有效暖身活動的最後一個步驟,此時運動員的生理與心理狀態應該都已經推向高峰,並已為接下來的運動比賽或健身運動做好了充分的準備。

根據以上提供的資訊,我們就可規畫出一套完整有效的暖身活動。不過,上述所有步驟是一種理想化的完美做法,實際操作起來可能會因為現實情況而無法一一完成。所以,在規畫個人的暖身運動時一定要全盤想清楚,務必根據自己的目標來調整、打造。

比如說,不同程度、水準的運動目標,所投入的暖身時間應該要跟著變動。對於一般人來說,如果運動是為了增進體適能,那麼做個五到十分鐘的暖身活動就夠了;反之,如果你是運動員,而且將要從事的運動項目是激烈的、需要高體能的競賽,那麼就應該多花一些時間來暖身,把身心狀態調整到最適合的程度,才能避免在運動中受傷。

運動後:緩和運動

很多人認為做緩和運動只是浪費時間,可有可無;但事實上,緩和運動就跟暖身運動一樣重要。想要避免運動傷害,緩和運動是不可省略的。

暖身與緩和運動雖然同等重要,但是為何重要的原因卻不一樣。暖身是為了讓身心都準備好去迎接劇烈的肢體活動,而緩和運動的目的與作用卻截然不同,請見以下所述。

為什麼需要做緩和運動?

緩和運動的主要目的,在於促進身體回復成運動前或訓練前的狀態。在激烈運動的過程中,身體會經歷一連串的壓力事件,包括肌纖維、肌腱及韌帶的微小創傷,以及代謝廢物的累積。如果我們能把緩和運動做好,將能幫助身體進行修復過程。其中一個特別有幫助的是,緩和運動可以減少運動後的肌肉痠痛,常用術語是「延遲性肌肉痠痛」(delayed-onset muscle soreness,以下簡稱DOMS)

DOMS通常出現在辛苦訓練後的隔一天。許多人太久沒運動,或接觸不熟悉的運動或是體育賽事剛開季,都會特別容易發生DOMS的情況。舉個例

子，在沒有準備的狀況下跑了10公里或半程馬拉松（21公里），隔天你可能會發現舉步維艱，因為大腿前側的股四頭肌會感到特別痠疼。這樣的不舒服感，就是所謂的「運動後肌肉痠痛」。

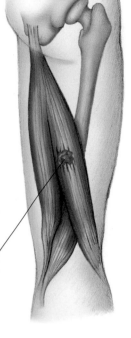

有幾個因素跟DOMS有關。首先，在運動過程中，肌纖維內會產生微小的撕裂傷（microtear），這些微小的撕裂傷會觸動神經末梢而導致疼痛。

其次，運動時心臟會將大量血液打入動作肌肉，以提供更多的氧氣與營養，當這些氧氣與營養用完後，肌肉運動時的收縮力道會把血液推回到心臟，重新補足氧氣與營養。然而，一旦做完運動，不再有收縮力道把血液推回到心臟，於是血液中的乳酸及其他代謝廢物就會留在肌肉中，造成腫脹及痠痛。這個過程，通常被稱為「血液池積」（blood pooling）。

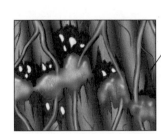

圖 2.3　運動後肌肉痠痛

緩和運動有助於維持肌肉的血液循環，減少血液池積與代謝廢物的累積，也讓更多的氧氣與營養能供給需要修復的肌肉、肌腱及韌帶。

有效緩和運動的幾個關鍵

現在我們已經知道緩和運動為何如此重要了，那麼一套有效的緩和運動應該要如何規畫呢？答案是，必須包括以下三個重要的元素（或組成部分）：輕柔的運動、伸展操、營養補充。

這三個元素都一樣重要，對修復身體及幫助身體回填能量來說，三者都是不可或缺的。

接下來是兩個有效緩和運動的例子，前者是職業運動員專用的緩和運動計畫，後者的緩和運動，則是針對那些單純為了改善健康、體適能或是娛樂而運動的人。

給職業運動員使用的緩和運動規畫

- 先做 10 到 15 分鐘的簡單運動：這些運動最好能跟你所從事的運動類型相似。比如說，如果你平常的訓練包括大量的跑步，那麼緩和運動可以選擇慢跑或走路。

- 做幾個深呼吸：可以幫助身體獲得更多氧氣。

- 接著做 20 到 30 分鐘的伸展操：靜態伸展與「本體感覺神經肌肉誘發術」（proprioceptive neuromuscular facilitation, 簡稱 PNF）是最佳的緩和運動。

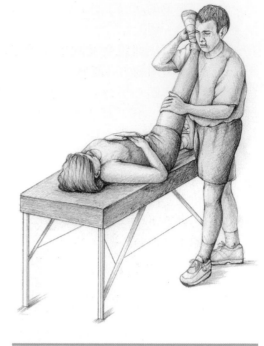

圖 2.4　本體感覺神經肌肉誘發術的伸展範例

- 補充營養：運動後，水分與食物的補充都很重要。要喝足量的水，外加品質良好的運動飲料；至於食物方面，最好是選擇容易消化的種類，例如水果就是不錯的選擇。

給一般運動愛好者使用的緩和運動規畫

- 先做 3 到 5 分鐘的簡單運動：這些運動最好能跟你所從事的運動類型相似。比如說，如果你日常的運動是游泳或騎腳踏車，那麼緩和運動就可以選擇輕鬆地游個幾趟或慢慢騎幾圈腳踏車。

- 做一些深呼吸：可以幫助身體獲得更多的氧氣。

- 接著做 5 到 10 分鐘的伸展操：靜態伸展與 PNF 是最好的緩和運動。

- 補充營養：運動後，水分與食物的補充都很重要。要喝足量的水，外加品質良好的運動飲料；至於食物方面，最好是選擇容易消化的種類，例如水果就是不錯的選擇。

FITT原則：正確又有效的運動四大原則

FITT原則是一個監控運動計畫的好方法，這個首字母的縮寫名稱代表了一套有效運動計畫的核心部分：

F：運動頻率（Frequency）   I：運動強度（Intensity）
T：運動時間（Time）   T：運動類型（Type）

● 運動頻率

運動頻率指的是你做運動的頻繁程度，也就是你一個星期運動幾次。運動頻率是FITT的關鍵成分，需要依據你本身的各項情況來做調整，包括目前的體能、家庭與工作後可用於運動的時間，以及你為自己所設定的目標等等。

● 運動強度

指的是運動的難易度，或者可以想成你運動時的辛苦程度。強度不僅是FITT原則的一個重要元素，同時也是最難監控的。主要用來測量運動強度的方法是監控心跳。

測量心跳有很多種方式，最好的方式是使用運動心率監測器，這種儀器（一般運動用品店都有販售）由一條可偵測心跳的彈力胸帶及手錶顯示器組成，可以顯示運動時每分鐘的心跳次數。

● 運動時間

指的是你花多少時間運動，或是每次運動時間持續多久。一般來說，不同類型的運動，還有你運動的目標，所需要的運動時間會不一樣。

如果想促進心血管健康，建議做個20到30分鐘的心肺運動；如果目標是減重，則需要更多時間，例如至少40分鐘的中度負重運動。然而，如果你運動是為了練肌肉及肌力，那麼通常不會用運動時間來算，而是計算組數（sets）與反覆次數（reps，repeats的縮寫），例如一個典型的建議可能是三組各八下（一個動作重複八下，做三回合）。

● 運動類型

指的是你所從事的運動類型，或運動員的競賽項目。一如運動時間長短，運動類型也會明顯影響你的運動成果。

比如說，如果是以改善心血管健康為目的，那麼走路、慢跑、游泳、騎腳踏車、爬樓梯、有氧運動及划船一類的運動會非常有效果。如果是以減重為目的，任何會使用到全身大肌群的運動都應該有效。如果是以增加肌力為目的，那麼最好的選擇包括自由重量訓練（如槓鈴、啞鈴等訓練）、機械式重量訓練，以及伏地挺身、引體向上、雙槓撐體等徒手訓練。

● FITT原則與預防運動傷害有何關係？

我們在設計一份運動規畫時，通常會犯下兩個最大的錯誤，一是訓練過度，二是缺乏足夠的變化性。

一般人的通病是想運動時，會找一項自己最喜愛的運動來做，很少再去接觸其他的運動類型。如此一來，就會長期、重複性地用同一種方式去使用同一部位的肌群而造成特定肌群過勞，同時其他肌群的鍛鍊就會被忽略或甚至弱化，於是導致肌肉系統失衡，進而造成運動傷害。

當我們在使用FITT原則來設計運動規畫時，有幾個要點要牢記在心：

運動頻率

經過運動操練後，身體的組織會開始進行一段修復與重建的過程。在這個過程中，運動的好處就會開始出現。

然而，如果你是幾乎天天都做激烈的運動（比如說一週五、六次），身體就沒有足夠的時間去修復，也就無法體會運動的好處及體能的進步。通常在這種情況下，你會感覺到體力不支、疲勞且容易受傷，甚至最後放棄運動。

為了避免發生這種情況，激烈的運動最好一週只做三到四次，讓身體有足夠的時間放鬆與休息。

減少運動頻率乍聽之下可能很奇怪，因為很多人都習慣且相信最好要天天運動，所以要他們減少運動頻率一開始會有點困難。然而，過一陣子後，他們就會發現，像這樣的安排，反而讓他們更能享受運動的樂趣與好處，甚至讓運動變成令人期待的一件事。

這樣子的運動規畫，也可以立即、有效地降低運動傷害發生的可能性，因為身體有更多的時間可以恢復及補強。許多精英級的運動好手在被迫休息一段時間後，運動表現往往會有明顯的進步。然而現實是，有很多運動員從來沒發現他們運動得太勤奮、太過度了。

運動強度與運動時間

這裡的關鍵在於變化。不要拘泥於原有的運動習慣，試著花些時間做幾次

簡單、但單次時間較長的運動，例如走一段長路，或做輕量級的反覆重量訓練；其他的運動時間可以採取一些高強度、但持續時間較短的運動，比如爬樓梯或間歇訓練[2]。

運動類型

從事的運動類型也要特別注意，因為很多人都會例行性的不斷重複做同樣的運動。但是，如果想要降低運動傷害的風險，應該要多嘗試一些不同類型的運動。如此一來，就能運動及鍛鍊到身體所有的大肌群，對運動員來說，更有機會成為全方位的運動員。

過度訓練

過度訓練（出現很明顯的身心疲憊），完全跟正常的體能下降週期是兩回事。為了保護運動員不受傷，清楚分辨兩者的差別相當重要。萬一沒能及早辨識出過度訓練或體力耗盡（身體復原能力無法跟上）的徵象，運動員的運動表現很快就會停滯不前。

要達到一定的體能目標，最大的一個挑戰就是持之以恆或連貫性。倘若運動員三不五時就生病、疲憊不堪或過度訓練，那麼要避免運動傷害就會變得非常困難。接下來，我們要談談如何才能幫助運動員在不受傷、不生病及不過度操練的情況下，維持規律的運動。

不論是業餘或是職業的運動員，都可能要面對過度訓練的問題。想要同時兼顧好適度的訓練、充足的睡眠、充分的休息以及正確的營養，當然不是簡單的事。假如運動員本身又要分心照顧事業或家庭的話，要面面俱到的難度就更高了。

● 什麼是過度訓練？

當身體接受到的工作或壓力，超出了它所能承受及處理的限度時，過度訓練就可能發生。運動累積的訓練壓力或物理傷害，讓身體來不及進行修補時，也會造成過度訓練的狀態。

這樣的狀態，當然不是一、兩天或一、兩次訓練就會造成的。事實上，雖然規律運動對於健康與體能都有正面助益，但運動員要謹記的是：運動後身體

註 2　間歇訓練是指在運動過程中不斷變換運動強度，比如「動、停、動、停……」或「高強度、低強度、高強度、低強度……」的模式。

一定會疲乏，只有充分的休息及足夠的恢復，身體才會變得更強壯，也更健康。運動帶來的好處，其實都發生在運動過後的休息期間。

壓力來源不一而足，不是只有生理或身體上的壓力才會導致過度訓練。當然，過度的運動再加上休息不足，的確會導致過度訓練，但是來自家庭或工作的心理壓力，也會構成過度訓練的狀態。不管壓力是來自過多的運動、學業、工作、家庭或人際關係，也不管壓力是出自生理、精神或是情緒方面，無論哪種壓力都會對身心健康造成負面影響。

● 解讀「過度訓練」的症狀

到目前為止，我們還沒有良好的檢驗方法去測定運動員是否過度訓練。一般診所的醫師很難確定運動員有沒有過度訓練的狀態，而一般的運動員也往往很難有機會在運動醫學實驗室接受過度訓練的檢驗。儘管運動員無法就近檢驗，但還是可以歸納出幾個症狀。一旦出現這些徵象與症狀就要多加注意，它們就如同警鐘一樣，會先行提醒我們發生運動傷害的可能性。

這類症狀與徵象有許多都值得注意，為了更容易辨識，我們將以下的徵象或症狀分成生理上與精神上兩大類。

如果只出現其中一或二種徵象或症狀，並不代表就一定是過度訓練。反之，若是你有五或六種以上符合，就應該好好檢視最近的工作或運動情況，看看頻率、數量或強度是否都已超出身體負荷。

生理上的徵象與症狀

- 休息時的心跳或脈搏變快
- 頻繁出現的小感染
- 變得容易感冒或得到流感
- 最近受小傷的次數變多
- 慢性的肌肉痠疼與關節疼痛
- 疲勞
- 嗜睡
- 體重下降
- 胃口變差、食欲不振
- 難以解渴或脫水
- 運動耐受力不足
- 表現下降
- 從運動中的恢復速度變慢

精神上的徵象與症狀

- 疲倦困頓、無精打采
- 專注力下降
- 情緒低落，對什麼事都提不起興趣或缺乏動力
- 易怒
- 焦躁
- 頭痛
- 失眠
- 難以放鬆
- 神經緊張、過度興奮或坐立不安

就如以上所見，關於過度訓練有多種可以參佐的徵象與症狀，而一般最常見到是失去動力（包括生活上的種種面向，比如事業、健康、體能活動等等，都提不起勁），以及倦怠疲乏感。如果出現了這兩個主要徵象，加上也有上列的其他幾個跡象，應該立刻減少或甚至停止練習，以免情況變得更糟糕。

● 解決「過度訓練」的方法

讓我們先來想想以下這個例子：你感到筋疲力竭，沒有一絲動力想做任何事情，也無法解決隱隱作祟的膝傷；你易怒又沮喪，沒有任何胃口。聽起來，你好像是過度訓練了，那麼現在應該做些什麼？

就像大部分的問題一樣，優先答案都是「預防勝於治療」。以下是一些可以讓你避免過度訓練的方法：

- 一段時間內，每次都只增加一點點額外的運動量。
- 飲食均衡，攝取各種豐富的營養素。
- 確保有足夠的休息與睡眠。
- 隨時根據周遭環境的狀況來調整運動行程，例如天氣太熱時，就以游泳來取代在操場上跑步。
- 監控生活上的其他壓力，並因應調整。
- 避免過度的單一訓練，最好盡可能地變化運動課表。
- 生病時好好休息，不要勉強運動。
- 請用彈性的心態去享受運動的樂趣，不要太嚴苛。

雖然預防應視為首要目標，但過度訓練還是有可能在訓練過程中發生，以下資訊有助於過度訓練的運動員返回正軌。

首先，最重要的就是充分的休息，三到五天應該就會有不錯的效果，但也要視過度訓練的狀態來調整。在這段休息期間，最好不要去想關於運動的任何事情，身體需要休息，心理與情緒也一樣需要徹底放鬆。

盡可能多睡一點，多放鬆一點。早一點上床睡覺，有機會就打個盹。增加高營養食物的攝取，另外也要額外補充維生素及礦物質。

經過三到五天的休息之後，就可開始漸進式地重返正常的訓練。大部分研究均顯示一個可行的做法是，重返運動時可以維持先前的強度與時間，但是頻率要減少。比如說，假如你原先一週運動三到四次，那麼在休息過後的一兩週內可以改成每週兩次。度過這段期間後，你就可以執行原先安排的運動課表。

不管你是否感到疲倦，有時候也可以像上述方法一樣休息一陣子，放自己一個小假，其實是一個不錯的主意。有時候嚴重的疲勞都是在不知不覺中累積起來的，像這樣小小的休息能夠給予身心完整復原的機會。千萬別小看一段良好休息所帶來的正面效益。

體適能與技巧的發展

所謂「體適能」是指身體適應生活與環境（例如溫度、氣候變化、病毒）的綜合能力。體適能較好的人身體機能正常、不容易生病或疲勞，在日常生活或工作中，從事體力性工作或運動都有更好的表現。要判斷一個人的體適能如何，必須綜合多種能力考量，主要包括力量、爆發力、速度、耐力、平衡感、協調性、敏捷度及技巧。儘管每一種運動競技，所要求的體適能面向都有所不同，但在一般運動或訓練計畫中，能夠完整涵蓋這些能力仍是必要的。

運動員常犯的過失，就是太專注於發展他們專項運動競技所需的能力，而忽略了其他的體適能能力。即便有某一項能力會更常使用到，但在運動中單用一項能力顯然是不可能的，而且不平衡的體適能發展可能會導致受傷。

比如說，美式足球選手需要非常多的肌力與爆發力，但要是完全不練習技巧、也沒有柔軟度訓練，不僅無法有良好的表現，還可能會帶來嚴重的身體傷害。至於體操選手的首要考量則是肌力與柔軟度，但在很多培訓計畫中，還是會要求選手加強爆發力、速度與耐力的訓練。

同樣的道理，也適用於不是專業運動員的每個人。有些人天生體格就比別人強壯，或是柔軟度特別好，但如果仗恃著自己的長處而忽略其他面向的體適能，終究是不智之舉。這也是為什麼鐵人三項往往被認為是一種全方位的體適能訓練，因為這種運動競賽需要平衡發展體適能。

要保持健康、不受傷及提升體適能，恰當的均衡發展是個關鍵，這可能會

需要合格的專業教練從旁協助。接下來，我們會詳細討論四種常見的體能訓練方法，分別是力量訓練、循環訓練、交叉訓練、增強式訓練，以便幫助我們落實運動或訓練計畫。

● 1.體適能的力量訓練

對於體能訓練來說，力量訓練（strength training，又譯肌力訓練）可以說是歷久不衰的一部分，被認為能夠為運動員帶來速度、力量、敏捷度及肌肉重量。此外，力量訓練還有一項經常被人忽略的作用——預防運動傷害。

什麼是力量訓練？

在可動的範圍內移動關節來對抗阻力，需要靠肌肉去消耗能量才能產生有力的收縮去移動骨頭，這便是力量訓練。力量訓練可以藉由許多不同的阻力來源、不同的裝備，甚至是徒手來進行。力量訓練可以強化肌肉、肌腱、骨骼及韌帶，還能增加肌肉重量。

不只是力量型的競技運動，所有運動的體能訓練規畫都應該包含力量訓練。力量訓練的成果可以提升速度、力量、敏捷度及肌耐力，讓所有類型的運動員都受惠。

力量訓練的種類

力量訓練主要是無氧運動，比如伏地挺身、槓鈴划船等許多不同的形式，這些形式可用阻力來源或使用的裝備來加以描述。

- **機械式重量訓練**：機械式重量訓練指的是，使用各式各樣的機械器材來進行不同種類的阻力運動，這些機械能產生負重並讓操作者做出指定動作。使用配重片、液壓、阻力棒、阻力帶、彈力帶、阻力管等等的器材，都可以算是機械式重量訓練。阻力（或重量）可以調整大小，用來增加運動強度；而關節的可動範圍以及活動姿勢都會被機械所控制。整個訓練過程中，阻力可能固定不變，但也可能會隨著滑輪或液壓系統的設定而改變。機械器材可以確保動作的安全性，但也因此會讓穩定或輔助肌群缺乏鍛鍊的機會。
- **自由重量訓練**：自由重量訓練的阻力來源，基本上包括槓鈴與啞鈴，其他還有壺鈴、藥球[3]、腳踝手腕負重帶以及舉重鏈等。自由重訓不需

註 3　藥球（Medicine ball）是一種外形像籃球的實心球，有一定的重量，例如 4 磅重或 8 磅重。拋擲這種實心球，可以鍛鍊腹部肌肉力量。

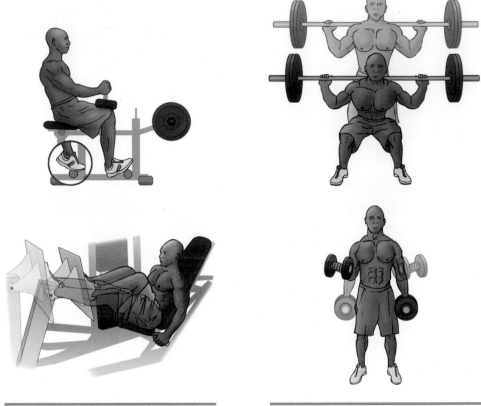

圖 2.5　機械式重量訓練範例　　　　　　圖 2.6　自由重量訓練範例

要靠負重機械，隨時隨地就能做，動作模式不會像機械式重訓會被固定住。

如同機械式重量訓練一樣，自由重量訓練的負重重量也可以調整，用來增加阻力。在動作範圍內，由於關節角度會不斷變化，不同的位置點會使用到不同的肌肉部位去負擔阻力。在關節的極限活動範圍下，重量會被轉移到關節上，此時肌肉的作用僅僅是穩定關節。

由於訓練過程中，活動範圍以及動作路徑並沒有被限制住，在動作中會使用到穩定肌群，以維持關節的正確位置。但也因為如此，萬一動作操作不當，可能就會出問題。

• 自體重量訓練：自體重量訓練是利用運動員本身的體重，來充當運動的阻力。如同自由重量訓練，自體重量訓練的動作軌跡及活動範圍也不會被機械固定住。增強式跳躍、伏地挺身、引體向上、腹肌運動，

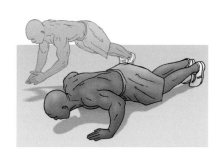
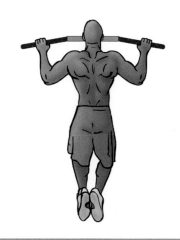

圖 2.7　自體重量訓練範例

甚至是衝刺與跳繩等，都可以算是自體重量訓練。在這類運動中，重量（即運動員的體重）通常都是固定的，只有在運動員的體重有變化時才會改變。動作中的阻力分布變化，跟自由重量訓練類似。

由於動作範圍以及動作軌跡沒有受到限制，所以會使用到穩定肌群，再次強調，動作正確很重要。此外，因為無法調節重量，會造成某些運動員的訓練成果受限。比如說，體型魁梧的運動員會因為本身的重量，而限制了重複的動作次數；而體型較小的運動員，因為體重較輕，動作做起來較不費力，可能很快就會超過增加力量所要求的重複次數。

力量訓練為何能預防運動傷害？

現今的體育競技經常會把力量訓練納為操練項目之一。力量訓練有許多好處，而這些好處是明確的，且能直接對比賽有幫助，因此成為運動員在非賽季期間最理想的體能訓練。在這許多好處之中，最容易被忽略的就是運動傷害的預防。許多原因足以說明，力量訓練對於預防運動傷害是一個非常有效的工具。

力量訓練可以增進肌肉、肌腱，甚至是韌帶與骨骼的韌性。強健的肌肉與肌腱能夠幫助身體維持在適當的排列位置，在活動中或撞擊之下也能夠保護骨骼與關節。而負重訓練，也能讓骨骼變得更強壯，韌帶變得更有彈性，在動態活動中更能有效承受及吸收衝擊的力道。

身體的某個部位如果在平常運動中使用得較少，可能會變得比其他部位來

得脆弱。萬一臨時需要「徵召」使用這個部位（可能是肌肉、肌腱、關節或某個特定的骨頭），而這個部位又無法處理突如其來的負荷，那麼運動傷害就可能會發生。因此，我們建議在力量訓練中採用均衡的受訓課表，補強身體脆弱的部位，讓全身體能更均衡。

肌力失衡，是造成運動傷害最普遍的一個原因。當某塊肌肉或肌群變得比它的拮抗肌群更強壯時，較脆弱的拮抗肌群就會更快疲乏，也更容易受傷。當強壯的肌群強力收縮至接近其最大限度時，其較脆弱的拮抗肌群也可能因為無法產生足夠的抗力而受傷。

肌力失衡也會影響到關節與骨骼，因為不正常的拉力會導致關節以不正常的模式移動。較強壯的肌肉會將關節拉往它的方向，導致同向的韌帶縮短，而相對的韌帶則呈緊繃狀態。這會造成慢性疼痛，以及骨頭不正常的磨損。一套均衡的力量訓練計畫將可以強化較脆弱的肌群，使之與它們的拮抗肌抗衡，從而有效消除肌力失衡的狀況。

力量訓練的注意事項

擬定力量訓練來預防運動傷害當然是個好方法，但如果在訓練中受了傷，反而就本末倒置了。不管從事什麼運動或訓練，正確的動作及姿勢是避免受傷的最基本要求。運動時，要確保身體是處於適當的排列位置，才能把受傷的可能性降到最低。此外，進行力量訓練時應該要從較輕的重量或阻力開始做起，把動作做正確後，才開始加重阻力，這點十分重要。要增加阻力時，最好循序漸進，每次都小幅度增加，並確保能用正確的動作完成理想的反覆次數。

在一個有效且安全的訓練計畫中，休息也扮演著重要角色。請牢記，肌肉的修復及變得更強壯，都發生在休息期間，而不是運動期間。反覆訓練同一個肌肉部位，課程之間如果沒有給予足夠的休息時間，可能會導致過度訓練。過度訓練會讓肌肉無法適當復原，也就無法充分準備迎接下次的訓練，最後會導致急性或慢性的運動傷害。

2.體適能的循環訓練

循環訓練是很多教練與運動員最喜歡的訓練課程。這種訓練可以納入傷害復健計畫的一部分，不僅能維持精英運動員的體能，還有減重效果。不管你要達到哪種運動目標，循環訓練幾乎都能適用。

循環訓練是由連續不斷的一組限時運動所組成，綜合了肌力訓練、心肺訓練及重量訓練等不同運動，在最短時間內一項接著一項進行，編排成一整套的訓練流程，各項運動之間的休息時間可以依個人狀態調整。

比如說，一個簡單的循環訓練課表可能由伏地挺身、仰臥起坐、深蹲、反手引體向上及跨步蹲組合而成。運動流程大概如下，可視需要不斷重複。

- 在30秒內做最多次的伏地挺身，接著休息30秒。
- 在30秒內做最多次的深蹲，接著休息30秒。
- 在30秒內做最多次的仰臥起坐，接著休息30秒。
- 在30秒內做最多次的跨步蹲，接著休息30秒。
- 在30秒內做最多次的反手引體向上，接著休息30秒。

循環訓練為何評價這麼高？

循環訓練是一種科學化的全身性體能訓練法，具有快速的節奏及不斷變化的特性，可以對身體施加獨特的壓力，不同於重量訓練及有氧運動。

循環訓練是全面性的一種體能訓練，對於預防運動傷害收效良好，同時也是提升身心健康的最好方式之一。其他許多理由也能說明循環訓練為何是很棒的運動形式，而其中大部分的理由都要歸功於彈性的課程安排。換句話說，循環訓練可以根據個人的特殊需求來量身打造。

- 循環訓練可以完全個人化。不論是新手或是精英運動員，都可按照個人需求去編排循環訓練的課表，以達到最大的可能效果。
- 課表可以針對運動員所希望的去做調整和改造。不管是全身性的訓練，或者是針對特殊運動項目所進行的局部訓練，循環訓練都能面面俱到。
- 循環訓練容易更動運動流程，可以針對速度、肌力、耐力、敏捷度、減重、技巧培訓及各種體能面向等做重點訓練，這種針對性對個人來說非常重要。
- 以運動時間來說，循環訓練的效率非常高。每組運動之間幾乎沒有浪費多餘的時間，得以在最短的有限時間內換取最大的訓練成果。
- 循環訓練幾乎可在任何地方進行。這也是英國皇家海軍突擊隊最喜歡的運動形式，因為隊員們大部分時間都要待在艦艇上。
- 循環訓練不需要昂貴的設備，甚至不需要上健身房。只要把幾個不同動作組合在一起，編排成一套良好的運動課表，簡單又不費心思，在家或在公園做都可。運用一點想像力就能透過一些隨處可得的器材（比如椅子、桌子，甚至是小孩子玩的鞦韆或猴子單槓），來演練各種動作。
- 循環訓練的高人氣，還有一個原因：找個同伴或團體一起做，更有

趣。當一半的人在運動時，停下休息的其他人可以口頭激勵正在運動的成員。

循環訓練的種類

如同先前提到的，循環訓練可以完全客製化，這也意味著你可以有不計其數的方法去編排設計你的循環訓練流程。這裡舉出幾個可執行的例子：

- **限時循環訓練**：這種循環訓練的特色，是設定一個固定的運動與休息時程。例如，一個典型的限時循環可能是運動30秒，然後休息30秒，接著再運動30秒，如此反覆進行。
- **競技循環訓練**：類似限時循環，但在訓練時要試著將自己推向極限，看看在限定的時間內最多可以做幾次反覆動作（例如，30秒內完成12下伏地挺身）。理想上是維持一樣的運動時間，但每次都要試著在這段時間內多增加一些反覆次數。
- **反覆循環訓練**：這類循環訓練非常適合體能參差不齊的大團體。概念是這樣的：在限定時間內，體能最好的人每個動作做20下，體能中等的人做15下，而初學者則可能做10下。
- **體育專項或跑步循環訓練**：這類的循環訓練最好在大型的戶外場所舉行，動作設計則根據參與者的運動競技需求，或是針對競技運動必須改善的地方。原本每個不同動作之間的休息時間，改換成200到400公尺的跑步。

重要注意事項

循環訓練確實是非常好的運動方式，但有個普遍的問題是——許多人在訓練時會太過興奮，這是因為循環訓練有時間限制，有些人會把自己逼得太緊，超過了自身的正常能力，從而造成肌肉疲勞與關節痠痛，導致受傷的風險大增。以下是兩個訓練前要特別注意的事項：

- **體能水準**：假如運動員先前從未做過任何的循環訓練，即便體能水準不錯，建議最好還是循序漸進地開始。這是因為循環訓練的本質跟其他運動有著很大程度的不同，對於身體跟精神方面的要求不同於其他競技運動，在運動員還不熟練之前，安排幾個較簡易的課程，可以讓身體盡快習慣。
- **暖身與緩和運動**：千萬不要在沒有做好暖身（包含伸展操）之前，就貿然進行循環訓練。就如先前所提到的，循環訓練在本質上不同於其他類型的運動，所以身體一定要在開始做循環訓練之前做好充分準備。

● 3.體適能的交叉訓練

交叉訓練雖然已經被使用多年，但事實上就訓練觀念來看，還是相當新穎的訓練形態。很多運動員有時不得不去嘗試自己專項運動以外的運動方式，原因不一而足，包括：天氣因素、季節變化、場地及設備限制，或是已經受傷。這些運動員可能在不知不覺之間就做了交叉訓練。交叉訓練的好處最近才開始獲得注意，其中之一便是預防運動傷害。

什麼是交叉訓練

交叉訓練就是使用多種不同的活動做全面性的身體調節。交叉訓練使用的活動，通常與正規運動或是競技項目的運動不同，這樣的活動能使運動員暫停專項運動，讓肌肉、肌腱、骨骼、關節及韌帶獲得短暫休息。交叉訓練藉由不同的角度或阻力來訓練目標肌群，而獲得全身平衡。交叉訓練既可讓身體從專項運動中暫時退出，獲得喘息的機會，還可以在這段期間繼續維持體能。

任何的運動或活動只要跟專項運動的技巧無關，都可以納入交叉訓練之中。比如說，重量訓練就是常見的交叉訓練之一，而增強式訓練最近也日益風行。游泳、騎自行車、跑步，甚至是滑雪，都是你可以選用的交叉訓練項目。

對於交叉訓練的批評

交叉訓練的確可以幫助肌肉維持平衡，因為它會動用到不同的角度與姿勢。然而，交叉訓練在加強特定運動的技巧或是專項運動的調節上，並沒有任何直接影響，因此有些專家批評，交叉訓練違背了運動訓練的專項性原則（principle of specificity）。比如說，一位美式足球的球員如果一整個夏天都在慢跑及重訓，那麼到了季賽開始之前，他的足球能力自然不會在狀況內。交叉訓練不能單用（不能做為唯一的體能策略，而是要交替使用），必須搭配個人的專項運動及技巧練習。

高強度的運動，例如籃球、體操、美式足球及跑步，都會對骨骼系統造成衝擊，而交叉訓練就可以緩和這種長期性的衝擊。但話說回來，適度的專項運動衝擊對於運動員的適應能力來說是必須的。假如一位跑者，把在水中跑步當成唯一的體能訓練，那麼在硬地比賽或做訓練之後，可能會引發脛前疼痛（shin splints）及其他運動傷害，這是因為他們的身體已經無法適應這樣的衝擊力道所致。

在沒有適當準備的情況下，直接進行激烈的交叉訓練計畫，也會導致問題。漸進式的小幅度增加強度、持續時間和頻率，是很重要的。

交叉訓練的例子

交叉訓練可以有多種形式，而一個成功的交叉訓練，其要點在於——訓練內容要跟專項運動所使用的能量系統一樣，但動作要有所不同。以不同的動作訓練相同的主要肌群，可以維持運動員的體能並防止過度使用的傷害。

- 自行車手可以選擇游泳，以建構上半身的力量，同時保持心肺耐力；下雪或結冰無法騎自行車時，可以從事越野滑雪來維持腿部的肌力與肌耐力。
- 游泳選手可以選擇重量訓練來發展及維持肌力；也可以結合攀岩來保持上肢的力量與耐力。
- 跑者可以選擇越野單車，以稍微不同的方式來鍛鍊腿部肌肉；或以深水跑步的方式來減輕衝擊，同時維持體能。
- 擲鉛球的選手可以選擇奧林匹克舉重運動來建構整體的爆發力；也可以選擇增強式訓練及衝刺，來培養髖部與腿部的爆發力。

交叉訓練為何能預防運動傷害？

交叉訓練是運動員預防運動傷害相當重要的一個策略，可以有效避免教練與運動員辛勤訓練一整年，卻因為過度訓練而功虧一簣。簡單的改變運動類型，就能改變身體承受長期壓力帶來的風險。

交叉訓練能讓專項運動經常使用的肌群有休息的機會，雖然這些肌群在交叉訓練中還是會用到，但即便是高強度的交叉訓練，卻因為角度不同而不會受到與專項運動一樣的衝擊力道。如此一來，這些經常使用的肌群就能從日益損耗的情況獲得復原的機會，在賽季結束期間更加健壯。這種積極性休息（在休息期間依然保持運動狀態），比起完全的休息不動是一個更好的策略，可讓身體適應不同的刺激。

此外，交叉訓練也有助於減輕身體肌肉失衡的問題。以棒球投手為例，賽季期間可能會投球成千上百次，所直接使用的肌肉會變得強壯，而輔助肌群和未使用的肌肉則會相對無力，導致投手可能會因為身體兩側失衡或是投球手的肩帶前後失衡而引發問題。如果施以交叉訓練，就可幫助平衡身體兩側及穩定肌群的力量。這樣的肌力與柔軟度平衡，不僅可避免強勢肌群將身體拉離自然排列的位置，也可以防止強勢肌群拉傷或撕裂拮抗肌群。

交叉訓練的注意事項

不論什麼時候，要開始進行一項新活動時，獲得正確的技巧指引以及做好安全措施都非常重要。比如說，對於網球選手來說，划橡皮艇就是一項極佳的

交叉訓練，有助於維持上半身的肌耐力，但假如沒有正確的技巧指導，這項活動就會有受傷的風險。

　　交叉訓練所使用的裝備應該要合身，並專為該活動所設計。不安全或不合身的裝備可能導致身體受傷。

　　對於避免過度使用的傷害及過度訓練來說，交叉訓練都是非常好的方法。但弔詭的是，這也是交叉訓練可能會出現的問題。因此，變化訓練內容、訓練期間要有足夠的休息、使用正確的動作與姿勢，以及採漸進方式增加阻力，都是任何訓練計畫所不容忽視的。許多運動員會把交叉訓練直接疊加在現有的訓練上，而非交替進行訓練，這恐怕會有過度訓練之虞，對於預防運動傷害來說反而是捨本逐末了。

● 4. 體適能的增強式訓練

　　前述提到的三種訓練技巧都很棒，不僅可以開發運動員的能力，還有助於預防運動傷害。接下來，我們要討論到的是一種更進階的體能培養方式——增強式訓練。在這個小節中，我們會介紹三種增強式訓練技巧。

什麼是增強式訓練？

　　簡單來說，這是一種會用到跳躍動作的運動，例如側向跳、蹦跳、跳繩、單腳跳、打沙包、跨步蹲、仰臥起坐、深蹲跳、拍手伏地挺身等，以上這些運動都是增強式訓練的例子。

　　然而，如果要更詳細去定義增強式訓練，我們有必要了解一些關於肌肉收縮的背景知識。首先，肌肉收縮包括以下三種方式：

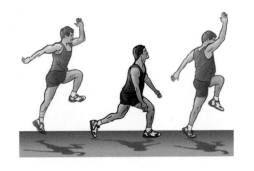 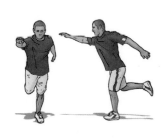

圖 2.8　增強式訓練範例

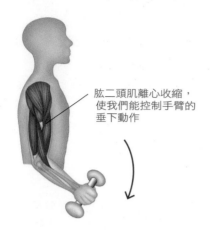

肱二頭肌離心收縮，
使我們能控制手臂的
垂下動作

- **離心收縮**：肌肉的離心收縮出現於
當肌肉延長與收縮同時發生之時，
例如當你手持物體慢慢從身側放
下。這時上臂的肱二頭肌會穩定地
離心收縮，使你放下物體時能夠控
制力道。

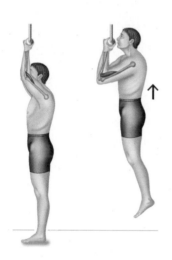

- **向心收縮**：肌肉的向心收縮出現於
當肌肉縮短及收縮同時發生之時，
例如引體向上的上升過程，就是向
心收縮。肱二頭肌收縮及縮短，讓
身體往單槓方向抬升。

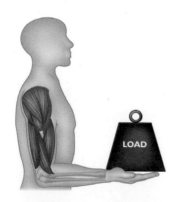

- **等張收縮**：肌肉的等張收縮出現當
肌肉收縮卻不改變長度之時，例如
手抬重物，肘關節保持九十度不
變。這時，肱二頭肌會收縮來支撐
重物，但肌肉長度不變，因為沒有
往上舉或往下放的動作。

現在，我們重新回過頭來談談增強式訓練的正式定義——這是一種能讓肌肉在離心收縮後，緊接著做出向心收縮的訓練。換句話說，當肌肉快速的延長＋收縮，接著立即縮短＋收縮，這種運動就可以稱為增強式訓練。收縮－延長與收縮－縮短的過程，通常稱為「牽張收縮循環」（Stretch-shortening cycle）。

在此舉一個增強式訓練的例子：想像你從階梯往下跳的簡單動作，雙腳落地後馬上又向前跳躍，所有動作一氣呵成。

當你從階梯上一躍而下落地時，腿部肌肉離心收縮以便減慢身體往下的速度。落地後接著你又向前跳離地板時，肌肉快速進行向心收縮。這就是一個典型的增強式訓練的例子。

為什麼增強式訓練對預防運動傷害很重要？

雖然很多運動員會使用增強式訓練來培養專項運動所需要的力量，也有許多文章教讀者如何完成這樣的訓練，但只有少數人了解增強式訓練對於預防運動傷害的重要性。

根本上來說，增強式訓練迫使肌肉從完全伸張狀態快速收縮，這個狀態通常也是肌肉最脆弱的時候。在肌肉最脆弱（完全伸張）的時候加以鍛鍊，可讓肌肉在真正比賽或運動環境中，更能掌握這一類的負荷。

為什麼增強式訓練對復健很重要？

大部分的復健運動都沒有注意到一點：肌肉的離心收縮比起向心收縮，張力可以高到二至三倍，這也是為什麼在復健的最後階段，增強式訓練會如此重要——增強式運動可以訓練肌肉承受離心收縮的額外張力。

忽略這個復健的最後階段，往往會導致再次受傷，因為肌肉還未能適應離心收縮帶來的高張力。

注意！

增強式訓練不是每個人都適用。初學者以及週末戰士（只有週末才運動的人）都不適合貿然採用增強式訓練。這類運動是一種進階的運動員訓練，如果本身體能不佳，增強式訓練反而可能會傷到肌肉、關節與骨骼。

唯有體能良好的運動員才有條件進行增強式訓練，而且最好能有專業教練在一旁指導。要把增強式訓練排入課表之前，請先注意以下幾個事項：

- 成長發育中的兒童及青少年應避免高強度、高次數的增強式訓練。
- 在進行增強式訓練之前，應先培養扎實的肌力與耐力。事實上，健康

塑身網站 Better-Body.com 建議：「根據經驗，在開始增強式訓練之前，最好先要有深蹲自己體重 1.5 倍的能力，並且時常培養自己的核心力量。」

- 訓練前要切實做好暖身，這是絕對不可省略的，如此才能確保身體已經準備好要接受挑戰了。

- 不要在硬地面上進行增強式訓練，例如水泥地或柏油路面。反之，草地則相當適合增強式訓練。

- 掌握技巧，動作一定要正確，這點相當重要。一旦姿勢開始失準，或是運動員感到疲勞時，請立即停止。

- 不要練過頭。增強式訓練是高強度的運動，請確保兩次訓練之間能有充分的休息時間，不要連續兩天進行增強式訓練。

伸展與柔軟度

1.伸展如何能預防運動傷害？

伸展是簡單又有效果的活動，還有助於增強運動表現，減少受傷風險，並把肌肉痠痛降到最低。那麼，伸展為何能防止運動傷害呢？

增加動作的活動範圍

透過某個特定的姿勢來伸展身體的某個部位，可以增加肌肉的長度，於是肌肉的張力（緊繃）減少了，我們的活動幅度及靈活度幅也增加了。

由於活動幅度的改善，我們能增加四肢移動的範圍，肌腱與肌肉被過度拉扯而受傷的機率便會降低。以踢足球來說，背部與腿部會承受極大的張力而限制活動。因此，若是肌肉的柔軟度與順應性越強，腿部就可以往前踢得更多，也就更不容易發生拉傷的情況。

培養良好的活動度有以下好處：增進舒適度；能夠更靈活地做出動作；減少肌肉、肌腱受傷的可能性。

減少運動後肌肉痠痛

相信每個人都有過這樣的經驗，久久去一次健身房，或是久久跑步一次，隔天醒來的那種難受的感覺——肌肉痠痛、緊繃又僵硬，有時甚至連走路、爬樓梯都舉步維艱。伴隨激烈運動所產生的痠痛，我們通常稱之為「運動後肌肉痠痛」，這種痠痛源自於肌纖維的微小撕裂傷、血液池積，以及乳酸等代謝廢物的累積。伸展是有效緩和運動的一部分，可以拉長肌纖維、促進血液循環、

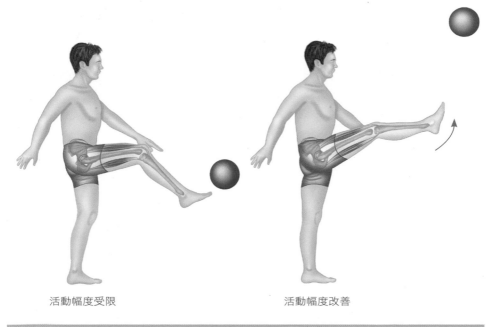

活動幅度受限　　　　　　　　　活動幅度改善

圖 2.9　由踢球動作來看活動幅度的改善

排除代謝廢物，以上這些好處都有助於減少或消除運動後肌肉痠痛。

緩解運動疲勞

疲勞幾乎是每個運動的人都會遇到的問題，會影響到身體與精神兩方面的表現。透過伸展增進柔軟度，可以減輕工作肌群（主動肌群）的壓力。身體的每塊肌肉都有與之動作相反的肌群（稱為拮抗肌），如果能改善拮抗肌的柔軟度，那麼主動肌群就不必花那麼大的力氣來執行動作。

增加運動效益

除了以上提到的好處之外，經常做一些伸展拉筋操，還可以幫助改善姿勢、發展身體的本體感覺、改善協調性、促進血液循環及放鬆、紓解壓力，以及提升活力。

2.安全伸展的原則

就如同許多活動一樣，伸展也有安全上要遵守的原則與方針，萬一操作不當，也可能會有風險。在做伸展之前，以下有幾點原則必須留意，一方面是為了安全，另一方面則是為了讓伸展效益達到最高。

許多人會有疑問（或擔心），究竟哪些伸展是好的，而哪些會對身體有害。因為有人曾經告訴他們：「這樣或那樣做伸展是不對的」，或「這是好的伸展操，而那個是不好的伸展操」等等。

然而，伸展真的有好壞之分嗎？沒有任何灰色的模糊地帶嗎？如果真的有好壞差別，那麼我們又該怎樣分辨呢？現在，就讓我們一起來打破這個迷思。

伸展沒有所謂的好壞！

就如同運動沒有好壞之分，伸展動作也沒有所謂的好或壞，只有適不適合個人需求，如此而已。所以，某個伸展方法可能很適合某甲使用，卻不適合某乙使用。

例如，肩膀受傷的人不能做伏地挺身或游自由式，但這不代表伏地挺身或自由式游泳是不好的運動。現在用同樣的觀點來看伸展，肩膀受傷的人應該避免伸展肩部，但這並不代表所有的肩部伸展都是不好的。

伸展本身沒有好或壞之分，關鍵在於做伸展的那個人，只有依照他的狀況才能決定哪個伸展動作是有效的、是安全的，或是無效的、有害的。光是把伸展貼上好或壞的標籤是不明智的，甚至是危險的，這是相當錯誤的觀念。

最重要的是每個人的個別需求

謹記，伸展操沒有好壞之分，但是在選擇伸展操時，我們必須先知道一些注意事項，並在做伸展之前好好確認一遍。

1 首先，你要先行大略自我檢視一下：自己的健康情況如何？過去五年是否經常運動，或很少運動？是否為職業運動員？先前是否有過嚴重的受傷？身體上是否有任何疼痛或僵硬的部位？

2 接著，針對要伸展的肌群或身體部位做個檢查：肌肉的健康情況如何？關節、韌帶或肌腱是否曾經受損？該部位最近是否受過傷，完全復原了嗎？

如果要伸展的肌群不在健康的狀態，建議先避開這個部位，先把重心放在康復與復健上面。如果你的健康情況良好，沒有任何受傷問題，那麼就可以遵循以下方式來做所有的伸展動作。

(1) 伸展前要先暖身

這一條規則經常被忽視，但萬一沒做好暖身可能會導致受傷。貿然伸展還沒有熱過身的肌肉，就像是試圖去拉扯老舊、脆弱的橡皮筋一樣，橡皮筋極有可能會斷裂。

伸展前先暖身有許多好處，但最主要的目的是讓身心都能做好準備去迎接較激烈的動作。暖身可以提高身體的核心溫度及肌肉溫度，讓肌肉變得柔軟，如此一來，就能確保從伸展中獲得最多的效益。

正確的暖身還可以提升心跳及呼吸的速率、促進血液流動，帶領更多的氧氣與營養到達運動所需要用到的肌肉。這些都有助於肌肉的伸展。

一套正確的暖身應該包括輕度的身體活動。一般人的暖身時間大約10分鐘，直到身體微微出汗即可；但對運動員來說，需要根據他們的體適能水準來調整暖身的強度與時間。

(2) 運動前後要做伸展

「我應該在運動前或運動後做伸展？」這是一個經常被提起的問題，但這不該是一個二選一的問題，因為兩者都很重要。不要認為二選一就夠了，運動前或運動後的伸展各有不同的作用與效果，所以都不可偏廢。

運動前好好做伸展可以拉長肌肉與肌腱，並增加活動度。如此一來，我們就能流暢地做出動作，不會受到限制或是因此拉傷肌肉。

反之，運動後做伸展則有截然不同的作用。其中一個最重要的作用，就是幫助肌肉與肌腱快速恢復。此外，激烈運動過後做伸展，還能讓緊繃的肌肉放鬆，減輕或消除延遲性肌肉痠痛。

運動過後的伸展，屬於緩和運動的一環。緩和運動的設計會根據運動的強度與時間來做調整、變化，但一般來說，通常會有5到10分鐘非常輕度的身體活動，接著再做5到10分鐘的靜態伸展。

一套有效的緩和運動（包括輕度身體活動及伸展）有助於肌肉排出代謝廢物，避免血液池積，並且促進營養與氧氣能運送到肌肉。以上這些，都能夠幫助身體回到運動前的狀態，盡快恢復過來。

(3) 伸展所有的大肌群及其拮抗肌

伸展時，我們要確保全身所有的大肌群都有伸展到，不可偏廢。例如，假設某個運動項目特別常用到腿部肌肉，不代表著只要伸展腿部而略過上肢。

不管從事任何的身體活動，全身肌肉都很重要，而不是只有幾個主要的肌群。以下肢動作為主的跑步活動來說，上半身肌肉其實也不可或缺，跑步時，它們要負責穩定及平衡身體。因此，保持這些肌肉柔軟有彈性，也同等重要。

我們全身上下的每塊肌肉都有拮抗肌，彼此相互對抗。例如，大腿前側的股四頭肌產生的動作，就與大腿後側的膕旁肌相反。這兩個肌群會給彼此阻力，讓身體保持平衡，倘若其中一方變得比較強壯或柔軟，則會出現失衡狀態，從而導致運動傷害或其他的姿勢問題。

比如說，股四頭肌撕裂是跑步運動最常發生的運動傷害，而撕裂的原因往往是大腿前後側失衡所致——強壯的股四頭肌，搭配無力、缺乏彈性的膕旁肌，這樣的失衡會使得膕旁肌承受更多張力，進而造成肌肉拉傷或撕裂。

(4) 做伸展操要溫和緩慢

溫和緩慢的伸展可以幫助肌肉放鬆，讓伸展動作更舒適，效益也較高。此外，相對於快速、彈震的動作來說，溫和緩慢的伸展也比較不易拉傷肌肉。

(5) 伸展到「緊繃點」就好

做伸展並不是要你拉筋到一個感到痛苦的程度，伸展動作應該是舒適、放鬆的，並且有益身心的。許多人往往誤以為要從伸展中獲得最多的好處，就必須超越緊繃的極限，忍痛撐過就好。這是一般人常犯的最大錯誤之一，以下就讓我們來慢慢了解原因為何。

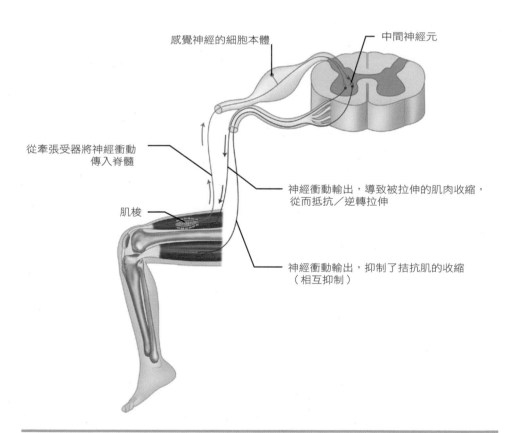

感覺神經的細胞本體

中間神經元

從牽張受器將神經衝動傳入脊髓

神經衝動輸出，導致被拉伸的肌肉收縮，從而抵抗／逆轉拉伸

肌梭

神經衝動輸出，抑制了拮抗肌的收縮（相互抑制）

圖 2.10　牽張反射弧

當肌肉被拉伸到感覺疼痛時，身體會啟動一項防衛機轉，稱為「牽張反射」（Stretch reflex）[4]，這是身體為了保護肌肉、肌腱與關節而設置的保護措施。牽張反射的主要功能是維持肌肉正常長度，一旦肌肉過度伸展，就會引發收縮來保護它們，阻止肌肉受到過度拉伸。

因此，為了防止發生牽張反射，伸展時不要硬拉到疼痛、不舒服，只要伸展到肌肉感受到緊繃的張力就可以了。如此一來，不僅可以避免受傷，還能夠最佳化伸展的效益。

(6) 伸展時，呼吸要緩慢而輕鬆

許多人會在伸展時下意識地憋住呼吸，這會造成肌肉無法放鬆，並變得難以伸展開來。所以要注意，在做任何伸展運動時千萬不要憋氣，而是要緩慢、深層地呼吸。這樣做才能放鬆肌肉，並促進血液循環，讓更多的氧氣與營養能夠運送到肌肉。

一個有爭議的伸展動作

我們來看看以下這個備受爭議的伸展動作，就能了解以上的準則應該如何運用。

如右圖所示，這個伸展動作很多人都不敢苟同，認為這個動作的風險很高，是一個不正確的伸展動作，因此紛紛建議不要隨便做這個伸展動作。但是，為什麼在奧林匹克運動會、大英國協運動會和世界錦標賽上，都可以見到短跑選手在賽前做這個伸展動作呢？讓我們應用以上的檢查標準，來看看會得到什麼樣的結果。

第一步，就是先評估做這個伸展動作的是什麼人。(1) 他們健

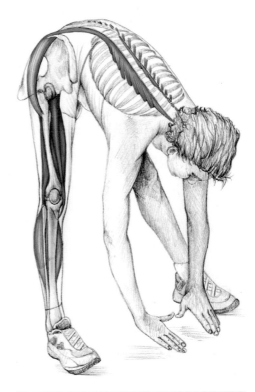

圖 2.11　我可以做這個伸展動作嗎？

註4　正常的骨骼肌在受到外力牽拉而伸長時，本身的感受器在受到刺激後，會誘發同一肌肉產生反射性收縮，這種反射就稱為牽張反射，它的反射中樞在脊髓。

康、生活活躍，體適能狀態良好嗎？如果不是，那麼這個伸展動作就不是他們可以輕易嘗試的。(2) 他們年紀大、體重過重或身體狀況差嗎？(3) 他們年紀輕，還在成長階段嗎？(4) 他們的生活習慣是久坐不動嗎？如果答案是肯定的，以上這些人就應該避開這個伸展動作。通常第一步的評估考量，大概會刷掉半數的人，也就是說，有多達五成的人不適合做這個伸展動作。

第二步，就是評估所要伸展的部位。這個伸展動作顯然會讓腿後肌（膕旁肌）和下背肌肉承受很大的壓力。因此，要是膕旁肌或下背部肌肉不是完全健康的人，就不能輕易嘗試這個伸展動作。

第二步的評估考量，大概會排除另外 25% 的人，也就是說，這個伸展動作只適合 25% 的人來做，這些人都是經過良好訓練、體能狀態良好，而且沒有受傷的運動員。

最後要提醒讀者的是，即便是這些經過良好訓練、體能狀態良好且沒有受過傷的運動員，還是要依循上述六個注意事項，才能確保安全又有效地做這個伸展動作。

別忘了，伸展操本身並沒有好壞之分。練習伸展操的方式以及做伸展操的人，才是伸展操是否安全有益，以及是否有效或有害的關鍵。

● 3. 做對伸展操的訣竅

何時要做伸展？

伸展操必須與其他運動訓練占有同等重要的地位。只要是參加運動競賽或做任何運動，就必須花時間做伸展操。一定要安排時間來伸展緊繃或僵硬的身體部位，越是熱中運動與體適能的人，就越要花時間和精力在伸展運動上面。

如前所述，運動前後都要做伸展操，這是不可怠惰的。除此之外，我們還應該在哪些時候做伸展操呢？針對個別的訓練目標，又要如何選擇最適合的伸展操呢？

依照訓練目標選對伸展操種類，對柔軟度訓練的效果有很大的影響。以下是對如何選擇伸展操的一些建議。

就暖身目的來說，選擇動態伸展操最有效果。而就緩和運動而言，靜態及被動式伸展，以及本體感覺神經肌肉誘發術（簡稱PNF）最適合。若要增進肌肉和關節的活動範圍，建議做 PNF 和主動式獨立肌群伸展（active isolated stretching）[5]。如果是為了復健，結合PNF、等長伸展及主動伸展可以達到最佳

註 5　先將要拉伸的肌肉縮短，然後再收縮相反肌群，將要拉伸的肌肉拉長。此伸展法可在短期內增加柔軟度，有效地處理痛症並改善關節和肌肉問題。

的效果。

那麼，我們還應該在哪些時候做伸展呢？任何時候都可以。伸展是放鬆自己和紓解日常生活壓力的好方法，看電視時做伸展，是善用時間的好方法。一開始可以先快走或慢跑五分鐘，然後坐在地板上，一邊看電視，一邊伸展。

維持動作、數秒、反覆

每個伸展動作應該停留多久時間？每個伸展動作應該要做幾次？每回的練習時間要多長？以上問題是討論伸展時經常會被提出的問題。儘管相關資訊對此的看法不一，就我研究的資料以及衡量個人經驗之後的專業看法，認為以下建議是目前最正確且有用的資訊。

「每個伸展動作應該停留多久時間？」這是爭議性最大，也最眾說紛紜的一個問題。有些人會說停留10秒鐘就夠了，我認為這是最低限度。10秒鐘只夠肌肉放鬆並開始延展，要對柔軟度有任何幫助，至少每個伸展動作要停留20至30秒才行。

伸展動作該持續多久，其實要看個人從事的運動而定。對於一般為了健康而運動的人，大約一個動作停留20秒就夠了；但若是參加激烈競技性運動的運動員，每個伸展動作至少要停留30秒，甚至會依據狀況延長到60秒以上。

「每個伸展動作應該要做幾次？」同樣的原則也適用於這個問題。每個肌群需要做多少次伸展動作，也必須視個人是否有經常運動的習慣或從事的運動類型而定。比方說，初學者應該伸展每個肌群二至三次；進階運動員則需要三到五次。

「每回伸展要花多久時間？」同樣的，初學者約5到10分鐘即足夠，而專業運動員可能會長達兩個小時。至於一些介於初學者與專業選手之間的人，則需要視情況來調整。

對伸展運動要有耐性。沒有人能在兩、三個星期內就柔軟度大增，所以不要期待伸展運動會帶來奇蹟。你要有長遠的眼光，有些肌群需要至少三個月的密集伸展才能見到效果。所以要堅持下去，終究會看到成果的。

伸展操的步驟

剛開始做伸展時，不要只做幾種伸展動作，而是要做大範圍的全身性伸展。目的是降低整體肌肉的緊繃程度，並且提高關節和四肢的活動度。

下一步，調高伸展的強度，做出超越平常可以做到的活動度，並延伸你的肌肉與肌腱，以增加柔軟度。最後，再針對過於緊繃的部位，或對自己從事的

運動特別重要的部位來加強伸展。謹記，這些都要花時間，這個伸展流程可能要花上三個月才能看見效果，特別是那些沒有敏捷性運動背景或肌肉不壯碩的人，可能需要更長的時間。

目前為止，還沒有任何研究數據說明伸展運動必須依循什麼樣的順序，但建議先從坐姿的伸展開始做起。因為坐姿比較容易保持平衡，受傷風險較低。你可以坐下後先伸展腳踝，然後慢慢地轉換部位上行到頸部，或是反方向進行也可以。只要能伸展到所有主要的肌群及拮抗肌群，採用哪種方式都可以。

一旦提升整體的柔軟度後，並開始專注於特定肌肉或肌群的活動範圍時，孤立這些肌肉來做伸展是非常重要的事。做法是一次專注在一個肌群上。比方說，不要一次訓練兩腿的膕旁肌，而是一次只專注訓練一腳的膕旁肌就好。這樣的伸展法有助於降低其他支持肌群的阻力，讓目標肌群被伸展得更多。

伸展的姿勢

伸展的姿勢，或稱正位，是柔軟度訓練最常被忽略的層面，但它卻會對整個伸展效益產生重大的影響。正確的姿勢可以確保目標肌群受到足夠的伸展；而錯誤的姿勢不僅效果差，還可能導致肌力失衡，甚至受傷。

主要肌群往往由許多功能類似的不同肌肉構成，要是伸展的姿勢草率不正確，可能讓肌肉受力不均而受傷。舉例來說，伸展大腿後側的膕旁肌時，兩腳的腳尖一定要朝上（如下圖左邊的運動員）。要是腳尖朝外，可能讓膕旁肌群的部分肌肉承受過度的壓力，從而導致肌肉失衡。

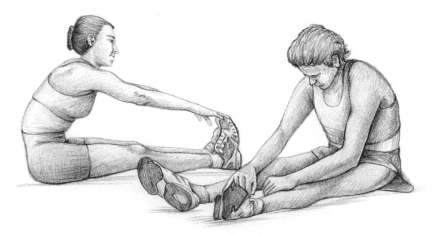

注意左邊的運動員，她的雙腳腳尖朝上，背也相對平直。
右邊的運動員則有較大的風險會因肌肉失衡而導致受傷。

圖 2.12　正確姿勢和不良姿勢的差別

設備、規則與防護性裝備

有些沒有那麼明顯的潛在因子也會造成運動傷害，這些預防死角必須要重新正視。

活動場所與設施

一些設計給運動員活動的場所，反而經常會造成不必要的運動傷害。破損或是設計不良的裝備，都暗藏風險。比如說，如果運動場地的地面破舊或維修養護不良，都會增加運動員受傷的風險。

在從事任何身體活動之前，都要先確保活動場地沒有缺損、狀況良好。觀賞賽事的觀眾也應該遠離運動員的活動空間，這是保護彼此的最好做法。

比賽規則

競技運動的規則是為了保護運動員及觀眾而設計的，同時也是為了確保比賽能安全順利地進行。教練團、運動員及裁判，都有義務充分了解並遵守這些規則。

保持運動家的精神、公平競爭，以及杯葛任何的暴力行為，這些都應該受到重視。

防護性裝備

防護性裝備一方面可以提升運動表現，一方面可以減少運動傷害，幾乎所有運動都可以從這類裝備得到好處。比如說，跑步時可以使用支持性高的鞋具，而游泳時可以戴上專用的蛙鏡。

其他重要的保護性裝備，還包括：護齒套、護甲、頭盔、護脛、護目鏡、門柱保護墊及緩衝墊（體操選手尤其需要這種有落地緩衝作用的墊子）。

3 運動傷害的治療與復健

概述運動傷害的處理方式

運動傷害的處理包括治療的整個過程，從傷害發生當下到運動員完全恢復，甚至比原先還強壯、健康110%。這不是我們寫錯，我們的目標的確是110%！因為處理運動傷害的目標，永遠都是復健到讓傷處比原先更加強健。

這樣的處理過程，是為了最常見的運動傷害——軟組織受傷所設計的。其中包括影響肌肉、肌腱、韌帶和關節的扭傷、拉傷、撕裂傷以及瘀青。

常見的軟組織受傷，包括：膕旁肌撕裂傷、腳踝扭傷、小腿肌拉傷、肩膀韌帶拉傷，以及股四頭肌挫傷導致瘀血（corked thigh）等。請記住，扭傷指的是韌帶的撕裂，而拉傷是指肌肉或肌腱撕裂。

以下處理的運動傷害範圍，不包含頭、頸、臉部及脊椎，或是引發休克、流血過量、骨折及骨裂等嚴重受傷。這些嚴重受傷比較少見，必須尋求立即的醫療介入。軟組織受傷的處理程序，包括下列四個階段：

1 急救：受傷後頭三分鐘

2 治療：受傷後頭三天

3 復健：接下來的三週

4 體能訓練：接下來的三個月

I.急救：頭三分鐘

運動傷害發生後的頭10分鐘是關鍵時刻。這個階段要做初步評估，並且採取適當的步驟以避免進一步傷害。不管是任何運動傷害，治療之前都應該先採取這個步驟。

在治療任何運動傷害前，無論是你自己或其他人，首先都要停下來，搞清楚到底發生什麼事。試著回答以下這些問題：這個地方確保安全無虞、不會有其他危險嗎？受傷情形會有生命威脅嗎？受傷程度是否嚴重到需要尋求緊急的醫療協助？

接著，請執行「STOP」四個步驟

- S（stop，停止）：讓受傷的運動員停下動作。有必要的話，要終止比賽。
- T（talk，提出問題）：發生什麼事？是如何發生的？感覺如何？哪裡會痛？以前同部位有受過傷嗎？
- O（observe，觀察）：觀察是否有腫脹、瘀血、變形以及壓痛等徵象。
- P（prevent，避免）：避免受到進一步傷害。

然後，評估受傷的嚴重程度

這是輕微受傷嗎？只是輕微碰撞或瘀青，不會影響運動員的生理表現嗎？如果是，就不用給予太多的活動限制。說幾句鼓勵的話，並運用本書第四到第十七章所說的處置方法。

這是中度傷害嗎？是會影響運動員表現的扭傷、拉傷或嚴重瘀青嗎？如果是，要讓運動員離場休息，且盡快運用本書第四到第十七章所說的處置方法。

這是嚴重受傷嗎？有影響到頭部、頸部或是臉部嗎？有沒有可能傷到脊椎？是否引發休克、流血過量，甚至是骨折、骨裂？這類運動傷害比一般的軟組織受傷需要更多照顧，必須立即尋求專業協助。

一旦確認不會危及性命，接著就要開始進行治療的療程。療程越早開始，運動員可以完全復原的機率就越大。

2.治療：頭三天

無疑的，軟組織受傷一開始最有效的治療方法就是RICER法。R是休息（rest），I是冰敷（ice），C是壓迫（compression），E是抬高（elevation），而R是送醫（referral），尋求適當醫療處置。

受傷後馬上採用RICER法，可以縮短傷處的復原時間。RICER法可能是

運動傷害復健最首要且最重要的階段，可為日後的完整復原打下基礎。

當軟組織損受傷時，受傷部位的周圍會發炎並導致腫脹，進而對神經末梢施壓而使疼痛加劇。RICER法有助於緩解這個發炎、腫脹和疼痛的過程，也能限制組織損傷的程度而有助於癒合的過程。

休息

盡可能保持受傷部位靜止不動。有必要的話，可以使用固定帶或支架輔助。避免牽動傷處，停止任何會引發疼痛的動作，有助於減少傷處的血流量，並避免進一步受傷。

冰敷

這是到目前為止，最重要的一個步驟。冰敷對於減少發炎、流血、腫脹及疼痛有絕佳的效果。運動傷害發生之後，應該盡快冰敷。

那麼，要如何冰敷呢？把碎冰放在塑膠袋內，通常是最適合的方式；也可以使用冰塊、冰袋或甚至是整袋的冷凍豌豆。萬一手邊沒有這些東西，就算是使用水龍頭的冷水也比什麼都不做要好。

冰敷時，要注意不要直接去碰觸傷處的皮膚，以免凍傷，可將冰塊包在濕毛巾內來保護皮膚。

至於要冰敷多久？多久冰敷一次？目前為止，尚無定論。下面只是初步的指引，其中有些建議是來自個人經驗。最普遍的建議是，在受傷最初的48至72小時，每兩個小時冰敷20分鐘。

這些方法是個好的開端。但要記住，它們只是建議，還有一些特殊的情況必須納入考量。比如說，有些人對冷比較敏感，小孩及上了年紀的人對於冷的耐受度也會比較低，還有一些人原本就血液循環不良，對冰敷的感覺也會比別人強烈。

最保險的方法是，在冰敷傷處時，要以自己的判斷為準。對有些人來說，冰敷20分鐘可能太長；反之，狀況良好的運動員，冰敷時間可以拉長一點。

冰敷時間要多長，端視個人感受，可以自行決定，只要能減輕不適感都應該要冰敷。冰敷時可能會有一點點不舒服，這是正常的，不過一旦這種不舒服的感覺變成疼痛時，就該停止冰敷。每個小時最好間歇做幾次冰敷，每次冰敷時間是3到5分鐘。

壓迫

壓迫可以達到兩個作用：首先是減少或消除傷處的流血量及腫脹；其次是為傷處提供支撐力道。簡單使用寬版、堅固、有彈性的加壓繃帶來包覆傷處，

另外，在傷處的上方及下方也要包紮。

抬高

如果可以的話，將傷處抬至高於心臟的位置，這樣可以進一步減少流血及腫脹程度。

送醫

如果受傷程度嚴重，就必須諮詢專業的運動治療師，或是由擁有運動醫學執照的醫生診斷。有了精確診斷，運動員就可以量身打造復健計畫，縮短康復所需要的時間。

注意！

在繼續療程之前，受傷後的頭48至72小時，有幾個事項要注意避免。
(1)嚴禁傷處接觸到任何形式的熱，包括保溫燈、會發熱的軟膏、SPA、熱按摩浴及三溫暖。(2)避免移動及按摩傷處。(3)避免過度飲酒。
以上這些都會增加出血量，導致傷處更容易腫脹及疼痛。

● 3.復健：接下來三週

當肌肉或韌帶受傷時，我們會希望能長出新的肌肉纖維或韌帶。這樣的期待雖然在情理之內，但事實上，這不可能發生。因為那些撕裂傷，是由疤痕組織來修復。

在軟組織受傷之初，立即採用RICER法，可以限制疤痕組織產生，但無法完全杜絕。這聽起來似乎沒有什麼大不了，但曾經有過軟組織受傷經驗的人就會知道，同一個部位一直反覆受傷是一件很惱人的事情。而沒有好好治療的疤痕組織，正是反覆受傷的主要原因。通常在幾個月後，當你覺得自己已經痊癒時，原患部又受傷了。

疤痕組織是由剛硬的纖維成分（膠原蛋白）所組成。膠原蛋白附著在受傷的組織纖維上，將受傷的組織重新黏合在一起。在表皮下增生的疤痕組織，有些甚至用肉眼就可看到，或用手觸摸就可以感覺到突起。

在傷處周圍形成的疤痕組織，無法像先前的組織一樣堅韌。疤痕組織往往會因為收縮而使得周圍組織變形，因此，受傷部位不僅力量比以前小，柔軟度也會下降。

這對運動員來說，當然不是好消息。首先，因為軟組織減少，所以彈性不

見了。其次，受傷部位會成為組織內相對脆弱的地方，容易導致再度受傷。

一旦形成疤痕組織，會造成肌力及爆發力雙雙下降。這是因為肌肉在收縮到達最大肌力之前，必須要先完全伸展。然而，疤痕組織的縮短效應以及較不堅韌的特性，會使得肌肉無法完全伸展及收縮。

擺脫疤痕組織

為了加速恢復，以及避免不必要的疤痕組織增生，以下有兩個重要的治療方法。

第一個方法廣泛被物理治療師採用，主要目的是增加受傷部位的血流量，以便帶動氧氣及營養的供應。在物理治療師所採用的方法中，最常見的手段是超音波、經皮神經電刺激（Transcutaneous electrical nerve stimulation, TENS）以及熱療。

超音波使用高頻聲波來刺激患處；經皮神經電刺激則使用光電脈衝來緩解疼痛、增加血流。使用照燈或是熱水壺的熱療方式，也可以有效促進受傷部位的血液流量。

第二個方法是深層組織運動按摩（deep tissue sports massage），也可以減少疤痕產生。（超音波和熱療雖然有助於傷處恢復，卻無法阻止疤痕生成。）

按摩是減少疤痕產生的有效方法，你可以找人來幫你按摩，也可以自行按摩（碰得到受傷部位的話）。自己按摩有個好處，你可以控制力道的大小及按摩深度。

剛開始按摩時，受傷部位會比較脆弱敏感。因此，建議先輕輕敲打，然後再逐漸增加力道，要持之以恆，一直按摩到能做深度按摩為止。按摩時要沿著肌肉纖維的走向，集中按摩受傷部位。可用大拇指做深壓，瓦解疤痕組織。

這裡推薦使用山金車（Arnica）調製成的按摩油來護理，山金車是一種活血化瘀的天然藥草，有助於軟組織恢復，對於扭傷、拉傷及撕裂傷都有幫助。許多按摩凝膠及軟膏中，都含有這種成分。

此外，在復健過程中要補充足量的水分，水有助於排除受傷及發炎的代謝廢物。

主動式復健

在復健過程中，受傷的運動員必須進行有助於加速復原的訓練和活動。有些人將此階段稱為「主動式復健」，因為在這個階段，運動員自己要主導復健過程。

此復健階段的目的在於恢復在受傷過程中失去的所有健康要素，而首要目標是恢復靈活性、肌力、爆發力、肌耐力、平衡及協調性。

假如跳過這個階段，受傷部位將會無法完全復原。1988年，彼得‧道南（Peter Dornan）和理查‧杜恩（Richard Dunn）在《運動傷害》（*Sporting Injuries*）一書中，曾經強調主動式復健的價值：

> 唯有在傷者能接受量身打造的運動計畫，包括伸展、力量強化及重建體能後，運動傷害症狀才會永遠消失。除此之外，採用特定的伸展計畫還能使疤痕纖維重組，讓血液循環變正常，那些惱人的疼痛症狀才會永久消失。

第一個必須釐清的重點是，維持活動非常重要。醫生或相關的醫療人員給傷者的建議，常常是多休息。但一味休息不動未必是好事，如果受傷期間缺乏相當程度的活動，受傷部位將會無法獲得復原所需要的足夠血流；換句話說，能夠幫助復原的氧氣及營養就無法充足供應患部所需。

各種形式的溫和活動不只能促進血液循環，還能活化淋巴系統。淋巴系統對於清除受傷後累積在組織的毒素及代謝廢物至關緊要。彼得‧道南和理查‧杜恩也支持這個說法：

> 不用等到傷處完全癒合後再開始訓練肌肉，在復原期間就可逐漸開始活動。這個原則也同樣適用於傷及韌帶和肌腱的運動傷害。

注意！
切勿從事任何會使傷處再受傷或引發疼痛的活動。當然，做復健一定會有一些不適感，但不該到會疼痛的地步。復原是一條漫長的路程，不該求快躁進而過度使用受傷部位，否則反而得不償失，導致復原進度開倒車。復健期間，從事任何活動都要小心，千萬不要忽略疼痛這個重要的警訊。

重建體適能的幾個組成要素

接下來，就是要重建因為受傷而損失的體能，其中包括幾個建構體能的要素：活動幅度、柔軟度、肌力、協調性。根據運動員從事的運動類型，這幾個要素會有不同的優先順序。當這些基本組成要素開始有所進展時，就可再進一步加強特定運動所需要的技能。

活動幅度

恢復完整的活動幅度，是這個復健過程要最優先處理的。因為在稍後的主動式復健中，需要做一些較激烈的運動，而活動幅度是基本功。

受傷部位在復原的同時，運動員也要開始進行一些以簡單動作為主的溫和運動。比如，將傷肢彎曲、伸直，等到比較不會痛時再加入旋轉動作（順時針及逆時針旋轉都要做）。彼得・道南和理查・杜恩強調：

> 想重建活動幅度，溫和的伸展運動在復健早期階段相當重要。比如說，主動伸展大腿的瘀青處，可以限制沾黏組織的生成，有助於回復到受傷前的活動範圍。

這些重建活動幅度的動作，會越做越不痛，一旦覺得疼痛感降低時，就可以邁向下一個階段。

伸展與強化

在這個復健階段要把活動幅度之運動的強度提高，讓傷處可以重獲柔軟度和肌力。

在試著增加傷處的柔軟度和力量時，記得務必要採漸進、系統式的方式，以稍微超出傷處負荷為準，小心不要過度負荷。保持耐心，這一點心理建設是必須的。

使用器材負重來增強力量非常有效，因為做復健運動時，器材能維持關節和肌肉的穩定度。

另一種有效且相對安全的開始方式是從等長運動（isometric exercises）[1] 開始。受傷的部位不動，但會有外力施加於其上，而受傷的肌肉則會收縮。

例如：想像你面向牆壁坐在椅子上，然後將腳掌頂著牆壁。在此姿勢中，你的腳用力推牆，並同時避免踝關節移動。你的肌肉收縮，但踝關節保持不動。這便是一個等長訓練。

在主動式復健的階段，溫和的伸展運動也很重要，這有助於進一步增加活動範圍，為更吃力的活動做好準備。

要記得，在增加傷處柔軟度的同時，周圍肌群的柔軟度也要兼顧。以上述等長運動的例子來說，周圍肌群就是指小腿後側的腓腸肌和前側的脛骨肌。

註1　等長運動是肌肉長度相等、關節不移動的一種運動，可以維持一定的肌力，還可促進新陳代謝，幫助復健。例如簡單的「平板支撐」及推牆的動作，都是等長收縮肌肉動作。

平衡感與本體感覺

平衡感和本體感覺（感受身體的動作及在空間的位置）失調在軟組織受傷中相當常見，而且在復健過程中經常被忽略。不幸的是，這往往是舊傷復發的主要原因之一。

軟組織受傷，通常會伴隨一定程度的神經末梢及傳導路徑的損壞。如果神經本體感覺受損，大腦接收到傷處關節、四肢的位置訊號會減少，肌肉就無法有效運作。這會導致平衡感、協調度、肌力及穩定度下降。如此一來，就會造成軟組織傷處更容易拉傷、扭傷或舊傷復發。

當柔軟度和肌力有所進步時，可以試著再加入一些平衡運動，對修復傷處神經會有幫助。可以從最基本的活動開始，例如沿著直線走或是走平衡木；然後再嘗試金雞獨立（單腳站立平衡）的動作。最後，再試著閉上眼睛做同樣的動作。

當以上動作都得心應手後，可以試試比較進階的活動，例如使用平衡板（wobble or rocker board）[2]、抗力球（Swiss balls）、穩定緩衝墊（stability cushions）或是按摩滾輪（foam rollers）。

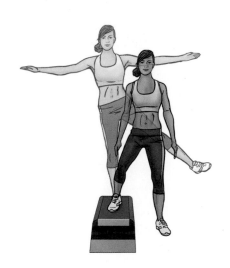

最後的復健階段

復健過程的最後一個目標，是讓受傷部位回復到受傷之前的狀態。在此一過程結束前，傷處應該要回復到受傷前的狀態，甚至更強健。

在這個階段中要納入動態運動或爆發性運動，以強化傷處及本體感覺。不過，一開始要先以較高強度來重複先前階段的所有動作及運動。

比如說，如果你是以等長運動來加強阿基里斯腱及腓腸肌，現在就要試著多用點力氣，或是開始負重訓練。

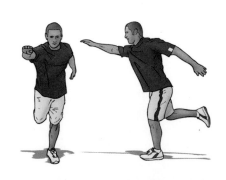

圖 3.1　鍛鍊平衡感和本體感覺的幾項運動

註2　Rocker 板是前後移動的設計；而圓形的 Wobble 板，底部可以往所有方向移動。

接著，漸漸融入一些比較激烈的運動。如果是運動員，建議最好選擇和所從事的專項運動有關的訓練。技巧練習及訓練運動等活動，是用來測量傷處體能及肌力恢復程度的好方法。

在復健即將結束的階段，要開始基本的增強式訓練。增強式訓練是一種同時使肌肉伸長及收縮（即離心收縮或稱為伸展性收縮）的爆發性運動，常見於跳躍動作，例如單腳跳、踏跳及跨步跳等。

由於這些運動都相當激烈，所以切記一開始要慢慢做，然後再逐漸增加強度。不要因為太興奮或太急躁而過度訓練。

◯ 4.體能訓練：接下來三個月

若有好好遵循以上的治療步驟，大部分的軟組織受傷應該都能完全癒合。然而，就算運動員已經恢復正常，為了預防二次受傷，後續的肌力與體能訓練也很重要。

這三個月的目標是釐清傷害發生的根本成因，並且運用體能訓練來避免再度受傷或舊傷復發。

想要有效完成這個階段的任務，必須先弄清楚為什麼會發生運動傷害。一般來說，運動傷害發生的原因有三個：一是突發性的意外，二是過度負荷，三是生物力學的錯誤。

突發性的意外

比如，誤踩坑洞而扭傷腳踝，或絆倒而撞到肩膀或腳踝，或是被運動器材打到。要防止某些意外，我們能做的有限，但我們還是應該盡可能避免意外發生。本書第二章所描述的預防技巧，對你會有幫助。

過度負荷

過度負荷在運動及競賽中很常見，通常發生於身體某處太過疲勞或超時工作的時候，由於某個身體部位無法順利完成工作，而增加其他部位的負擔。

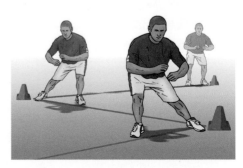
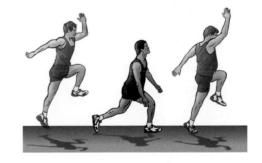

圖 3.2　加入一些爆發性強的運動來幫助復原

比如說，當大腿的闊筋膜張肌（位於大腿最上端的外側部分）及髂脛束（大腿外側一條長條狀的纖維組織）疲勞、過度負荷時，就無法維持腿部的穩定，迫使膝關節代償而增加壓力，導致膝關節疼痛與磨損。

過度負荷的症狀在充分休息及放鬆後，大都可以復原。然而，有幾個可能會導致過度負荷的情況必須避免，包括：

- 在堅硬平面（比如水泥地）運動
- 在不平坦的地面運動
- 長期休息後突然重新開始運動
- 運動強度或是運動時間增加太快
- 穿著磨損或不合腳的鞋子運動
- 在太陡峭的路面跑步

生物力學的錯誤

生物力學的錯誤是許多慢性運動傷害的肇因，當身體構造沒能正常發揮它們應有的功能時就會發生。

肌肉失衡是常見的生物力學錯誤，這可能是一塊特定肌肉或是一組肌群，相對於它的拮抗肌肉來說，更為強壯或是柔軟度更好。肌肉失衡的現象也可能發生於身體的對側，比如左右兩側或前後兩側。

比如說，右撇子的棒球投手，右側肩膀和手臂往往會過度負荷，當脊椎右側前移時，就會導致肩膀、脖子以及背部的慢性疼痛。

另一個肌肉失衡的常見例子，則和膕旁肌拉傷有關。當大腿前側的股四頭肌太過強健，而大腿後側的膕旁肌相對虛弱且柔軟度較差時，就有可能拉傷膕旁肌。

其他生物力學的錯誤，還包括：

- 長短腳
- 緊繃或僵硬的肌肉
- 足部構造有問題，例如扁平足
- 步法或是跑步姿勢有問題，例如旋前或旋後

一旦找出運動傷害發生的根本原因，就可以好好規畫體能訓練計畫來矯正問題，主要是針對無力或緊繃的肌肉來補強肌力及柔軟度。如果是足部旋前、旋後或是長短腳，就要考慮使用足部輔具或是鞋墊來矯正。或是視情況，重新調整運動員的訓練計畫。

個論篇

14 類 120 種運動傷害

4 皮膚的運動傷害

皮膚的解剖構造和生理

皮膚是由兩層不同的皮膜所構成：

- 表皮是一層堅韌且防水的外層，會不斷耗損。
- 真皮位於表皮下方，是較厚的一層，包含神經、血管、汗腺和髮根。

真皮附著在皮下層，而皮下層將皮膚固著在身體的其他器官上。

◯ 表皮

表皮由五層複層鱗狀上皮組織所構成，而此處變得強韌堅硬的過程稱為「角質化」。

在進一步觀察表皮的不同分層之前，先瞭解一下在這些分層中會看到的四種細胞類型。

- 角質形成細胞（Keratinocytes）：占表皮細胞的90%左右，它們會產生一種稱作「角蛋白」（keratin）的蛋白質。角蛋白有助於防水與保護皮膚。它的名字源自於希臘文的kerato，意思是「角質」。
- 黑色素細胞（Melanocytes）：在希臘文中，melan 的意思是「黑色」，黑色素細胞會產生一種黑棕色的色素，稱作「黑色素」。黑色素是膚色組成的由來，而且它會吸收紫外線。事實上，黑色素顆粒會在細胞核上形成一層保護。這一保護層僅存在於細胞核面向皮膚表面的那一側。黑色素就像一頂遮陽帽，可以保護細胞核免於紫外線照射。
- 蘭格罕細胞（Langerhans cells）：這些細胞來自骨髓，並且會移動到表皮。它們會對外來物產生反應，進而在皮膚免疫中扮演一定角色。
- 默克爾細胞（Merkel cells）：它們僅存在於無毛光滑皮膚的基底層中，

並附著在角質形成細胞上。它們與神經細胞相接觸形成默克爾盤，在觸覺方面發揮功用。

真皮

真皮是位在表皮下的支持層，由包含膠原蛋白和彈性纖維的結締組織所構成，包含許多不同的細胞和結構，包括：

- 纖維母細胞：這種大而扁平的細胞可以合成以下纖維的細胞。
  − 膠原纖維：這些是非常堅韌又有彈性的纖維，可以抵抗拉力並賦予皮膚延展性（拉伸的能力）。膠原纖維還可以吸引並與水分結合，因此負責保持皮膚的水分。它們含有膠原蛋白。
  − 彈性纖維：這些是強韌而細的纖維，賦予皮膚彈性（拉伸後恢復初始形狀的能力）。它們甚至可以伸展至其放鬆長度的 1.5 倍而不會斷裂。它們含有彈性蛋白。

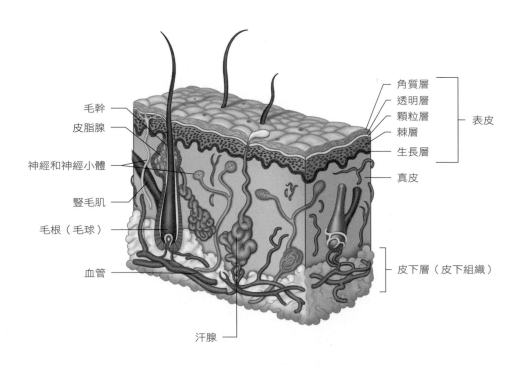

毛幹
皮脂腺
神經和神經小體
豎毛肌
毛根（毛球）
血管
汗腺

角質層
透明層
顆粒層
棘層
生長層
表皮
真皮
皮下層（皮下組織）

圖 4.1　皮膚

－網狀纖維：這些細纖維在其他細胞周圍形成分支網絡，並提供支撐和強度。它們含有膠原蛋白，其上覆有糖蛋白。
－巨噬細胞：透過名為吞噬作用的過程，吞噬並破壞細菌和細胞殘骸。
－脂肪細胞
－肥大細胞：這些細胞會產生組織胺，在發炎過程會擴張小血管。
－血管和淋巴管。
－神經。
－腺體。
－毛囊。

真皮可以分為兩層：
- 乳頭層：因其進入表皮的乳頭狀突起而得名。
- 網狀層：其不同的厚度會導致皮膚的不同厚度。

● 皮下層

　　雖然皮下層不屬於皮膚的一部分，但了解皮下層很重要，因為它是將網狀層與其下器官連接的組織。皮下層包含：
- 蜂窩結締組織
- 脂肪組織
- 環層小體（帕西尼氏小體／Pacinian corpuscles）：其神經末梢對於壓力很敏感。

001 割傷、擦傷及磨傷

　　皮膚割傷、擦傷、磨傷是各類運動員常有的困擾。這類運動傷害都會傷及皮膚表層。割傷及某些擦傷，皮膚屏障會被破壞，而磨傷通常只限於表皮。

　　割傷對皮膚的影響通常較深層，而擦傷及磨傷常以表淺皮膚發炎的形式呈現。磨傷會增加皮膚的濕度和浸潤現象，使得表皮的角質層脫離下面的顆粒層，有時候還會造成發炎或滲出型病變。

　　一般來說，割傷、擦傷及磨傷僅限於表皮層，不像脫皮（excoriation）可能會影響到更深層的皮膚。嚴重一點的割傷及擦傷可能會流血，深一點的傷口有時候還會造成發炎或可能留下疤痕。

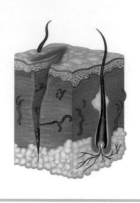
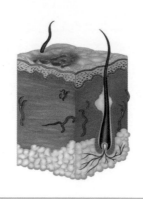
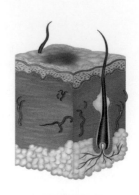

| 割傷 | 擦傷 | 磨傷 |

傷病原因

摩擦到運動裝備，比如護肩或球鞋；在堅硬的地面摔倒；和其他運動員碰撞；流汗或是皮膚在潮濕的狀態下與衣服摩擦。

徵候與症狀

皮膚發紅、疼痛及刺痛；皮膚發癢或有灼熱感；流血。

輕忽則可能產生的併發症

皮膚的運動傷害如果輕忽不管或沒有妥善治療，可能有嚴重感染的風險。一旦割傷、擦傷、磨傷伴隨有汗水的濕氣時，就會成為細菌和病毒理想的培育溫床。

立即處置

使用肥皂及生理食鹽水來清洗傷口，然後徹底乾燥。視需要，局部塗抹類固醇。如果是開放性傷口，則要以繃帶包紮。

復健與預防

割傷通常都是突發事故造成，防不勝防。穿著合身的衣服和鞋子、使用滑石粉或明礬粉，可以降低擦傷及磨傷的風險。除了避免感染外，這類的皮膚傷口大部分都不需要太多照護，就可以自然癒合。

長期預後

比較嚴重的情況，可能會影響運動表現。但大部分的情況，這類皮膚外傷都會完全復原。

002 曬傷

陽光的紫外線會對皮膚造成傷害，最典型的就是各種程度的曬傷。喜歡戶外運動的人比較容易曬傷，尤其是在空氣稀薄、輻射較強的高海拔處，例如滑雪和爬山等運動，曬傷風險都會比平地高。

皮膚表皮的基底層有一種樹狀細胞，稱為「黑色素細胞」（melanocyte）。陽光會促使黑色素細胞製造黑色素，使皮膚變黑。然而，過度曝曬卻會傷害黑色素細胞，促使黑色素瘤的發生。

傷病原因

過度在陽光下曝曬；沒有做好防曬，包括皮膚外露無遮蔽及沒有適當塗抹防曬乳。

徵候與症狀

皮膚發紅、疼痛；曬傷嚴重的話會脫皮；皮膚摸起來很燙。

輕忽則可能產生的併發症

最嚴重的併發症是黑色素瘤，這是一種會致命的皮膚癌。其他較輕微的併發症，例如血管傷害、皮膚提早老化以及彈性變差。

立即處置

盡快遠離陽光。有需要的話可以在曬傷部位沖冷水，以及局部塗抹蘆薈凝膠等保濕霜。

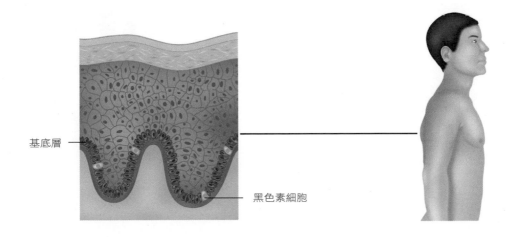

基底層

黑色素細胞

復健與預防

輕微曬傷通常不需要接受專業治療，可以塗抹保濕乳液以避免皮膚過度乾燥、脫皮。但在曬傷的早期階段，塗抹任何產品都會阻礙身體散熱。避免曬傷的3S口訣：Slip（穿衣服遮陽）、Slop（擦防曬）及Slap（戴帽子）！

長期預後

雖然曬傷受損的皮膚可能會起水泡或脫皮，但大部分的曬傷會在幾天之內自動痊癒，新生皮膚會取代死去的外層皮膚。新生皮膚很脆弱，因此更要避免直接曝曬在陽光下。曝曬過量的陽光，會增加罹患皮膚癌或黑色素瘤的風險。

003 凍瘡 •——————

凍瘡，是身體組織受凍而導致皮膚及皮下層受損。在嚴寒的天氣下，長時間在戶外活動可能會凍傷，溜冰及爬山的風險更高，尤其是暴露在外的鼻子、耳朵及四肢。任何運動員若缺乏防護，長時間暴露在低溫環境下，都可能會凍傷而產生凍瘡。

臨床上，所謂的凍瘡是指人體組織內的組織液因為受凍結冰，而造成細胞及組織壞死。凍瘡的早期病程是因為胞外組織形成冰晶，破壞細胞膜所致，最後則會導致細胞及組織壞死。晚期病程，則是因為水分由胞內移向胞外，進一步導致脫水的不可逆傷害。

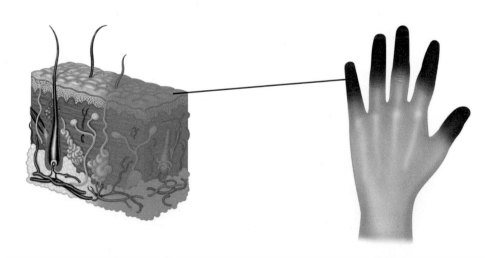

寒冷以及結晶效應造成細胞和組織死亡

傷病原因

暴露在嚴寒的環境中過久；身體組織在潮濕的情況下結凍；血液流動因為氣溫太低而受阻。

徵候與症狀

皮膚呈灰白色，或是鬆弛發黑；手掌或腳掌處通常會發癢或有麻木感。

輕忽則可能產生的併發症

嚴重的凍瘡會造成身體組織的永久傷害，也可能導致壞疽，甚至嚴重到需要截肢的地步。

立即處置

將受凍部位浸泡在溫水中或熱敷；使用止痛藥來緩解疼痛。

復健與預防

嚴重的凍瘡在解凍時，全程都要很小心；切勿摩擦到患部。如果有水泡，必須以消毒過的繃帶包裹。切勿讓患部再度凍傷，以免造成更嚴重的傷害。預防凍瘡的最好方法，就是避免長期暴露在低溫環境。

長期預後

輕度到中度的凍瘡可能會讓運動員日後對冷更敏感，以及增加再度凍傷的機率。至於嚴重的凍瘡，如果造成不可逆的傷害則有可能需要截肢，但這種情形通常僅見於高海拔運動，尤其是登山活動。

004 香港腳

香港腳即足癬，又稱運動員腳（Athlete's foot），是腳部感染了一種稱為皮癬菌（dermatophytes）的真菌微生物，容易在由汗水造成的潮濕環境中繁殖滋生，常發生於運動員身上。這種皮膚感染疾病，會在腳底長出又紅又癢的疹子，還可能擴散到其他部位。最常見的形式是腳趾間的慢性足癬。

最常受影響的部位是在第四和第五腳趾間，皮膚外層受到刺激，造成皮膚皸裂、脫皮、脫屑，感染可能會擴散到腳掌的掌面、腳背及腳趾。一開始，腳趾頭的遠端或趾甲邊緣會變得黃黃的。併發細菌感染，可能會造成二度感染而加重症狀。

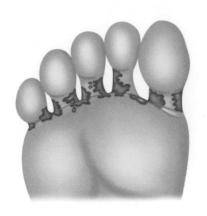

傷病原因

汗流太多；接觸性傳染；沒有好好把雙腳洗淨、弄乾。

徵候與症狀

發紅、皮膚皸裂破皮、脫皮；癢及燒灼感；有臭味。

輕忽則可能產生的併發症

未能妥善處理的話，症狀會持續惡化：皮膚裂痕變深、黴菌擴散到整個腳掌、腳趾甲及腳底，偶爾手掌也會被感染。隨著疾病的發展，搔癢和燒灼感會隨著臭味增加，傳染的機率也會提高。

立即處置

雙腳徹底清洗及保持乾燥；局部塗抹抗真菌藥物。

復健與預防

香港腳是很常見的皮膚病，大約有70%人口會有這個困擾。大致來說，只要簡單的日常處理——常洗腳並保持乾爽，就可以復原得不錯。如果腳趾甲也被感染的話，情況可能會比較棘手，需要更悉心的護理，甚至需要由醫生拔掉趾甲。

長期預後

絕大部分的香港腳，在注意個人衛生及塗抹抗真菌藥物後就能緩解。少數比較嚴重的情形則需要長期口服藥物，甚至要拔掉受到感染的趾甲才能痊癒。

005 水泡

　　水泡是常見於皮膚摩擦處的運動傷害，例如穿不合腳的鞋子跑步、滑冰、滑雪；或是使用運動裝備不慎，比如練體操、打棒球或使用球拍。水泡是充滿液體的小型囊泡，裡頭的液體通常是清澈的，但有時會因為流血而帶點紅色或藍色。

　　產生水泡是因為皮膚的表皮層和真皮層互相分離，或是表皮層本身的多層構造分離開來，被血清、淋巴、血液或細胞外液所填充，然後腫脹形成薄而透明的囊泡，可能會比較敏感或疼痛。

傷病原因

　　跑步時腳部過度摩擦；手指和手掌因為握桿或握球拍而產生摩擦；練體操或特技的手部摩擦。

徵候與症狀

　　在皮膚磨損處有突起且透明的水泡。傷處會有疼痛、刺痛感，而且也比較敏感。長水泡的地方若不斷摩擦，裡頭的液體可能會滲漏出來。

輕忽則可能會造成的併發症

　　如果不馬上處理水泡而繼續活動的話，水泡會破裂，疼痛感會加劇。此外，水泡未能妥善治療，也會有感染風險，這是因為開放性的傷口會讓細菌等病菌趁虛而入。

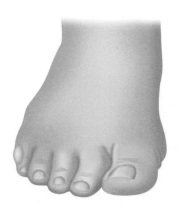

立即處置

用肥皂和溫水輕輕地清洗患部。可視情況小心地弄破水泡，排乾液體，再用消毒繃帶包紮以防感染。

復健與預防

在沒有嚴重感染的前提下，水泡大都不需要額外處理就能復原。要避免長水泡，跑步時請穿合腳的襪子及鞋子。體操選手等運動員可以在手上抹滑石粉，來減少摩擦；改善自己的運動技巧，也有幫助。

長期預後

沒有嚴重感染的話，水泡在數天或幾週內就會痊癒。在這之前，由於疼痛或不適感，長水泡可能會影響運動表現。

006 雞眼、繭及足底疣

雞眼和繭是因為反覆性的摩擦及壓力所致，對運動員來說，鞋子及負重的壓力是主要成因。足底疣（verrucae）又稱蹠疣（plantar wart），則是因為感染了一種稱為人類乳突病毒（human papilloma virus, HPV）的濾過性病毒。

雞眼其實是一種增生的角質層，是腳趾表皮局部長期受到擠壓或摩擦，而異常增厚的現象。繭也是局部皮膚角質層變厚，通常是生理性創傷所致。

繭好發於腳掌承受體重之處，也有可能是足部蹠骨的異常排列致使受力不均。雞眼和繭最大的不同處，在於雞眼看起來半透明，中心有較深且粗糙的硬顆粒。雞眼和繭都會越長越厚而造成困擾。

疣是由高傳染性的人類乳突病毒造成。疣是表皮的病灶，可能出現於身體的許多部位，出現在腳掌位置就稱為足底疣或蹠疣。

傷病原因

反覆摩擦；負重；接觸傳染（足底疣）。

徵候與症狀

骨頭凸起和鞋子摩擦處的皮膚角質層變厚（雞眼）；腳掌皮膚變厚變粗糙（繭）；腳後跟、大腳趾的底部皮膚凸起，邊緣不規則（足底疣）。

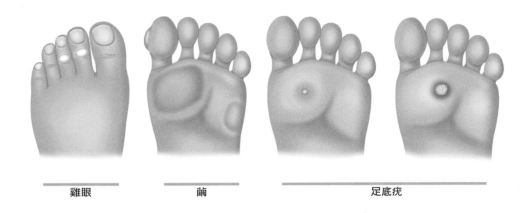

雞眼　　　　　　繭　　　　　　　　　足底疣

輕忽則可能會造成的併發症

雞眼和繭可能會惡化而導致疼痛難忍，需要醫療介入；疣可能會擴散到其他身體部位，甚至傳染給別人。

立即處置

如果是雞眼和繭，要消除或減輕雙腳的壓力來源。如果是足底疣，必須塗抹抗病毒藥物並包覆患部。

復健與預防

雞眼和繭是腳部皮膚長期受到摩擦和壓迫所致，只要移除壓力源就能獲得大幅改善。相對於雞眼和繭，疣的復發率較高。

選擇合適的鞋子、改善運動技巧，都能有效預防長雞眼和繭。至於病毒疣的預防，則要從改善個人衛生習慣，以及避免接觸可能會感染的環境著手。

長期預後

雞眼和繭通常不會為運動員帶來太大的不便及困擾，而且在解決壓力源後大都能康復。倘若持續感到不適，可以尋求冷凍治療、切除、雷射治療或其他療法來改善症狀。

5 頭頸部的運動傷害

頭部的解剖構造和生理

⊙ 頭骨

頭骨由22塊骨頭組成，其中不包括耳朵的聽小骨。除了形成下頜的下頜骨外，頭骨以骨縫相互連接，形成固定不動的顱骨（cranium，源自希臘文的 kranion，意思為「頭的上部」）。頭骨，又稱顱骨，可分為形成大腦保護殼的「神經顱骨」，以及形成顏面骨的「內臟顱骨」。

⊙ 神經顱骨

神經顱骨包含一個名為「顱頂」（顱蓋）的圓頂，和一個名為「顱底」（顱骨基底）的底部。顱頂和顱底總共由八塊骨頭組成：兩塊頂骨、兩塊顳骨、一塊額骨、一塊枕骨、一塊蝶骨、一塊篩骨。

頂骨

頂骨形成顱骨大部分的上外側壁。它們於中線的矢狀縫交會，並與額骨交會於冠狀縫。

顳骨

顳骨位於頂骨下方。顳骨上有三個重要的標記：(1) 莖突：在乳突的前方，其上的尖銳針狀突起是許多頸部肌肉的附著點；(2) 顴突：位在下頜骨的正上方，為與顴骨連接的薄狀骨橋；(3) 乳突：為一個粗糙的突起，位於莖突的下後方（就在耳垂的後方）。

額骨

額骨形成額頭和眉毛下方的骨狀凸起，以及雙側的眼眶上部。

枕骨

枕骨是顱骨中最靠後側的骨頭。它形成顱骨的底部和後壁，並往前與頂骨在人字縫處與相接。枕骨底部有個大開口，即枕骨大孔，脊髓通過它與大腦相連。枕骨大孔的兩側是枕骨髁，座落在第一節脊椎（寰椎）上。

蝶骨

蝶骨的外型就像一隻蝴蝶，橫越顱骨，並形成一部分的顱腔底。另外，部分蝶骨形成眼眶的一部分，以及顱骨的外側部分。

篩骨

篩骨是位在蝶骨前、額骨下的單一塊骨頭，構成了部分的鼻中隔、上鼻甲和中鼻甲。

○ 內臟顱骨

內臟顱骨是屬於臉部的骨骼，由14塊骨頭組成：包括六對骨頭和兩塊單一的骨頭。成對的骨骼有：鼻骨、顎骨、顴骨、淚骨、上頜骨、下鼻甲。單一的骨頭是犁骨和下頜骨。（篩骨可以被歸類為神經顱骨或內臟顱骨，而本書將它歸為神經顱骨。）

鼻骨

鼻骨是形成鼻梁的矩形小骨頭（鼻子的下部分由軟骨組成）

顎骨

L形的顎骨位於鼻腔後部，在上頜骨和蝶骨的翼突之間。

顴骨

顴骨的英文是 zygomatic bones，不過更常被稱為 cheekbones。它們也組成眼眶外側壁的很大一部分。

淚骨

淚骨是顏面骨中最小的，位在骨性眼眶內，有兩個表面和四個邊界。

上頜骨

兩塊上頜骨融合形成上頜。上排的牙齒嵌在這些骨頭中。

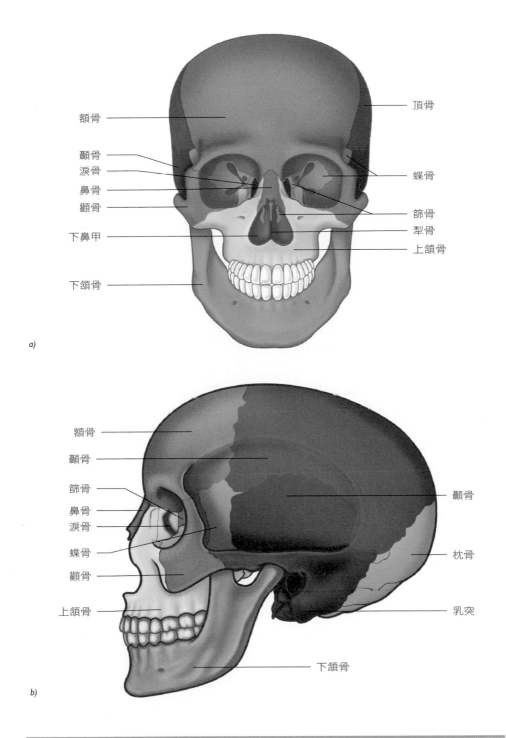

額骨
頂骨
顴骨
淚骨
鼻骨
蝶骨
顴骨
篩骨
下鼻甲
犁骨
上頜骨
下頜骨

a)

額骨
顳骨
篩骨
鼻骨
淚骨
蝶骨
顴骨
顳骨
枕骨
上頜骨
乳突
下頜骨

b)

圖 5.1：顱骨，(a) 前視圖，(b) 側視圖。

下鼻甲

下鼻甲位於鼻中隔上，將鼻腔分成兩側對稱的解剖空腔。

犁骨

犁骨垂直延伸於鼻腔，將其分為左右兩側，是鼻中隔的一部分。

下頜骨

下頜骨的英文是 mandible 或 lower jawbone，是顱骨中最堅固的骨頭。它與顱骨相接於兩側的顳頜關節，形成顱骨中唯一可以自由活動的關節。下頜骨的水平部分，又稱為「下頜體」，形成下巴；另外的兩根直立部分，又稱為「下頜支」，從體部延伸出來，連接下頜骨與顱骨。下排牙齒也是嵌入下頜骨中。

牙齒

牙齒是堅硬的鈣化結構，位於下頜骨和上頜骨的牙槽突中。每顆牙齒由牙冠、牙頸和牙根所組成。其固體部分包括牙本質，構成了牙齒的大部分；琺瑯質，覆蓋牙冠；以及覆蓋根部的齒堊質。牙齒的中間是軟髓，含有動脈、靜脈、淋巴和神經組織。

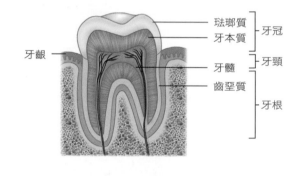

圖 5.2：牙齒的橫切面

眼睛

眼睛是人體最精緻的結構之一，在結構上被完善地保護著，以避免傷害。眼球是一個大大的球體，鑲嵌在周圍有堅固骨脊的眼窩中，眼球的前方是一個較小球體，即角膜。眼瞼可以快速閉合，保護眼球不受到異物的傷害。此外，眼睛的設計能夠承受相當程度的衝擊，而不會造成嚴重損壞。

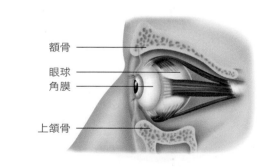

圖 5.3：眼睛

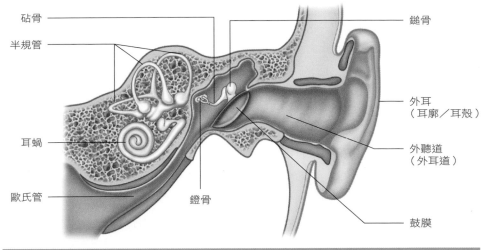

砧骨

半規管

耳蝸

歐氏管

鐙骨

鎚骨

外耳
（耳廓／耳殼）

外聽道
（外耳道）

鼓膜

圖 5.4：**耳朵**

耳朵

　　耳朵為負責聽力的器官，也在平衡方面扮演關鍵角色。要是耳朵受傷了，則這兩種功能皆可能受到影響。外耳由外軟骨（耳殼）和外耳道組成；中耳由鼓膜（或耳膜）組成；此外還有耳朵的聽小骨或骨頭；中耳腔和歐氏管。

鼻子

　　鼻子由硬骨和軟骨組成。鼻中隔在運動時經常受傷，它包括犁骨（即篩骨的垂直板），以及四邊形的軟骨。

　　額骨的一對突起和上頜骨向上的突出部分，構成了鼻子的骨性組成，而上外側和下外側的軟骨，以及中隔軟骨，則形成非骨性的部分。

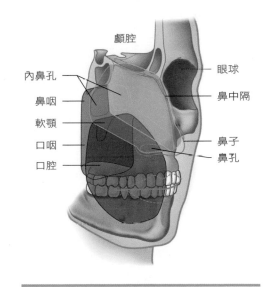

顱腔

內鼻孔

鼻咽

軟顎

口咽

口腔

眼球

鼻中隔

鼻子

鼻孔

圖 5.5：**鼻子的骨頭**

頸部

頸椎（頸部）由七塊椎骨所組成，它們從顱底（第一頸椎／C1）開始，略微向下傾斜直到胸部區域，並與胸椎相連。從胸腔與鎖骨到頸椎、下巴和頭顱的肌肉，位在頸部的前側區域。而後頸肌肉覆蓋脊柱後方的骨骼，並構成頸部後側大部分的組織。

臂神經叢是驅動上肢的所有神經集合，它們從頸椎離開後，延伸到包括肌肉和皮膚在內的周邊結構（負責傳遞運動和感覺神經的衝動）。臂神經叢內的頸神經根，將神經纖維傳輸送到肩膀、手臂和前臂、手肘、手腕、手掌和手指。

椎間盤位在頸椎之間，負責吸收衝擊，促進動作的產生，並且為脊柱提供支撐。此類椎間盤包括了中央的髓核和周圍的纖維環，而纖維環將第二頸椎（C2）到第一胸椎間的節段椎體分開。（第一頸椎和第二頸椎之間僅存在韌帶和關節囊）。

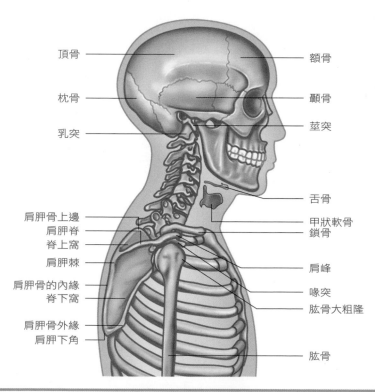

頂骨 — 額骨

枕骨 — 顳骨

乳突 — 莖突

舌骨

肩胛骨上邊 — 甲狀軟骨
肩胛脊 — 鎖骨
脊上窩
肩胛棘 — 肩峰

肩胛骨的內緣 — 喙突
脊下窩 — 肱骨大粗隆

肩胛骨外緣 — 肱骨
肩胛下角

圖 5.6：頭頸部，側視圖

頸部的前三角與後三角形，是由頭頸部的肌肉所劃分出的解剖區域。值得注意的是，這裡的所有三角區域都是成對的，分別出現在頸部的左右兩側。

前三角區

位於頸部前方，並以下列解剖位置為邊界：

- 上方：下頜骨（下巴）下緣。
- 側邊：從胸鎖乳突肌的內側邊界。
- 內側：透過一條向下通過身體中線的假想矢狀線。

前三角區包含肌肉、神經、動脈、靜脈和淋巴結。要注意的是，此區有一部分被位於淺筋膜的頸闊肌以及重疊的胸鎖乳突肌所遮蓋。

前三角區的肌肉根據其相對於舌骨的位置，劃分為舌骨上方或下方。舌骨上方有四塊肌肉：莖突舌骨、二腹肌、下頜舌骨肌、頦舌骨肌。它們各自負責不同的動作，但都可以幫忙抬高舌骨，而此動作涉及吞嚥。

而舌骨下肌有四塊，通常被稱為帶狀肌肉，可分為兩類：

1. 淺層：肩胛舌骨肌、胸骨舌骨肌。
2. 深部：胸骨甲狀肌、甲狀舌骨肌。

舌骨下肌的功用是穩定並固定舌骨，使舌骨上肌得以發揮作用。

大多數前頸部的肌肉會彎曲頸椎，讓頭部向下。當站立或坐著時，重力以及頭部的重量更會加重這個情況。如果它成為慣性動作，則可能會導致拮抗肌（也就是伸肌）的無力。大的胸鎖乳突肌，以及更深層的小肌肉（頸長肌、頭長肌和頭前直肌）的強力拉力，可以將頭部下拉，也能支撐它

後三角區

這是位於頸部外側的解剖區域，其邊界為：

- 前方：胸鎖乳突肌的後側邊緣。
- 後方：斜方肌的前側邊緣。
- 下方：鎖骨中間的三分之一處。

有許多肌肉構成了此區域的邊界和底部。其中一個重要的肌肉是肩胛舌骨肌，它被肌腱分成兩個肌腹。肩胛舌骨肌的下腹穿過後三角，往上及往內側的方向前進，並將三角區域一分為二；接著，它穿過胸鎖乳突肌下方，進入頸部的前三角。

頸後伸肌必須進行向心收縮，才能把頭抬起來。伸直脊椎上部對許多肌肉都有作用：夾肌、斜角肌、上豎脊肌、半棘肌、後側深層的肌肉和頭斜肌，甚至是斜方肌。這些肌肉也可以側向屈曲（連同肩胛提肌）或旋轉頸部，由於它們可以執行許多動作，因此易於加強訓練。

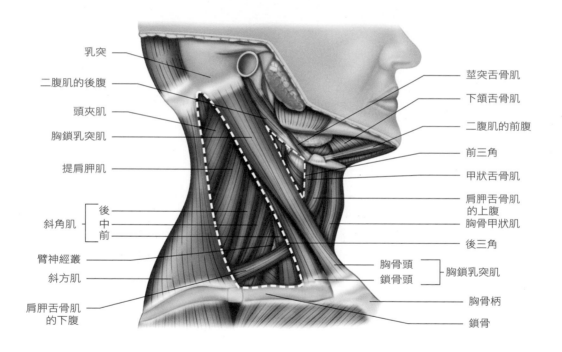

乳突
二腹肌的後腹
頭夾肌
胸鎖乳突肌
提肩胛肌

斜角肌 { 後 中 前 }

臂神經叢
斜方肌
肩胛舌骨肌
的下腹

莖突舌骨肌
下頜舌骨肌
二腹肌的前腹
前三角
甲狀舌骨肌
肩胛舌骨肌
的上腹
胸骨甲狀肌
後三角
胸骨頭
鎖骨頭 } 胸鎖乳突肌
胸骨柄
鎖骨

圖 5.7：頸部肌肉，側視圖

007 腦震盪、腦出血、顱骨骨折

頭部創傷是運動員面臨的最嚴重傷害之一，例如頭部突然加速造成的腦震盪；腦挫傷或腦組織瘀血；顱內出血，以及顱骨骨折或破裂等。肢體碰觸較多的運動，例如拳擊、美式足球、橄欖球、袋棍球（lacrosse）、冰上曲棍球等，運動員頭部創傷的風險會較高。

如果撞擊力道太大，可能會造成顱骨骨折，甚至擠壓到腦組織，也可能導致顱內出血（即便沒有骨折，也可能發生腦出血）。如果顱骨和腦組織之間的血管破裂，會形成血栓或血塊壓迫到底下的腦組織。硬腦膜是厚而堅韌的雙層膜，負責保護大腦，如果血塊出現在顱骨與硬腦膜之間，稱為硬腦膜上血腫（epidural haematoma）；如果血塊是出現在硬腦膜下，則稱為硬腦膜下血腫（subdural haematoma）。萬一出血發生在更深層，則可能導致腦挫傷或腦組織瘀血。

傷病原因

在肢體碰撞較多的運動中與其他運動員發生撞擊；跌倒時，頭部受到嚴重撞擊；拳擊時，頭部受到重擊。

徵候與症狀

失去意識；意識混亂或喪失記憶；休克。

輕忽則可能產生的併發症

頭部創傷需要立即的醫療照護，倘若沒能及時尋求專業協助，可能會導致大腦的永久性損害，嚴重者還可能致死。

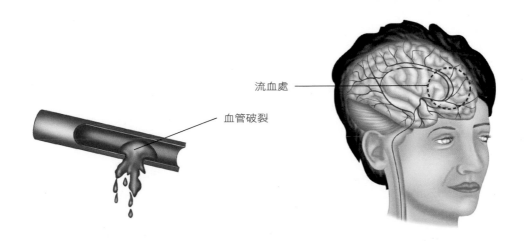

流血處

血管破裂

立即處置

將傷患固定於安靜的場所（頭及肩膀抬高）。有必要的話要止血，並立即尋求醫療照護。

復健與預防

依據頭部創傷的程度及種類，復健方法各有不同。即使是輕微的腦震盪，有些傷患的腦震盪後症候群，甚至會長達六個月到一年。有些更嚴重的頭部創傷，可能會造成永久性的症狀。運動時戴安全頭盔或其他的頭部護具，可以有效避免頭部的運動傷害。

長期預後

頭部創傷的預後比較複雜，短短幾個月（有些案例甚至還長達幾年）難以完全了解、評估。如果受傷情況比較輕微，預後通常不錯，雖然頭痛、頭暈及失憶的情況可能會持續一段時間。血栓、血塊及顱骨骨折通常需要手術處理。

008 頸部拉傷、骨折及挫傷

頸部傷害有時會很嚴重，尤其是牽涉到脊椎破裂或骨折時。相較之下，拉傷沒那麼嚴重，也比較常見。挫傷常見於直接撞擊，導致頸部皮膚及皮下組織瘀血。

傷病原因

突然扭轉脖子；嚴重跌倒；直接撞擊到頸部（挫傷）。

徵候與症狀

頭部、頸部及肩膀疼痛；轉動脖子時有雜音；脖子肌力及活動度喪失。

輕忽則可能產生的併發症

頸部受傷往往有潛在的嚴重性，醫療必須立即介入處置。長期癱瘓、失去活動及平衡能力、肌肉鈣化、骨質疏鬆等，都是可能的副作用。如果是頸部骨折的情況，有可能會導致下半身癱瘓，甚至是致命。

立即處置

固定傷患以保護脊髓；給予止痛藥來減輕疼痛。

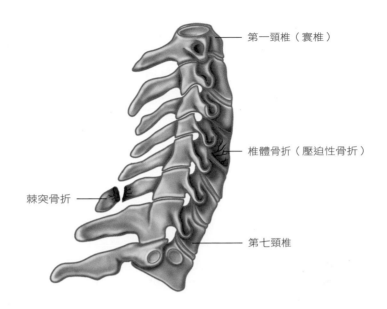

第一頸椎（寰椎）

椎體骨折（壓迫性骨折）

棘突骨折

第七頸椎

復健與預防

頸部拉傷，需要固定脖子、穿戴頸部支架休養數週。如果是頸部骨折，破裂的脊椎必須動手術用骨釘接回，並打上石膏，術後也要接受物理治療來重建活動度、柔軟度及肌力。運動時戴上安全頭盔或其他的頭部護具，並注意運動技巧，都有助於避免頸部受傷。

長期預後

依據頸部創傷的程度及種類，治療成果會有所不同。如果是骨折位置高於頸椎以上，預後通常比較不理想。

相對來說，頸部拉傷及挫傷比較不嚴重，只要經過妥善治療及復健，預後通常不錯。嚴重頸部拉傷，而造成肌肉—肌腱—骨頭連接處破裂者，可能需要動手術修復。

009 頸神經拉扯症候群

頸神經拉扯症候群，又稱為「電氣肩」（burner syndrome），是由於頸部下方及肩膀部位的臂神經叢，受到過度拉扯或壓迫所致。這類傷害常見於會有肢體碰觸的運動，例如曲棍球、美式足球、摔角、橄欖球等。臂神經叢的運動傷害特點是，會有上肢燒灼的轉移性疼痛。症狀可能會持續兩分鐘到兩週不等。

傷病原因

頭部或肩膀受到撞擊，尤其是美式足球中的擒抱動作；耳朵彎向肩膀伴隨扭轉的動作（造成頸神經壓迫）；脖子過度伸展。

徵候與症狀

嚴重的灼熱痛，由脖子傳抵手臂及手指；皮膚感覺異常，或有麻痺、麻麻的、刺痛的感覺，以及燒灼感或異物爬行的感覺；肌肉無力。

輕忽則可能產生的併發症

燒灼感及刺痛感將會持續並惡化；進一步傷害周邊神經。這些症狀也可能暗示脊髓受損，具潛在嚴重的併發症。

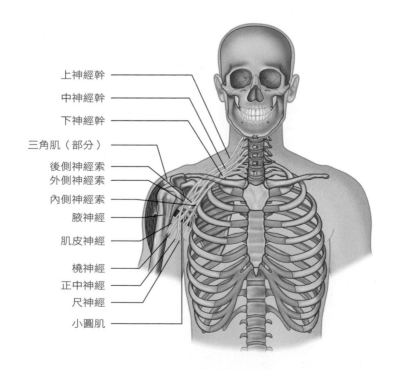

上神經幹
中神經幹
下神經幹
三角肌（部分）
後側神經索
外側神經索
內側神經索
腋神經
肌皮神經
橈神經
正中神經
尺神經
小圓肌

立即處置

冰敷且固定頸部；使用抗發炎藥及止痛藥以緩解疼痛。

復健與預防

頸神經拉扯症候群的復健，通常需要物理治療介入。經過治療階段後，接下來的目標是要促進頸部的活動度及強化頸部肌肉，尤其是受傷的臂神經叢附近的肌肉。穿戴適當的保護裝備、訓練正確的運動技巧及訓練上肢肌力，都有助於預防此類傷害。

長期預後

此類傷害的預後通常不錯。但有些運動員會演變成慢性傷害，並有很高的機率再次受傷。極少數的情形，需要微創手術來修復神經。

010 揮鞭症候群（頸部拉傷）

揮鞭症創傷是因為頸部突然屈曲或伸展所致，通常發生於經常肢體碰撞的運動中。當運動員從後面被撞擊時，頭部會急速前後擺動，頸部的軟組織（包括椎間盤、韌帶、頸部肌肉及神經根）可能會因此受傷，致使頸部疼痛、僵硬以及喪失活動度。

髖部、背部及軀幹是揮鞭症發生當下，身體首先感受到撞擊的部分。這些構造在被撞向前時，又伴隨著向上的向量，因而壓迫到頸椎。這些向量使頸部往後擺動，此時下頸部伸展、上頸部屈曲，形成強大的張力。在這樣的情況下，容易使前側構造分離，而後側構造（例如小面關節）會被嚴重壓迫。

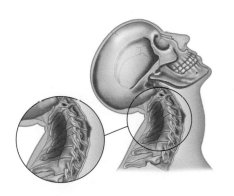
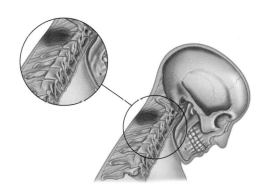

傷病原因

後方受到撞擊，例如美式足球；撞到另一位運動員或設備；頭部受到重擊，例如打拳擊。

徵候與症狀

頸部、肩膀或肩胛骨疼痛與僵硬；耳鳴或視力模糊；易怒及倦怠。

輕忽則可能產生的併發症

沒有治療的話，揮鞭症創傷可能導致慢性疼痛、柔軟度下降、活動困難、失眠、記憶力及專注力下降、心情沮喪。這些症狀也顯示可能有較嚴重的脊椎傷害。

立即處置

採用RICER法（見60～62頁）；使用護頸圈並保持靜止不動。

復健與預防

頸部通常會使用支架固定，但會鼓勵在早期就開始活動以避免肌肉僵硬。在肌腱、椎間盤及韌帶都復原後，開始進行低強度的肌力、柔軟度訓練及復健。穿戴防護裝備以及完整暖身，可以減少揮鞭症候群的發生風險，但如果是激烈的碰撞性運動就難以保證了。

長期預後

妥善照護的話，揮鞭症創傷的長期預後大多不錯。不過，有些不舒服的症狀可能會持續，且容易再度受傷。

011 斜頸症

斜頸症（wryneck, torticollis）是一種疼痛的頸部傷害，通常是頭部突然扭轉所致。由於頸部神經受到壓迫，導致肌肉痙攣、疼痛以及喪失活動能力。當椎間盤突出或破裂時，也會導致類似的情形。

若是發生在運動過程的話，通常是因為壓迫到脖子裡的神經，或是小面關節扭傷導致。斜頸症經典的表現是脖子固定偏於一側，且因為頸部肌肉收縮而彎向前。

有許多運動都可能造成斜頸症。症狀最初發作，通常是在早上起床時。突發性的斜頸症通常和小面關節相關；而晚發性的斜頸症（睡覺之後發作）則與椎間盤有關。

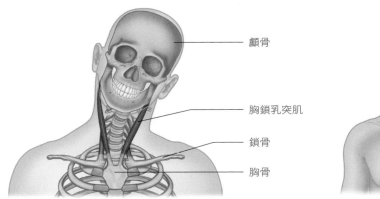

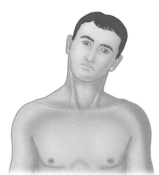

顱骨

胸鎖乳突肌

鎖骨

胸骨

傷病原因

在接觸性／碰撞性運動中頭部突然扭轉；跌倒而使頸部突然扭轉；頭部直接受到重擊造成扭轉。

徵候與症狀

疼痛及僵硬；無法活動；脖子可能會卡住或固定在某個姿勢。

輕忽則可能產生的併發症

沒有治療妥善的話，斜頸症可能會惡化，甚至演變成慢性症狀。這種症狀也暗示頸椎、椎間盤或是相關的神經、關節可能有損傷，需要進一步診斷。

立即處置

使用頸部支架或頸圈，來支撐及固定傷處；使用抗發炎藥物及冰敷，來減少腫脹及不適。

復健與預防

首先，診斷受傷的原因，以及排除需要手術或醫療介入的可能情況，這點很重要。接著，物理治療師會使用紅外線燈及按摩椅，幫助受傷的頸部肌肉恢復活動度。穿戴頭部保護裝備，以及注意運動技巧，都有助於降低此類傷害發生的風險。

長期預後

斜頸症通常在一週內就能緩解。不過，肌肉痙攣可能會使身體暫時變得虛弱。少數情形會演變成慢性症狀，但大部分都能完全復原，只有少數會衍生出潛在問題。

012 頸椎椎間盤傷害（急性頸椎椎間盤疾病）

頸椎的椎間盤是頸椎用以吸收外來衝擊的緩衝墊，椎間盤的各種疾病會造成疼痛，並阻礙脖子的動作及靈活度。椎間盤突出（herniated disc）是因為椎間盤破裂後，膠狀的髓核漏出所致。漏出的髓核會對頸椎的髓核或神經造成壓迫。椎間盤退化或脫出，會導致脊髓及神經根受損。如果椎間盤沒有破裂，但超過正常範圍，這種情況稱為「椎間盤膨出」（bulging disc）。

傷病原因

椎間盤退化及喪失彈性；反覆性壓力，尤其是來自過度或不適當的舉重；頸椎突然受到強力創傷。

徵候與症狀

刺痛及虛弱無力；頸部、肩膀、手臂及（或）手部麻木或疼痛；受傷神經所支配的肌肉沒有力量。

輕忽則可能產生的併發症

椎間盤突出可能會擠壓到構造精巧的脊髓，而對脊髓來說，即便是微小的創傷，也可能造成嚴重且無法復原的後果。忽略頸椎椎間盤的任何問題，都可能會導致更進一步退化、疼痛及喪失活動能力。

立即處置

立即中止會造成頸椎及椎間盤壓力的任何活動；休息、冰敷，並使用抗發炎藥物。

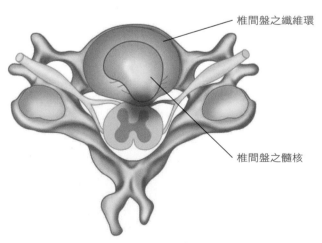

椎間盤之纖維環

椎間盤之髓核

復健與預防

對大多數的椎間盤傷害來說，會採取保守療法。頸部可能會使用護頸圈固定一段時間。可採取物理治療，包括鬆動術、伸展、肌力訓練及本體感覺訓練等，有時還需要矯正不正確的姿勢。上肢運動可能有助於避免椎間盤的硬化及退化，而加強支持肌肉的肌力則可降低椎間盤破裂的風險。

長期預後

不嚴重的椎間盤傷害，不用手術大都能復原。大多數的運動員若能好好休息並復健，都可恢復到原先的運動表現。但是症狀偶爾會再出現，且退化的椎間盤也容易再度受傷。

013 神經擠迫（頸神經根炎）

控制肩膀、手臂及手的神經源自於頸部的脊髓，當其中任一構造發炎或受到壓迫，就稱為頸神經根炎（cervical radiculitis）或神經擠迫（pinched nerve），會造成疼痛、虛弱及喪失活動能力。

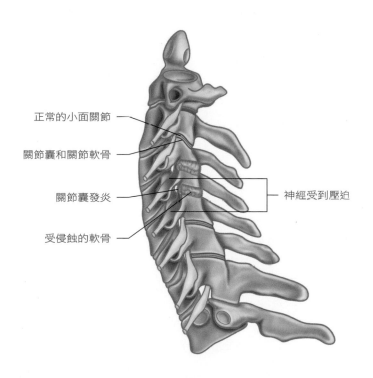

正常的小面關節

關節囊和關節軟骨

關節囊發炎

神經受到壓迫

受侵蝕的軟骨

所謂的頸神經根炎，是由於頸椎間盤擠壓到從脊髓進出的脊神經所致。這些神經分支支配身體的許多部位，症狀可能會輻射到手、手臂、脖子或肩膀等神經所經過之處。因此，受影響的椎間盤不同，壓迫到的神經也會不同，連帶影響的部位也可能不同。

傷病原因

椎間盤突出壓迫到神經；反覆的壓力對神經造成刺激；骨刺或退化的脊椎擠壓到神經。

徵候與症狀

頸部疼痛、虛弱、無法活動自如；頭部、手臂、肩膀或胸部無力。

輕忽則可能產生的併發症

如果傷害源頭未能消除的話，與神經壓迫相關的發炎及疼痛症狀可能會持續惡化。神經持續受擠壓的話，將會導致永久受損，一旦出現這種情況，可能暗示有脊椎或脊髓的其他潛在傷害。

立即處置

停止會對頸椎造成壓力的活動；休息、冰敷，使用止痛藥及抗發炎藥。

復健與預防

經過妥善治療之後，頸神經根炎的預後通常很不錯。病情輕時，對物理治療、非類固醇抗發炎藥或類固醇都反應良好。物理治療、柔軟度及肌力訓練，有助於恢復運動員受傷前的表現水準。提升運動技巧（尤其是舉重），有助於避免這類傷害。

長期預後

絕大多數的頸神經壓迫傷害，都不需重大的醫療介入就能復原。少數嚴重或長期的案例可能需要動手術治療，以減輕神經根的壓力。

014 椎骨刺（頸椎病）

頸椎病（cervical spondylosis）是頸椎及椎間盤的慢性退化疾病。隨著年齡增加及反覆的壓力，使得椎間盤變乾、變薄且彈性變少，加上周圍韌帶的支持力下降，就容易發展出骨刺——關節增生的一種骨質贅物。

骨刺是身體試圖要穩定退化的關節而形成的一種骨質增生，而且經常與關

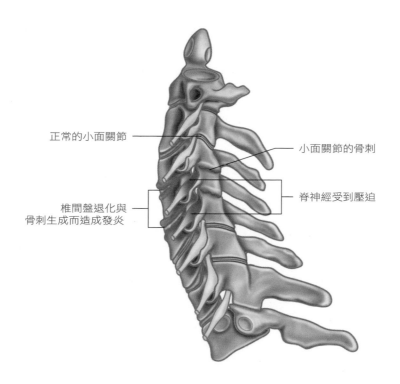

正常的小面關節 ——

小面關節的骨刺

椎間盤退化與
骨刺生成而造成發炎 ——

脊神經受到壓迫

節炎，以及從事高強度運動（例如橄欖球）要面對的嚴重磨損相關。骨刺可能會摩擦到鄰近的神經，有時甚至是脊髓，從而造成疼痛、神經學症狀，以及關節活動受限等情形。

傷病原因

頸椎反覆磨損；過度或不適當的舉重；椎間盤突出。

徵候與症狀

頸部疼痛並輻射到肩膀及手臂；平衡感喪失；頭痛輻射到後頭部。

輕忽則可能產生的併發症

脊椎病是老年人脊髓功能退化的一個常見病變。若沒有妥善治療，可能會惡化且演變為永久性傷害。頸椎骨刺或椎間盤突出，可能會擠壓並造成一個或多個頸神經根的壓力，導致手臂或手部有燒灼感、虛弱或麻木。移位的骨刺也可能在系統內飄移，干擾其他關節。

立即處置

穿戴護頸圈或支架來限制頸部活動；使用非類固醇抗發炎藥。

復健與預防

比較不嚴重的頸椎病，可採行物理治療師設計的運動規畫，加強頸部肌肉的肌力及柔軟度，可以得到良好的效果。低強度的有氧運動（例如走路或游泳）也對病情有幫助。雖然老化所導致的頸椎病難以避免，但減少高強度的活動、從事上半身訓練，以及注意身體的姿勢，對於預防這類傷害都有助益。

長期預後

病情輕微者，在患部接受固定及物理治療後，都可恢復得不錯。較嚴重的患者可能需要在脊椎的關節面之間注射類固醇，或是動手術移除骨刺，尤其是當骨刺從骨頭脫離而成為游離體時。

015 牙齒

傷及牙齒的運動傷害，常發生於需要用到拋擲方式的球類運動，比如曲棍球、袋棍球及美式足球等。這類意外往往會造成牙齒斷裂、移位及脫落。牙齒的傷害經常伴隨其他頭頸部傷害，比如顏面骨骨折、腦震盪、挫傷、瘀青、軟組織撕裂傷、流血及下頜關節問題。

傷及牙齒時，牙齒可能會缺損斷裂，如果撞擊力道夠大，還可能整顆掉落。脫落的牙齒有可能被身體視為異物，因此在傷害發生後，應該要盡快將牙齒清理乾淨並植回。

傷病原因

牙齒被球、冰棍球或是其他投擲物擊中；拳擊時被一拳打中；牙齒被球棒、球拍之類的運動裝備打到。

徵候與症狀

疼痛；牙齒鬆動；嘴巴流血。

輕忽則可能產生的併發症

牙齒受傷後應立即接受醫療處置。誤吞牙齒或是口腔感染而未妥善治療的話，都會有風險。

立即處置

如果牙齒被整顆擊落，可以用生理食鹽水將牙齒洗淨後，重新將牙齒再植回齒槽中並固定，並盡快尋求牙醫的協助。清潔口腔，使用止痛藥及冰敷來緩解疼痛。

復健與預防

　　牙齒創傷的復健，會因受傷情形與嚴重程度而異。牙醫可以修復有缺口或斷裂的牙齒，並將落牙重新植回。在牙齒完全康復之前，運動員應避免再度暴露於風險中。如果從事的是高風險的肢體接觸運動，建議量身打造護牙套，可以有效保護牙齒。

長期預後

　　牙齒受傷雖然很痛，但只要給予適當照護，多數不會影響運動員日後的職業生涯表現。牙齒在掉落的三十分鐘內若能立即處置並植回，通常有不錯的治療成果。但一旦超過兩個小時，因為牙根開始吸收且身體對牙齒產生排斥，預後就會變差了。

016 眼睛

　　眼睛受傷，總是有潛在的嚴重風險。許多運動都可能傷到眼睛，特別是會用到球、曲棍球、球桿、球棒、球拍或木劍等運動器具時。比起田徑賽、游泳、體操及騎自行車等運動，進行籃球、曲棍球、籃網球（netball）及棒球運動時，眼睛受傷的風險更高。此外，過度暴露在紫外線下也會對眼睛造成傷害，因此登山或滑雪時必須穿戴護眼裝備。即使是小傷害，也可能會影響視力。

傷病原因

　　因為裝備或直接碰觸而造成鈍傷，例如摔角；眼睛穿刺傷；過度曝曬於陽光的輻射線下。

徵候與症狀

　　視力模糊或喪失；眼睛疼痛或敏感；有明顯外傷，例如瘀青或流血。

輕忽則可能產生的併發症

　　眼睛受傷時需要馬上接受醫療照護，否則可能會導致視覺障礙、損傷或失明，尤其是在有眼內出血的情形下。

立即處置

　　冰敷；避免在眼睛施壓；立即尋求緊急的醫療救護。

復健與預防

眼睛受傷的復原情形，會因受傷情形及嚴重程度而異。如果是輕微的眼傷，通常可以自行痊癒，但嚴重者可能需要眼科手術及大量復健。在從事板球、摔角、美式足球、足球、曲棍球、袋棍球、漆彈、籃球、球拍類等運動時，應該穿戴護眼裝備，比如護目鏡、有護眼罩的安全頭盔或其他護具，可以避免此類傷害。

長期預後

眼睛受傷的預後是否良好，會因受傷情形及嚴重程度而異。若是沒有傷及眼睛構造的輕微傷害，在接受適當照護後都能痊癒。至於嚴重的眼傷，尤其是穿刺傷，可能會導致視力永久喪失，在傷害發生之後，必須盡可能立即處理。

017 耳朵 •————

耳朵的運動傷害，通常是耳朵直接受創（被球、曲棍球、球桿或其他物體打到），或拳擊時被擊中，或是感染造成（例如被稱為「游泳耳」的急性外耳炎）。耳朵的割傷及撕裂傷，就像是瘀青和腫脹，在任何運動中都可能發生。此外，耳膜也有破裂的可能，不過不太常見。

運動傷害比較常發生在外耳及中耳，而不常發生在具有耳蝸及其他構造的內耳。例如俗稱「花椰菜耳」（cauliflower ear，見右圖）的耳殼變形，就是因為耳朵受到重複的鈍性創傷，在軟骨及軟骨膜形成血腫所造成。

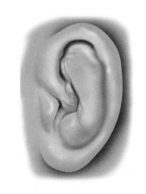

俗稱「花椰菜耳」的耳殼變形

傷病原因

來自球或其他投擲體的撞擊；壓力突然改變造成耳膜破裂；拳擊時受傷。

徵候與症狀

流血與腫脹；聽力喪失或耳鳴；頭暈及失去平衡感。

輕忽則可能產生的併發症

耳朵受傷可能會有潛在的長期聽力問題，因此不該被輕忽。破裂的耳膜可

能會導致感染，而併發更多毛病。

立即處置

如果有流血，要加壓止血。使用消毒的棉花包覆外耳，以保持耳內的清潔。

復健與預防

耳朵的割傷、擦傷及「花椰菜耳」，通常不太需要積極照護。但如果是耳膜破裂，就需要悉心照護以避免感染。游泳者常見的耳部感染，除了需要使用抗生素外，直到完全復原前，都要避免下水。從事肢體碰觸的運動，必須穿戴安全頭盔或是其他頭部護具，可以有效避免耳朵受傷。

長期預後

大多數關於耳朵的運動傷害都可完全康復，不過某些耳膜破裂的情形，可能會導致部分或完全失去聽力。在受傷當下，應該立即尋求醫療處置，這對此類傷害至關緊要。

018 鼻子

可能因為鼻骨是臉部最突出的構造，所以鼻子受傷是常見的運動傷害之一，受傷原因多半是在運動中被板球、籃球或其他運動器材直接撞擊，或是跌倒撞到臉部。除了皮膚表面的割傷、瘀青、擦傷外，鼻骨也可能會骨折。鼻中隔的黏膜下方可能會有血塊淤積，也就是所謂的鼻中隔血腫。當前鼻中隔的血管破裂時，就會流鼻血。

傷病原因

鼻子直接受到籃球、棒球或是其他外物撞擊；在拳擊或碰撞性高的運動中被打到；跌倒時臉部朝下。

徵候與症狀

鼻子變形；流血、疼痛或呼吸困難；腫脹及撕裂傷。

輕忽則可能產生的併發症

鼻子受傷有潛在風險，需要立即的醫療處置。聚集的血塊可能會累積在鼻軟骨及組織纖維之間，形成鼻中隔血腫。這會對下面的鼻軟骨造成壓力，導致不可逆的壞死，並引發感染風險。若傷到篩板，運動員的腦脊髓液可能會流失，而導致腦膜炎或是其他嚴重的併發症。

立即處置

冰敷鼻子並將頭部抬高；使用解鼻充血劑（nasal decongestants）以減少腫脹及黏膜瘀血。

復健與預防

鼻子受傷後大都能復原良好，但在復原階段必須避免從事接觸性或高風險的運動。鼻子骨折必須復位，少數案例需要動手術處理。當處於高風險的環境時，應該穿戴具有臉部防護功能的護具或安全頭盔，以避免此類傷害。

長期預後

比較不嚴重的鼻子受傷，在兩週之內就可參與非接觸性的運動。至於骨折，大多會在三週內恢復鼻子外觀及功能。

復健與康復計畫

　　以下是大多數頭頸部軟組織傷害的通用復健計畫，例如挫傷、揮鞭式創傷和落枕；但它不適用於影響頭頸部硬結構的損傷，例如腦震盪、骨折、椎間盤損傷、神經受到壓迫和骨刺，以及牽涉牙齒、眼睛、耳朵和鼻子的傷害。請注意，每種受傷形式都是獨一無二的，需要的治療可能與下面的描述不同。請諮詢物理治療師或其他傷害復健專家，以量身打造合適的復健計畫。

第 1 階段 ▐▐▐

　　目的是減少患部的發炎和疼痛。應限制患部的所有動作，並且好好休息，使用冰塊來達成此目的。根據受傷的嚴重程度，此階段可持續48～72小時，或者直到發炎症狀和疼痛明顯減輕時。

第 2 階段 ▐▐▐

　　目的是透過改善患部的血液循環，進而改善氧氣和營養供應，以加速癒合，最好可以透過熱療、超音波、經皮神經電刺激（TENS）和按摩來達成。在不引起任何疼痛的前提下，可以加入非常緩和的運動。根據受傷的嚴重程度，這個階段可以持續三天到三週，或者直到在進行一般動作時相對不痛之際。

★★★注意：在此復健階段，你可能急著在完全做好準備之前就進行第3階段，或是匆促完成以下的練習。但請切記，耐心是成功完成復健和康復的關鍵。在正常的動作變得相對不痛之前，千萬不要進入第3階段。

第 3 階段 ▐▐▐

　　目的是恢復因受傷而失去的體適能之要素，因此按照順序完成是很重要的，應遵循的順序如下。

1.透過溫和的運動改善活動幅度

　　首先是彎曲及伸直患部，採用向前、向後及側向的動作。當你對這些簡單的動作感到更舒適自在時，就可以開始做一些旋轉練習。將受傷部位從一側轉

到另一側，並以順時針和逆時針
方向旋轉。當這些活動幅度的練
習對你來說是舒適自在的，而且
可以相對無痛地進行時，就可以
進入下一組的練習了。請記住，
這些是活動幅度的訓練，而非伸
展運動。你只需要在整個活動範
圍內移動受傷部位，不必額外施
加力量或壓力。

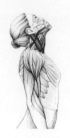

頸部後伸伸展

站直，並且抬起頭往上看，彷彿
要用下巴指向天空一樣。放鬆肩
膀，並且雙手保持垂放於身體兩
側。

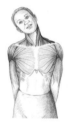

頸部側向伸展

向前看，同時保持抬頭。緩慢地
將耳朵往肩膀方向移動，同時雙
手放在背後。

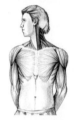

頸部旋轉伸展

站直，同時保持肩膀不動，並且
將頭抬起。緩緩地將下巴往肩膀
方向旋轉。

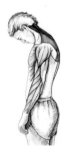

頸部前屈伸展

站直，讓你的下巴往前垂向胸
口。放鬆肩膀，並且雙手保持垂
放於身體兩側。

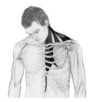

對角屈頸伸展

站直，讓你的下巴往前垂向胸
口。接著，輕輕地將頭向一側傾
斜，放鬆肩膀，並且雙手保持垂
放於身體兩側。

2. 增進肌力和柔軟度

　　等長運動是一個相對安全的開端，這是施力使肌肉收縮但患部不動的肌力訓練。然後，你可以接續進行傳統的肌力訓練，包括向心和離心肌肉收縮。此外，將一些溫和的靜態和被動伸展練習納入，也是很重要的。你可以重複進行前面提到的活動幅度訓練，例如靜態伸展，施加溫和的力量和壓力以擴大活動範圍。這將有助於進一步增加活動幅度，並為未來更強烈的動作做好準備。

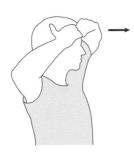

等長頸部屈肌強化動作

採坐姿或站姿，雙手放在前額；額頭向前壓，同時用手抵擋此動作，以保持頭頸部挺直；維持這個姿勢數到五，然後放鬆。重複做3～6次。

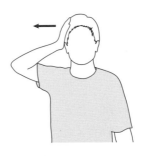

等長頸部側屈肌強化動作

採坐姿或站姿；將一隻手放在頭的同側側邊；把頭往側邊倒，同時用手抵擋此動作，以保持頭部呈一直線；維持這個姿勢數到五，然後放鬆。兩側重複各做3～6次。

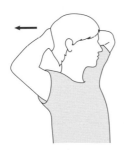

等長頸部伸肌強化動作

採坐姿或站姿，雙手放在後腦杓；把頭往後倒，同時用手抵擋此動作，以保持頭頸部呈一直線；維持這個姿勢數到五，然後放鬆。重複做3～6次。

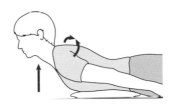

軀幹與頭部伸展

採俯臥姿，於髖部墊一個枕頭，手臂放在身體兩側，將頭和肩膀稍微向上抬起，並且併攏肩胛骨。雙手手掌保持向下放在床上；慢慢地進行反向動作並放鬆。重複做5～10次。

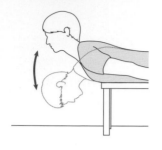

軀幹與頭部屈曲運動

採俯臥姿，腹部靠在抬背訓練機上，或使胸部和頭部超出床緣，將雙臂放在身體兩側，讓頭胸部向下彎曲；將你的軀幹向上抬起至剛好超過水平線；接著慢慢地進行反向動作。重複做10～20次。

3.改善動態體能

　　現在可以結合一些動態或爆發性的運動，來強化患部並改善本體感覺。從與你的專項運動相關的動態伸展和訓練開始，是相當不錯的。技巧訓練和運動練習，是衡量你的健康水準及受傷部位力量的好方法。這些活動相當激烈，記得要從輕鬆的開始，接著慢慢增加力量。千萬不要過於激動，也不要過度訓練，你已經做了這麼多努力，怎麼可以做愚蠢的事情而再次傷害了自己呢？

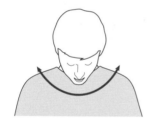

採坐姿或站姿；讓你的下巴往前垂向胸口；保持下巴朝向胸口，將頭部從一側轉到另一側。重複做5～10次。

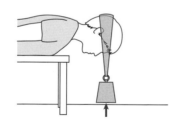

進階頸部伸展強化動作

將懸吊帶和輕量負重安全地放置在頭上，腹部靠在長凳或床的尾端，使你的頭頸部失去支撐；稍微抬起頭；維持這個姿勢數到二，然後慢慢地進行反向動作。重複做5～10次。

第4階段 ▌▌▌

　　目的是防止再度受傷。首先，請自問究竟為什麼會受傷。是意外嗎？是否過度負荷（做得太多、太快）嗎？還是生物力學的效率太差？如果是意外，以後就盡量避免。如果是過度負荷，則請相對應地調整訓練計畫。如果是生物力學的問題，則可以針對肌力和柔軟度的弱項及不平衡來改善，建議與教練、訓練專家或生物力學專家，一起加強你的運動技巧和形式。

6 手與手指的運動傷害

手部的解剖構造和生理

　　手，包含27塊小型骨頭與多個關節。

　　腕骨是一組大致呈立方體的八塊骨頭，位於手的近端。其中三個（舟狀骨、月狀骨、三角骨），與遠端橈骨和關節盤相連接形成腕關節，可以進行屈曲、伸展、外展、內收和旋轉動作。在手的遠端，腕骨與手掌中的五個掌骨相連，每個掌骨的遠端與手指的指骨近端，都會形成一個關節。一共有14個指骨組成手指，除了大拇指外，每個手指都有三個指骨：近端、中間、遠端，拇指僅包含近端指骨和遠端指骨。

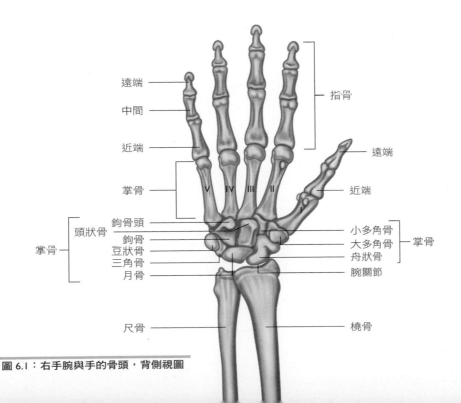

　　遠端
　　中間
　　近端
　　掌骨
　　頭狀骨
　　鉤骨頭
　　鉤骨
　　豆狀骨
　　三角骨
　　月骨
　　掌骨
　　尺骨

　　指骨
　　遠端
　　近端
　　小多角骨
　　大多角骨
　　舟狀骨
　　腕關節
　　掌骨
　　橈骨

圖 6.1：右手腕與手的骨頭，背側視圖

指骨之間相互形成關節鉸鏈（即指間關節），另外也與掌骨形成髁狀（橢圓）關節（即掌指關節）。拇指關節憑藉其馬鞍形狀，才得以具備高度的活動性。

手本身的主要作用是抓握和操控，涉及的肌肉群名為「內在肌群」與「外在肌群」。

外在肌群起始於前臂較近的一端，接著化為長肌腱而終止於手部，以執行粗動作。屈指淺肌（FDS）是外在肌群的其中之一，有四根長肌腱可以彎曲近端指間關節。屈指淺肌終止於手部時，其肌腱會分裂，穿過並終止於遠端指骨，如此可屈曲遠端指間關節。而伸指肌的肌腱，形成了覆蓋中間指骨背側的伸肌套（又稱伸肌擴張罩），終止於每根手指。

位於手部內部的內在肌群，負責控制手指複雜運動的精細動作。掌骨與背側的骨間肌，作用於掌指關節，可使掌骨外展（將手指和手掌分開）和內收（將手指和手掌合在一起）。蚓狀肌附著在屈指深肌（FDP）和伸指肌的肌腱上，在伸展指間關節的同時彎曲掌指關節。

大魚際肌和小魚際肌的隆起部分，主要在協調大拇指和小指的諸多動作中發揮功用，包括對掌的動作。肌肉的名稱直接表明了它們負責的動作；但是，請注意，由於肌肉經常協同工作，因此肌腹通常是融合在一起的。

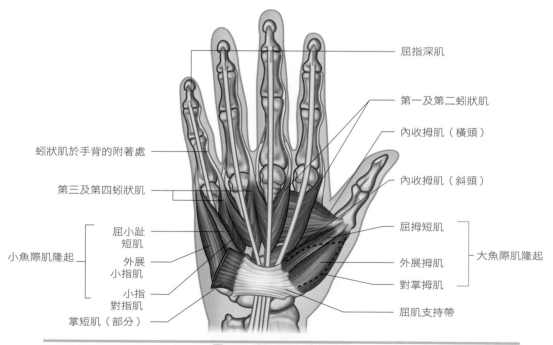

圖 6.2：手部肌肉，掌側視圖

019 掌骨骨折

掌骨對於直接的外力抵抗性較弱，許多不同的事件都可能造成掌骨骨折或破裂，尤其常見於美式足球與籃球。當對人或對硬物猛力揮拳時所造成的掌骨骨折，稱為「拳擊手骨折」。掌骨的骨折可出現在掌骨基底、骨幹或頸部，其中最常見的是第五掌骨的頸部骨折。

傷病原因

對手部的直接衝擊；落地時手部直接著地；揮拳時，掌骨承受的縱向力。

徵候與症狀

手掌局部疼痛與腫脹；骨頭或指節破裂處有瘀血及變形；手掌喪失活動力及功能。

輕忽則可能產生的併發症

掌骨骨折後如果沒有適當固定，可能會導致手部變形、功能變差，並且傷及周圍的神經、肌肉、肌腱、血管與韌帶。

立即處置

洗清傷口以避免感染；冰敷防止腫脹；抬高受傷的手，盡量不要使用。

復健與預防

預防掌骨骨折，必須盡量避免從事會讓手部碰撞硬物的活動。已經骨折的

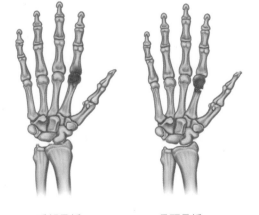
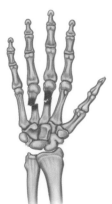
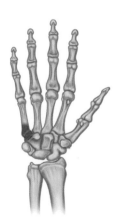

手部骨折　　　　　骨頸骨折　　　　　骨幹骨折　　　　　基部骨折

掌骨可以藉由固定來避免二次傷害，例如使用副木[1]或石膏（視骨折情況而定）來加以固定。等傷口漸癒後，就可設計一些動作或運動來逐漸增加活動量，比如手腕與手指的屈曲及伸展，可以幫助回復完整的功能。

長期預後

如果早期有積極的醫療介入，比如骨骼復位、手部固定等，那麼完全復原是可以預期的。如果有骨頭脫位的情形，可能需要動手術將骨頭復位或是安插鋼釘來加以固定。

020 大拇指扭傷

許多活動都有可能將大拇指拉離原本位置，這樣的拉扯偶爾會造成韌帶撕裂。這種傷害常見於滑雪活動，也被稱為「滑雪人拇指」（skier's thumb）。反覆性的動作會使拇指兩側的副韌帶、纖維帶磨損發炎，造成慢性運動傷害。

傷病原因

大拇指與他人、裝備或地板擠壓而受傷；虎口緊握而造成尺側副韌帶反覆磨損；任何會猛烈拉開大拇指的活動，例如滑雪時摔倒。

徵候與症狀

受傷韌帶出現局部疼痛與腫脹；手在執行各種抓握動作時會有困難；反覆抓握物品或穿衣服時，可能會發現大拇指不穩定。

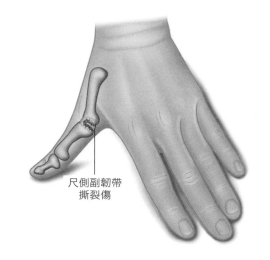

尺側副韌帶
撕裂傷

輕忽則可能產生的併發症

放任受傷的尺側副韌帶不治療，大拇指可能疼痛、變得不穩定、喪失靈活度。此外，持續性的痠痛及再度受傷，也有可能發生。

註1　副木（splint）是一種比石膏更輕、更方便且可塑性更高的塑膠支架，可以完全依個人身體部位塑造成型，使用起來更合身舒適。

立即處置

每兩個小時抬高及冰敷30分鐘；使用副木固定。

復健與預防

使用加厚的膠布將受傷的大拇指與鄰近手指固定纏繞在一起，這樣做可以減少在接觸性運動中再度受傷。當尺側副韌帶快要復原時，可以做一些簡單的手指運動，讓大拇指恢復活動能力。

長期預後

通常在受傷後滿六週，就可開始進行非接觸性運動；傷後三個月能重返接觸性運動比賽，但這還要視當初受傷的嚴重程度而定。

021 槌狀指 •

伸指肌腱位於我們手背骨頭的上方，只有覆蓋著一層薄薄的皮膚，因此相當容易在運動中受傷。一旦手指受到不正常擠壓，肌腱可能會被撕裂，並從原本附著的骨頭上脫落。這類傷害普遍都發生在棒球、籃球、籃網球等球類運動賽季剛開始時。當物體撞擊到指尖時，手指會快速向下凹折，伸指肌腱的外側束可能因此從指骨上撕脫。手部外傷也有可能讓伸指肌腱受損。

傷病原因

發生於手背或指背的割傷或撕裂傷；籃球、排球、美式足球、籃球或其他物品垂直撞擊到手指末端，尤其是伸指肌腱繃緊時；手指被牆壁、門或其他不可移動的物體壓傷。

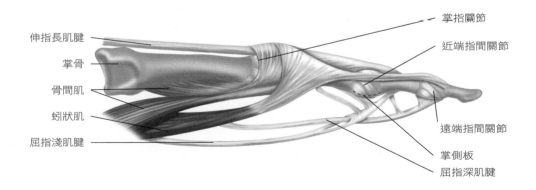

伸指長肌腱
掌骨
骨間肌
蚓狀肌
屈指淺肌腱

掌指關節
近端指間關節
遠端指間關節
掌側板
屈指深肌腱

徵候與症狀

手指無法伸直；受傷手指瘀血、疼痛與腫脹；指尖下垂（最後一節指頭翹不起來）。

輕忽則可能產生的併發症

缺乏妥善治療時，雖然不太會有進一步傷害，但槌狀指可能會造成永久的手指構造變形。沒有使用副木支撐的話，可能會有後遺症，包括手指僵直、無法伸展。當槌狀指受傷情況沒有很嚴重時，不建議手術，因為手術可能會產生一些併發症，包括手指僵直、甲床破壞、感染及慢性壓痛等。

立即處置

受傷後頭兩天可以使用RICER法（見60～62頁），然後再熱敷。先使用副木固定，等待醫療諮詢。

復健與預防

一般來說，副木要持續至伸指肌腱完全痊癒後才可以拆掉。通常受傷後要經過數個月，才能讓局部紅腫完全消退。參與球類運動競技時，應該要特別保護指尖；使用手持剪具（鉗子、剪刀）時，也要保護手指。

長期預後

如果傷後照護有做好（例如固定傷指），大部分都能回復手指的完整活動功能，受傷手指也不會變形。

022 手指扭傷

手指關節受到外力傷害而造成韌帶撕裂，就稱為手指扭傷。這種扭傷普遍存在於多種競技運動，例如美式足球、籃球、板球、手球等。手指扭傷，包括掌指關節扭傷、指間關節扭傷、鈕扣指變形[2]及槌狀指。

其中最常發生的一種是近端指間關節傷害，當關節被往後凹折（過度伸展）時可能會造成傷害，導致掌側板（volar plate）破裂或撕裂（參見115頁圖）。在近端指間關節之中，這條韌帶負責把近端指骨、中間指骨和側副韌帶連結在一起。

註2　鈕扣指變形（boutonnière deformity）是因為伸肌群中央束（central slip）的附著點處（中間指骨基部）斷裂，未能及早治療而發生近端指節屈曲、遠端指節過度伸展的畸形。

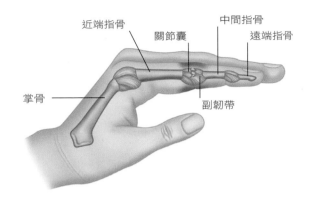

近端指骨　關節囊　中間指骨　遠端指骨　掌骨　副韌帶

傷病原因

直接對手關節部位的撞擊；關節過度伸展，傷到掌側板韌帶。手指側向受力時，副韌帶過度拉伸。

徵候與症狀

手指疼痛與壓痛；手指關節做動作時會疼痛；手指關節腫脹，如果關節錯位，外觀上可以看到手指變形。

輕忽則可能產生的併發症

手指扭傷若拖延治療，可能會變形，手術矯正的成功率也會下降，而且有可能會造成永久性的功能缺損。

立即處置

使用抗發炎藥物及止痛藥來減少腫脹與疼痛；冰敷受傷手指，每三至四小時冰敷20～30分鐘，持續二至三天或直到疼痛消失。

復健與預防

根據手指扭傷的嚴重性，以副木或膠布固定（將傷指與鄰指一起固定來增加穩定性）。雖然手指扭傷是比較難以預料或避免的運動傷害，但是適當的運動技巧及防護裝備，可以降低扭傷風險。在傷癒過後，可以做一些強化手指肌力及活動度的運動。

長期預後

大部分的手指扭傷都可以完全復原，並恢復完整的手指功能。

023 手指脫臼

手指脫臼牽涉到關節錯位及骨頭排列改變,是比手指扭傷更嚴重的運動傷害。傷害發生後,關節一定要復位後才能以石膏、副木或繃帶等固定。副木可以讓韌帶與關節囊正確癒合。

手指脫臼常見於許多種運動或競賽,尤其是一些需要肢體碰觸的運動(例如美式足球及角力),或是一些強調手部使用的運動(例如排球、棒球、籃球、體操及空手道等)。

關節脫臼會造成患部的韌帶及關節囊撕裂傷。手指關節脫臼可能發生在任一節指關節。指間關節(Ip joint)脫臼常見於籃球與美式足球中,而跌倒時手肘伸直著地,極可能會發生掌指關節(MCP joint)脫臼及腕掌關節(CMC joint)脫臼。

傷病原因

手指被足球、棒球、籃球等球類擊中;摔倒時手肘伸直著地;大拇指受到一定的外展應力,比如說滑雪跌倒時。

徵候與症狀

立即感到疼痛與腫脹;手指不正常彎折;無法伸直或屈曲脫臼的關節。

輕忽則可能產生的併發症

如果放任手指脫臼不處理,可能會出現關節變形、喪失功能,以及早發性的關節炎。雖然有些脫臼在沒有醫療介入下會自動好轉,但一般來說,錯位的關節還是需要專業治療師來復位,接著固定關節以等待復原。

立即處置

受傷後應立即採用 RICER 法(見60~62頁);避免所有可能會移動受傷手指的動作。

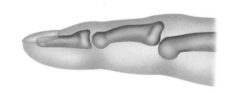

復健與預防

脫臼後，韌帶偶爾會復原不良，這時可能需要靠手術修復。一般來說，在關節復位及使用副木固定之後（固定到韌帶、關節囊恢復為止），手指脫臼可以完全康復。接著要進行伸展動作、肌力訓練及改善活動度的運動，以避免患部關節僵直。

長期預後

大部分的手指脫臼不會出現長期變形或功能喪失。如果早期有積極治療，要完全康復是可以預期的。

024 手部／手指的肌腱炎

肌腱炎指的是肌腱不適與發炎，可能發生在手指或手腕的任一條肌腱上。當肌腱被過度使用，肌腱炎很可能就會找上身。此外，一些潛在疾病也可能跟肌腱炎有關，例如糖尿病及類風濕性關節炎。

肌腱是一種彈性的索狀組織，連結肌肉與骨頭。肌腱能夠承受可觀的物理張力，在肌肉與骨架之間負責力量的傳遞。過度使用肌腱會造成肌腱本身及其腱鞘發炎，而且可能會伴隨著纖維素樣壞死（fibrinoid necrosis）以及黏液性變化（黏液堆積在結締組織的一種情況）。

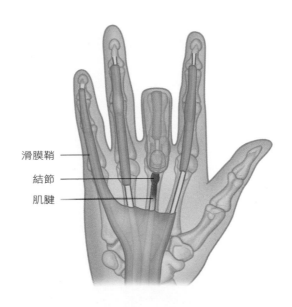

滑膜鞘
結節
肌腱

傷病原因

密集或持續地使用手部或手腕的肌腱,而且沒有給予肌腱足夠的恢復時間;手部長時間承受低溫或震動。

徵候與症狀

壓痛;發炎;皮膚底下出現細碎聲或有摩擦感。

輕忽則可能產生的併發症

假使肌腱炎已經發生,卻不停止活動,會使症狀慢性化,肌腱的相關構造也有可能出現永久性傷害。

立即處置

使用抗發炎藥物;症狀發生後頭24到48小時進行冰敷。

復健與預防

經過充分休息及抗發炎治療後,如果疼痛已經消除,可以針對患部進行一些強化肌力與柔軟度的運動。避免讓肌腱反覆承受壓力,並確保手腕或手部在活動後有足夠的休息時間,如此一來就能預防肌腱炎再次發生。

長期預後

適當照護後,通常發炎反應與疼痛會減輕,手部動作也能夠完全恢復。但肌腱炎偶爾會變成慢性,尤其是經常讓肌腱過度承受壓力的精英級運動員。

復健與康復計畫

　　以下的復健計畫是針對大多數影響手和手指傷害的通用復健計畫，例如扭傷、拉傷和肌腱炎；但不適用於影響手和手指結構的傷害，例如骨折和脫位。請注意，每種傷害都是獨一無二的，可能需要不同的治療方法。請諮詢物理治療師或其他傷害復健專家，以量身打造合適的復健計畫。

第 1 階段 ||||

　　目的是減少患部發炎和疼痛。為了達成這個目標，應限制患部所有的運動，並休息、冰敷、加壓及抬高患部。根據受傷的嚴重度，此階段可持續48～72小時，或者等到發炎和疼痛明顯減輕時。

第 2 階段 ||||

　　這個步驟的目的是透過改善患部的血液循環，進而改善氧氣和營養供應，以加速癒合，最好可以透過熱療、超音波、經皮神經電刺激（TENS）和按摩來達成。在不引起任何疼痛的前提下，可以加入非常緩和的運動。根據受傷的嚴重程度，這個階段可以持續三天到三週，或者直到在進行一般動作時相對不痛之際。

*** **注意：**在此復健階段，你可能急著在完全做好準備之前就進行第 3 階段，或是匆促完成以下的練習。但請切記，耐心是成功完成復健和康復的關鍵。在正常的動作變得相對不痛之前，千萬不要進入第 3 階段。

第 3 階段 ||||

　　目的是恢復因受傷而失去的體適能之要素，因此按照順序完成是很重要的，應遵循的順序如下。

1. 透過溫和的運動改善活動幅度

　　首先是彎曲及伸直患部，當你對這些簡單的動作感到更舒適自在時，就可以開始加入一些旋轉練習。將受傷部位從一側轉到另一側，並且順時針和逆時針旋轉。當這些活動幅度的練習對你來說是舒適自在的，而且可以相對無痛地

進行時，就可以進入下一組練習
了。請記住，這些是活動幅度的
訓練，而非伸展運動。你只需要
在整個活動範圍內移動受傷部
位，不必額外施加力量或壓力。

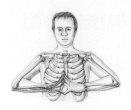

手指伸展

將雙手指尖相對，並且互相推。

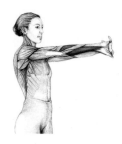

掌心向外的前臂伸展

將手指在胸前交叉，然後伸直你
的雙臂，接著將手掌向外轉動。

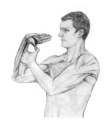

拇指伸展

一開始先讓手指朝上，而拇指朝
向一側，然後用另一隻手將拇指
往下拉。

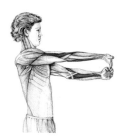

手指朝下的前臂伸展

抓住你的手指，將手掌朝外轉；
接著伸直手臂，用另一隻手將手
指往後拉。

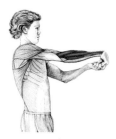

手指朝下的手腕伸展

伸直手臂，並且抓住手指；接著
將手指往身體方向拉。

2. 增進肌力和柔軟度

　　等長運動是一個相對安全的開端，這是施力使肌肉收縮但患部不動的肌力訓練。然後，你可以接續進行傳統的肌力訓練，包括向心和離心肌肉收縮。此外，將一些溫和的靜態和被動伸展練習納入，也是很重要的。你可以重複進行前面提到的活動幅度訓練，例如靜態伸展，施加溫和的力量和壓力以擴大活動範圍。這將有助於進一步增加活動幅度，並為未來更劇烈的動作做好準備。

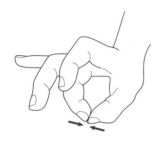

捏握加強訓練

將大拇指和食指的指尖碰在一起，就像要捏起東西那樣；維持這個姿勢數到五，然後放鬆。接著，重複此動作，將拇指依序與各個手指指尖碰在一起。重複做3～6次。

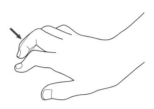

指尖加強訓練

將手放在平坦的平面上，讓手掌和指尖接觸平面，指節彎曲並抬起；在保持手掌和指尖接觸表面的前提下，彎曲再伸直末端的指尖關節5～10次；接著依序重複訓練各個指尖。

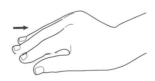

手部內在肌群加強訓練

將手平放在一個平面上，掌心向下，手指微微張開；保持手腕向下，手指和拇指伸直並與平面接觸，將手指和大拇指向內併攏，使指節抬起並讓手呈倒V的形狀；接著回到起始位置。重複做5～10次。

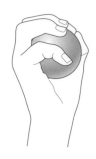

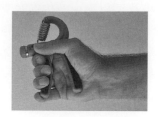

握力加強訓練

使用柔軟的球、捲起的毛巾或適合你的手的類似物品,以用力繃緊你的手;盡可能用力握緊,數到五,然後放鬆。重複訓練 3～6 次。

變化式: (a) 使用不同類型的握力訓練器;(b) 以肘部彎曲,手掌朝上、朝下和朝左、朝右的姿勢練習抓握;(c) 手肘伸直,變化手臂與肩部間的不同角度來訓練。

進階握力加強訓練

使用握力訓練器以增加阻力。

3. 改善平衡和本體感覺

　　一旦你覺得患部的肌力稍微恢復,就該進行一些平衡練習和運動了。這些運動對於幫助重新訓練患部周圍受損的神經,是非常重要的。你可以先從簡單的平衡練習開始,例如用手和膝蓋爬行。接著進階訓練,在搖擺板或平衡板、抗力球或穩定軟墊上,保持俯臥姿勢。另一個簡單的本體感覺練習是閉上雙眼,然後用食指尖指向鼻頭。

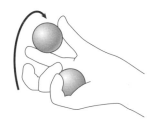

手部靈巧訓練

採坐姿,手肘彎曲且雙手手掌朝上,握住兩顆高爾夫球或鐵球(請先確保球著地時有柔軟的物品墊著,以防剛開始練習時掉落在地);將球圍繞你的手旋轉,先逆時針轉,再順時針轉,用你的手指和拇指讓它們保持分開。平常可以經常這樣練習。

4.改善動態體能和增強式訓練

　　現在可以結合一些動態或爆發性的運動，來強化患部並改善本體感覺。從與你的專項運動相關的動態伸展和訓練開始，是相當不錯的。技巧訓練和運動練習，是衡量你的體適能水準及患部肌力的好方法。

　　增強式訓練是另一個為你的復原畫龍點睛的好工具。增強式訓練是一種爆發性運動，在離心肌肉收縮之後緊接著向心肌肉收縮，並且包括過頂投擲和拍手伏地挺身等活動。這些活動相當激烈，記得要從輕鬆的開始，接著慢慢增強力量。千萬不要過於激動，也不要過度訓練，你已經做了這麼多努力，怎麼可以做愚蠢的事情而再次傷害了自己。

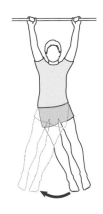

懸吊腿擺動

雙手握於單槓上，雙腿併攏，並且伸直膝蓋和軀幹，接著左右擺動雙腿。重複訓練3～10 次。

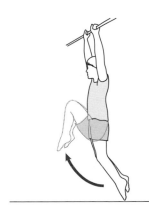

懸吊腿屈伸

雙手握於單槓上，彎曲雙膝並抬至胸前；接著將雙膝向下伸直並將雙腿往身後擺。重複訓練3～10次。

第 4 階段 ▐▐▐▐

　　目的是防止再度受傷。首先，請自問究竟為什麼會受傷。是意外嗎？是否過度負荷（做得太多、太快）嗎？還是生物力學的效率太差？如果是意外，以後就盡量避免。如果是過度負荷，則請相對應地調整訓練計畫。如果是生物力學的問題，則可以針對肌力和柔軟度的弱項及不平衡來改善，建議與教練、訓練專家或生物力學專家，一起加強你的運動技巧和形式。

7 手腕與前臂的運動傷害

手腕與前臂的解剖構造和生理

　　手腕有助於定位和支撐手部，可以被視為一個多關節的複合體。大多數手腕動作發生在橈腕關節，這是一個橢圓關節。橈骨的遠端表面，與纖維軟骨盤和近端的一排腕骨（舟狀骨、月狀骨、三角骨）形成關節。

　　橈腕關節的動作，會與中腕關節和腕骨間關節一起發生。這些平面關節是屬於同系列的，包括兩排腕骨之間的關節（中腕關節），形成一個複合鞍狀關節。在近端和遠端腕骨之間，有許多腕骨間關節。遠端的橈尺關節緊鄰橈腕關節。軟骨盤將遠端尺骨和橈骨，與月狀骨和三角骨分開。而複雜的複合韌帶將腕部骨頭固定在一起，並讓它們得以進行適當的協調。此外，穿過手腕的肌腱，被包裹在名為「腱鞘」的肌腱護套中。

　　三個供應前臂、手部和手指的皮膚與肌肉的主要神經為：正中神經、橈神經、尺神經。這些神經在其路徑上的特定幾個點，很容易受到傷害和壓迫。

　　腕隧道是由手根部的腕骨和韌帶，所形成的狹窄且堅硬的空間。正中神經，以及手和手指的屈肌肌腱，會穿過它。在腕隧道裡的正中神經，很容易受到壓迫；而它主要負責傳遞大拇指以及前兩或三根手指頭的掌側感覺訊息，並支配部分的手部肌肉。

　　肘部有兩個與尺神經壓迫（尺隧道症候群）相關的骨性點：鷹嘴突、肱骨內側上髁。這些骨性突起之間的空間，被稱為「尺隧道」，而尺神經會穿過它，沿著前臂延伸到手部。尺神經作用於內收拇肌，而內收拇肌負責將拇指拉向手掌，並控制手內部的小肌肉，還會傳遞手部內側以及第四和第五指的感覺訊息。

　　前臂前部包含三個功能性肌肉群：前臂旋前肌、腕屈肌、手指和拇指的長屈肌。它們分為三層，淺層有四塊肌肉：旋前圓肌、橈側腕屈肌、掌長肌、尺側腕屈肌；中間層僅有指淺屈肌；最深層有指深屈肌、拇長屈肌、旋前方肌。

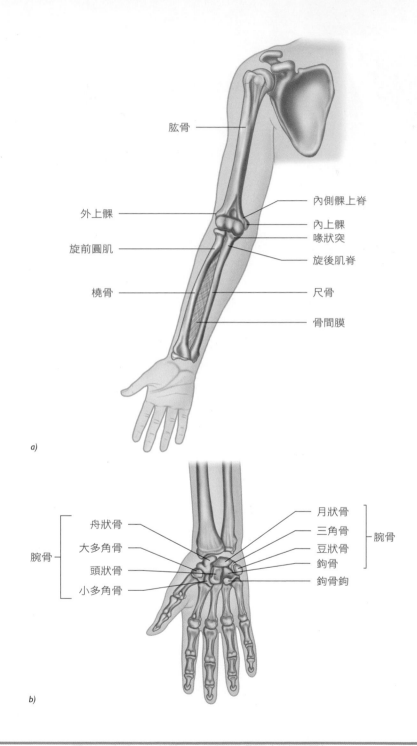

肱骨

外上髁

旋前圓肌

橈骨

內側髁上脊

內上髁

喙狀突

旋後肌脊

尺骨

骨間膜

a)

舟狀骨

大多角骨

頭狀骨

小多角骨

腕骨

月狀骨

三角骨

豆狀骨

鉤骨

鉤骨鉤

腕骨

b)

圖 7.1：右手，(a) 前臂和 (b) 手部的骨頭（前側視圖）

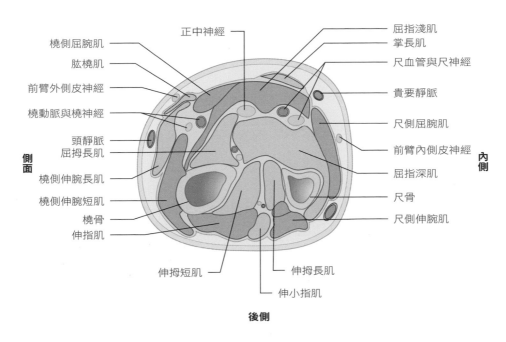

前側

橈側屈腕肌
肱橈肌
前臂外側皮神經
橈動脈與橈神經
頭靜脈
屈拇長肌
橈側伸腕長肌
橈側伸腕短肌
橈骨
伸指肌

正中神經

屈指淺肌
掌長肌
尺血管與尺神經
貴要靜脈
尺側屈腕肌
前臂內側皮神經
屈指深肌
尺骨
尺側伸腕肌

側面

內側

伸拇短肌
伸拇長肌
伸小指肌

後側

圖 7.2：前臂的橫截面

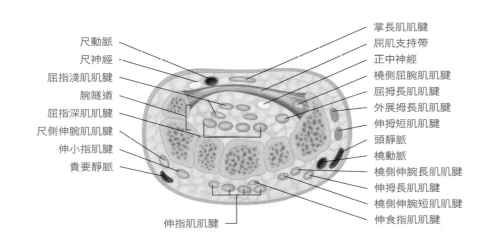

尺動脈
尺神經
屈指淺肌肌腱
腕隧道
屈指深肌肌腱
尺側伸腕肌肌腱
伸小指肌腱
貴要靜脈

掌長肌肌腱
屈肌支持帶
正中神經
橈側屈腕肌肌腱
屈拇長肌肌腱
外展拇長肌肌腱
伸拇短肌肌腱
頭靜脈
橈動脈
橈側伸腕長肌肌腱
伸拇長肌肌腱
橈側伸腕短肌肌腱
伸食指肌肌腱

伸指肌肌腱

圖 7.3：手腕的橫截面

前臂背面有兩個肌肉群。淺層組從橈側到尺側，包括：肱橈肌、橈側腕長伸肌、橈側腕短伸肌、趾伸肌、小指伸肌、尺側腕伸肌。對抗阻力時，肱橈肌的肌腹突出。至於深層組則有：旋後肌、外展拇長肌、伸拇短肌、伸拇長肌、伸食指肌。

025 **手腕與前臂骨折**

　　短跑、自行車、滑板、直排輪等等運動競技，運動員在跌倒時可能會以手腕撐地，於是造成手腕或前臂的骨折。

　　最常出現的兩種腕部骨折是柯力氏骨折（Colles' fracture）以及舟狀骨骨折，前者骨折發生在橈骨的遠端，後者則是發生在舟狀骨。舟狀骨是一塊小骨頭，在大拇指基部附近與橈骨形成關節。

傷病原因
跌倒時以手腕撐地；手腕受到猛力撞擊；超過手腕負荷的扭轉。

徵候與症狀
手腕變形；疼痛、腫脹；手腕或大拇指的動作幅度受限。

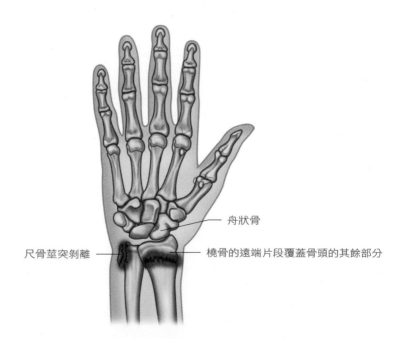

舟狀骨

尺骨莖突剝離

橈骨的遠端片段覆蓋骨頭的其餘部分

輕忽則可能產生的併發症

手腕骨折通常能夠自然癒合，但如果放任不治療依然可能產生一些併發症，例如手腕活動受限、前臂旋前旋後的幅度受限、骨關節炎等。沒有接受治療或是診斷錯誤的舟狀骨骨折，會有不癒合或癒合不良的風險。

立即處置

在手腕處冰敷以減少腫脹；將骨折的手腕或前臂抬高，並以固定帶或三角巾固定。

復健與預防

要讓這類骨折正確癒合，通常需要打石膏加以固定傷肢，並照X光做後續追蹤，以檢查復原狀況。偶爾會需要動手術，使用鋼絲或鋼釘將碎裂的骨片接合在一起。

長期預後

橈骨或尺骨骨折的案例，預後情形不盡相同。開放性骨折（骨頭穿出皮膚）的預後通常較差。至於大多數的舟狀骨骨折，只要在受傷初期及早固定，並休息及持續治療八到十二週，都能癒合良好。

026 手腕扭傷

手腕扭傷是跟腕部韌帶有關的運動傷害，這類傷害普遍發生於跌倒時用手部撐地。韌帶對於手部的穩定性及動作控制都是不可或缺的。手腕的扭傷程度從輕微到嚴重都有，嚴重者韌帶會完全撕裂，且關節不穩定。手腕扭傷常出現在美式足球、籃球、滑雪板、滑雪、直排輪等等容易造成手部傷害的運動。

韌帶是一種結締組織纖維帶，手腕的八塊腕骨正是靠著複雜的韌帶群連結在一起。此外，腕骨、尺骨、橈骨及掌骨，也是藉著韌帶才能緊密連結在一起。手部的精細動作需要這些骨頭協調一致，一旦任何一條韌帶受傷，協調性就可能被破壞。

傷病原因

任何容易發生跌倒意外的運動，例如直排輪、滑雪、自行車、足球、美式足球、棒球及排球等，都有可能發生手腕扭傷的意外；或是沒有穿戴護腕等適當的護具；或肌肉無力或萎縮。

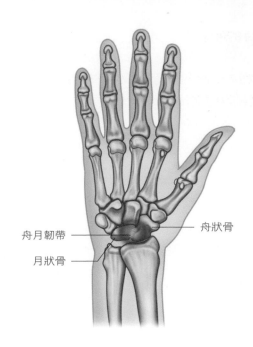

舟月韌帶 ———— 舟狀骨

月狀骨 ————

徵候與症狀

活動手腕時會痛；手腕有燒灼感或刺痛感；皮膚瘀血或變色。

輕忽則可能產生的併發症

如果沒有妥善治療，中度到重度的手腕扭傷會使手腕的活動度及力量持續衰退，同時受傷部位也可能發展成關節炎。

立即處置

手腕扭傷後立即採用RICER法（見60～62頁）；固定受傷的手腕；減少手腕的使用。

復健與預防

韌帶在初期復原後，物理治療師可視情況鼓勵傷患進行柔軟度與活動度的復健運動。萬一韌帶完全撕裂或伴隨著骨折，可能需要動手術。使用保護力強的護腕，以及運動時注意身體平衡，都能幫助避免這類傷害。

長期預後

只要初期照護做好，並給予充足的恢復時間，大多數的手腕扭傷都能完全康復。

027 手腕脫臼

雖然手腕處有許多骨頭，但大多數的手腕脫臼都跟月狀骨有關。只要有一塊骨頭脫位，就意味著相鄰骨頭的連接都出問題了。手腕脫臼會對周圍的軟組織造成傷害，包括肌肉、神經、肌腱、韌帶及血管。手腕背側的韌帶比較脆弱，在手腕脫臼時有較高的可能性會連帶受傷。

傷病原因

嚴重手腕扭傷的併發症；重跌時用手撐地；先天性畸形，例如關節面形成不良。

徵候與症狀

手腕及手部的活動度受限；手腕嚴重疼痛；脫臼處的血管或神經被阻斷，造成下游部位失去感覺或麻痺。

輕忽則可能產生的併發症

手腕脫臼若不治療，結果會難以預測。傷處痊癒後，活動能力完全恢復並非不可能，但更多時候會產生併發症，例如腕部動作及靈活度受限、持續性的疼痛、不適感、關節僵硬等。此外，受傷部位也可能發展出關節炎。

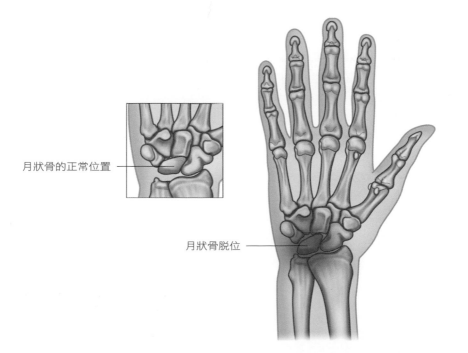

月狀骨的正常位置

月狀骨脫位

立即處置

立即固定受傷的手腕，並採取RICER法（見60～62頁）。

復健與預防

強化手腕肌力及韌帶的運動，可以避免再度受傷。從事任何體育活動時要戴手套、護腕或使用運動貼紮（taping），多多少少可以提供一點額外保護，減少手腕脫臼的風險。

長期預後

預後情形要視脫臼的嚴重程度而定，是否有骨折等合併症也會影響預後。不過在大部分的情況下，如果受傷初期有正確處置且有恰當的復健計畫，手腕脫臼都能完全康復。

028 腕隧道症候群

腕隧道症候群（carpal tunnel syndrome, CTS）是一種漸進性的神經病變，直接的傷害或是過度使用手腕，都可能使正中神經受壓迫而造成此症候群。女性出現此症候群的比例是男性的三倍以上，而且大部分都是由於所從事的工作種類，例如長期使用電腦的打字員。孕婦及糖尿病患也是此症候群的高風險族群。

正中神經、屈肌的肌腱及腱鞘從前臂下行至手部時，中間會經過手腕處的腕隧道。當隧道內的壓力上升，可能會刺激到肌腱或造成肌腱發炎，從而導致正中神經受到壓迫，疼痛、無力或麻木等神經學症狀便會在手部蔓延開來。所謂的圈壓性神經病變（entrapment neuropathy）[1]包含周邊神經被壓迫或受創，而腕隧道症候群正是屬於圈壓性神經病變的其中一種。

傷病原因

從事需要反覆使用到手腕屈曲及伸展的運動，例如騎自行車、投擲運動、球拍運動、體操等；先天體質就容易罹患腕隧道症候群；外傷或其他運動傷害，例如骨折或扭傷；職業傷害。

註1 這種壓迫性神經病變，是因為神經在狹窄的通道中被其他組織擠壓而產生麻痺感，並阻礙神經傳導，以致影響活動能力。

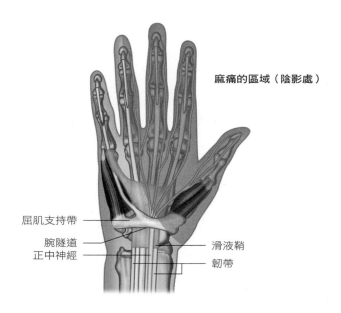

麻痛的區域（陰影處）

屈肌支持帶

腕隧道
正中神經

滑液鞘

韌帶

徵候與症狀

手掌或手指出現燒灼、麻木或搔癢感；手指與手腕有腫脹感；抓握力弱；夜裡可能會痛醒。

輕忽則可能產生的併發症

如果置之不理，腕隧道症候群可能會造成部分手指的感覺喪失，拇指力量也會隨著肌肉萎縮而喪失。在一些未治療的案例中，對於冷和熱的覺知也會受到影響。

立即處置

停止會帶給手腕壓力的任何活動；使用繃帶或夾板固定手腕，防止進一步刺激。

復健與預防

診斷出腕隧道症候群之後，要暫停反覆使用手腕的運動或活動，並給予手腕充足的休息和復健時間，這一點相當重要。傷處可能會需要繃帶或夾板的支撐。在進行運動賽事或是回合式的運動時，可在休息時間做些手部及手腕的伸展動作，保持靈活度，減少僵硬，有助於預防此症候群發作。

長期預後

腕隧道症候群在完整治療後的復發率很低，除非是伴隨一些潛在的疾病

（例如糖尿病）。反覆或持續發作的案例，需要注射皮質類固醇及手術。如果能正確照護，通常都能完全康復。

029 尺隧道症候群

手部的感覺與運動功能由三條主要神經來傳導，其中一條就是尺神經。尺神經沿著前臂內部下行到手掌根部，到達手部後，其神經纖維會發散至手掌內側、小指及無名指。如果尺神經受到壓迫，會導致手部疼痛、失去知覺，以及肌肉無力。

傷病原因

過度使用前臂的肌肉及肌腱，特別是打高爾夫球或一些需要投擲動作的運動；手腕處有異常組織增生，例如囊腫；或者是尺神經在尺隧道中受到突如其來的創傷。

徵候與症狀

手的內側（即小指那一側）感到無力及逐漸升高的麻木感；無法抓握東西；前臂內側感覺到刺痛，特別是在手肘彎曲時。

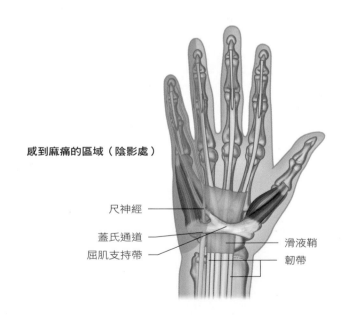

感到麻痛的區域（陰影處）

尺神經

蓋氏通道

屈肌支持帶

滑液鞘

韌帶

輕忽則可能產生的併發症

如果未得到適當治療，尺神經的缺血情形無法好轉，可能導致永久性的神經傷害、手部長期虛弱及麻木。

立即處置

停止會對尺神經造成壓迫的活動；避免將手肘一直維持在彎曲的姿勢；使用副木或護肘來保持手臂伸直，尤其是在晚間睡覺時。

復健與預防

由不正常贅生物（例如囊腫）所引發的尺隧道症候群，可能需要動手術。如果是反覆性壓力或運動所造成的尺神經發炎，需要的是包括力量訓練在內的非手術性物理治療，病況通常可在四到六週內改善。夜晚入睡時可以使用護肘或副木來減輕症狀。

長期預後

有立即及適當的照護，預後良好，可以完全康復。反之，如果一直輕忽不處理，神經傷害及缺損可能會發生。

030 腕部腱鞘囊腫

腱鞘囊腫是一種纖維性囊狀物，內含黏稠透明的液體；摸起來的觸感是軟的，而且會移動。腱鞘囊腫會藉由一個小小的柄與底下的關節囊或韌帶相連，可能出現在手部或腕部的任何一個關節，但主要發生在肌腱附著處，因此又稱

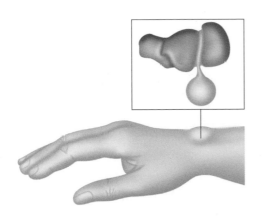

為肌腱瘤。當關節附近組織發炎並積液腫脹時，一個氣球狀的腱鞘囊腫便可能長出來，可能是長在關節的結締組織內，也可能長在覆蓋在肌腱上的膜，有時也能在前臂的伸肌腱之間觸摸得到。囊腫通常與腕部的舟月韌帶（scapholunate ligament）及舟大多角關節（scaphotrapezial joint）有關。大部分的囊腫出現於手腕背側、手腕腹側、支持帶腹側或是遠端指間部位。

腱鞘囊腫最常出現於20～40歲的族群，且女性比男性容易罹患。腱鞘囊腫是良性腫瘤（所以不會擴散到身體的其他部位），但確切成因不明。由於這種囊腫與關節的滑膜腔息息相關，有時又稱為滑膜疝氣（synovial hernias）或滑膜囊腫（synovial cyst），也別稱為軟骨下囊腫（subchondral cyst）。

傷病原因

關節囊或腱鞘出現縫隙；組織受到創傷。

徵候與症狀

患部出現囊狀的水瘤，大小可能會變化；不一定會疼痛；腕部無力。

輕忽則可能產生的併發症

大部分的腱鞘囊腫不治療也會自然消失，但偶爾會復發。即使放著不治療，這類囊腫也不太會造成健康危害，但疼痛與腕部無力可能會持續存在。

立即處置

疼痛的話，一天冰敷三次；使用抗發炎藥物。

復健與預防

可以請醫師抽掉囊腫內的液體。腱鞘囊腫即使不用抽吸或手術介入也常會自然消失，但有復發的可能。如果囊腫造成疼痛，應限制會密集使用手腕的運動，或是停止運動直到囊腫萎縮或消失。

長期預後

腱鞘囊腫是一種自限性的疾病[2]，而且有可能不會出現症狀。如果有醫療照護，可以完全康復，預後極佳。

031 腕部肌腱炎

一條或多條腕部周圍的肌腱受刺激或發炎，可能導致腕部肌腱炎，並傾向出現於肌腱交錯或是底下有骨質結構的部位。從事反覆性劇烈訓練的人，比較容易有腕部肌腱炎問題。

腕部的肌腱被包覆在一種稱為「肌腱滑液膜」（tenosynovium）的腱鞘之

註 2　自限性（self-limiting）是指疾病發展到一定程度後會自動停止，並在不需治療下逐漸痊癒，例如病毒性感染。

中，提供肌腱一個沒有摩擦力、可以順利滑動的環境。肌腱滑液膜腫脹、受到刺激及發炎，都會造成腱鞘增厚，限制肌腱的移動，從而導致疼痛、腱鞘滑膜炎及其他相關病痛。大部分的腕部肌腱炎發生位置，都在肌腱穿越窄縮的筋膜隧道之處。

肌腱炎好發的地方有四個：(1) 外展拇長肌及伸拇短肌經過的第一背側隔間，稱為「狄魁文氏症候群」（De Quervain's tenosynovitis）或媽媽手；(2) 遠端屈指肌，俗稱「扳機指」；(3) 橈側屈腕肌腱炎；(4) 外上髁炎，俗稱「網球肘」。

傷病原因

從事會讓手腕過度使用的運動，包括所有的球類運動、球拍運動、划船、舉重及體操等；打字或舉物引起的反覆刺激。

徵候與症狀

腕部疼痛，尤其是在關節位置；受傷的肌腱部位出現紅腫；腕部活動的靈活度受到限制。

輕忽則可能產生的併發症

如果持續進行造成肌腱炎的活動，而且不處理的話，發炎與相關疼痛會加劇，更甚者可能會導致肌腱永久脆弱無力。

立即處置

固定手腕，並使用RICER法（見60～62頁）；使用抗發炎藥物。

復健與預防

醫師經常會使用夾板或護腕來減少患部動作。體育活動中不良或錯誤的技巧，也可能引發手腕肌腱炎。治療肌腱炎最好的策略，是減少或甚至暫時停止會造成肌腱發炎的活動。

長期預後

如果患部手腕有受到能減輕發炎的適當照護，大部分患者都能完全復原。

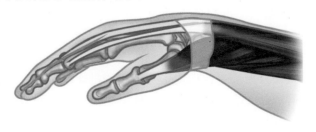

復健與康復計畫

以下是針對手腕和前臂多數軟組織傷害的通用復健計畫，例如扭傷、拉傷和肌腱炎；但此計畫並不適用於會影響手腕和前臂的硬結構的損傷，像是骨折與脫位。請注意，每種受傷形式都是獨一無二的，需要的治療可能與下面的描述不同。請諮詢物理治療師或其他傷害復健專家，以量身打造合適的復健計畫。

第 1 階段 ||||

目的是減少患部的發炎和疼痛。此時應限制患部的所有動作，並且好好休息，冰敷、加壓及抬高患部，來達成此目的。根據受傷的嚴重程度，此階段可持續48～72小時，或者直到發炎症狀和疼痛明顯減輕時。

第 2 階段 ||||

目的是透過改善患部的血液循環，進而改善氧氣和營養供應，以加速癒合，最好可以透過熱療、超音波、經皮神經電刺激（TENS）和按摩來達成。在不引起任何疼痛的前提下，可以加入非常緩和的運動。根據受傷的嚴重程度，這個階段可以持續三天到三週，或者直到在進行一般動作時相對不痛之際。

***注意：在此復健階段，你可能急著在完全做好準備之前就進行第 3 階段，或是勿促完成以下的練習。但請切記，耐心是成功完成復健和康復的關鍵。在正常的動作變得相對不痛之前，千萬不要進入第 3 階段。

第 3 階段 ||||

目的是恢復因受傷而失去的體適能之要素，因此按照順序完成是很重要的，應遵循的順序如下。

1. 透過溫和的運動改善活動幅度

首先是彎曲及伸直患部。當你對這些簡單的動作感到更舒適自在時，就可以開始做一些旋轉練習。將受傷部位從一側轉到另一側，並以順時針和逆時針

方向旋轉。當這些活動幅度的練習，對你而言是舒適自在的，而且可以相對無痛地進行時，就可以進入下一組練習了。請記住，這些是活動幅度的訓練，而非伸展運動。你只需要在整個活動範圍內移動受傷部位，不必額外施加力量或壓力。

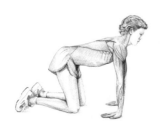

跪姿前臂伸展
膝蓋蹲地，前臂朝前，雙手指尖朝後，然後慢慢地往後移動。

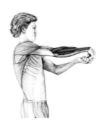

手指向下的手腕伸展
伸直手臂時抓住手指，然後將手指拉向你的身體。

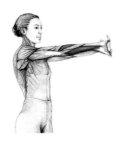

掌心向外前臂伸展
將手指於胸前交叉，然後伸直雙臂，將手掌向外轉動。

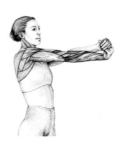

旋轉手腕的伸展
將一隻手臂伸直向前並與地面平行，接著將手腕往下及往外轉動，然後用另一隻手進一步將該手腕往上旋轉。

2. 增進肌力和柔軟度
等長運動是一個相對安全的開端，這是施力使肌肉收縮但患部不動的肌力訓練。然後，你可以接續進行傳統的肌力訓練，包括向心和離心肌肉收縮。此外，將一些溫和的靜態和被動伸展練習納入，也是很重要的。你可以重複進行前面提到的活動幅度訓練，例如靜態伸展，施加溫和的力量和壓力以擴大活動範圍。這將有助於進一步增加活動幅度，並為未來更劇烈的動作做好準備。

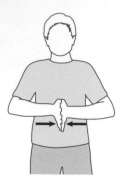

(1)
掌心互壓

採坐姿或站姿,雙臂伸往身體前方,肘部彎曲,且手指指向前方,掌心合十互壓並數到五,然後完全放鬆。重複做 3～6 次。

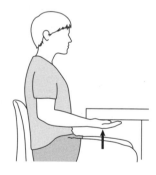

(2)
肘部彎曲,前臂旋後(手掌朝上)

坐在桌子前,手臂放在身體兩側,肘部彎曲成直角,手掌朝上靠在桌子下方;將手往上抵住桌子;維持此收縮的姿勢並數到五,然後完全放鬆。重複做 3～6 次。

變化式:改用拇指往上壓,彷彿要將手翻過來一樣,藉以囊括等長旋前運動。

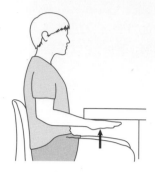

(3)
肘部彎曲,前臂旋前(手掌朝下)

坐在桌子前,手臂放在身體兩側,肘部彎曲成直角,手掌朝下,手背靠在桌子下方;將手背往上抵住桌子;維持此收縮的姿勢並數到五,然後完全放鬆。重複做 3～6 次。

變化式:改用拇指往上壓,彷彿要將手翻過來一樣,藉以囊括等長旋前運動。

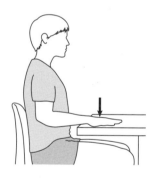

(4)
三頭肌訓練,前臂旋前(手掌朝下)

坐在桌子前,手臂放在身體兩側,肘部彎曲成直角,手掌朝下放在桌子上;接著手往下壓桌面;維持此姿勢並數到五,然後完全放鬆。重複做 3～6 次。

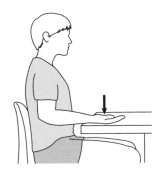

(5) 三頭肌訓練，前臂旋後（手掌朝上）

坐在桌子前，手臂放在身體兩側，肘部彎曲成直角，手掌朝上放在桌子上；接著手背往下壓桌面；維持此姿勢並數到五，然後完全放鬆。重複做3～6次。

(2)～(5)的變化式： 可以試著先坐得比較靠近桌子，然後坐得離桌子遠一些，藉此改變肘關節的角度。這將會改變肌肉作用的範圍從中間變成內側，再到外側。

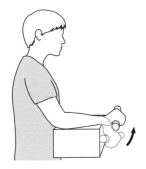

(6) 手腕伸展加強動作

手握一個輕重量物品，重複類似練習 1 的動作。

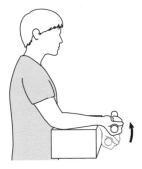

(7) 手腕彎曲與握力加強動作

手握一個輕重量物品，重複類似練習 3 的動作。

3. 改善平衡和本體感覺

　　一旦你覺得患部的肌力稍微恢復，就該進行一些平衡練習和運動了。這些運動對於幫助重新訓練患部周圍受損的神經，是非常重要的。你可以先從簡單的平衡練習開始，例如用手和膝蓋爬行。接著進階訓練，在搖擺板或平衡板、抗力球或穩定軟墊上，保持俯臥姿勢。另一個簡單的本體感覺練習是閉上雙眼，然後用食指尖指向鼻頭。

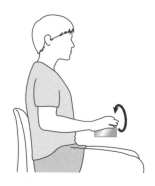

旋前和旋後加強動作

採坐姿，手臂放在身體兩側，肘部彎曲成直角，前臂在沒有任何支撐的情況下，手握輕重量的物品，掌心朝下。接著轉動你的手，使你的手掌朝上，並且保持你的上臂不動，然後緩慢地進行反向動作。重複做5～10次。

4. 改善動態體能和增強式訓練

　　現在可以結合一些動態或爆發性的運動，來強化患部並改善本體感覺。從與你的專項運動相關的動態伸展和訓練開始，是相當不錯的。技巧訓練和運動練習，是衡量你的體適能水準及患部肌力的好方法。

　　增強式訓練是另一個為你的復原畫龍點睛的好工具。增強式訓練是一種爆發性運動，在離心肌肉收縮之後緊接著向心肌肉收縮，並且包括過頂投擲和拍手伏地挺身等活動。這些活動相當激烈，記得要從輕鬆的開始，接著慢慢增加力量。千萬不要過於激動，也不要過度訓練，你已經做了這麼多努力，怎麼可以做愚蠢的事情而再次傷害了自己。

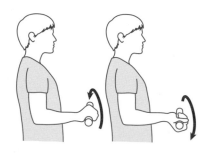

旋前和旋後活動

採坐姿或站姿皆可，手臂放在身體兩側，肘部彎曲成直角，手握著棍子或輕的球拍；接著緩慢地向內及向外轉動你的手，保持上臂不動。重複做10～20次。

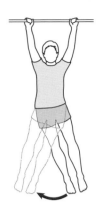

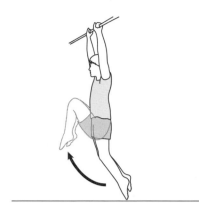

懸吊腿擺動	懸吊腿屈伸
雙手懸掛在單槓上，雙腿併攏，膝蓋和軀幹都伸直，左右擺動雙腿。重複做3～10次。	雙手懸掛在單槓上，彎曲雙膝並抬高到胸前；接著將雙膝向下伸直並將雙腿往身後擺。重複做3～10次。

第 4 階段 ||||

目的是防止再度受傷。首先，請自問究竟為什麼會受傷。是意外嗎？是否過度負荷（做得太多、太快）嗎？還是生物力學的效率太差？如果是意外，以後就盡量避免。如果是過度負荷，則請相對應地調整訓練計畫。如果是生物力學的問題，則可以針對肌力和柔軟度的弱項及不平衡來改善，建議與教練、訓練專家或生物力學專家，一起加強你的運動技巧和形式。

8 手肘的運動傷害

手肘的解剖構造和生理

　　肘關節是由三塊骨頭所組成的樞紐關節：上臂的肱骨，以及前臂的兩塊骨頭──尺骨與橈骨。肘部包括三個關節：肱尺關節、肱橈關節、近端橈尺關節。在前臂骨中，尺骨是最內側的，也就是在小指那一側，同時是最大的。在肱骨的遠端是肱骨滑車和肱骨小頭，是與橈骨和尺骨連接的骨性特徵。

　　有幾條強化肘關節的重要韌帶，其中最重要的兩條是尺側（內側）副韌帶和橈側（外側）副韌帶。內側副韌帶由三個強韌的韌帶組成，用以加強內側關節囊。而外側副韌帶是堅固的三角形韌帶，加強外側關節囊。這些韌帶將肱骨連接到尺骨，並協同穩定肘部。此外，環狀韌帶包覆著橈骨頭，並將其牢固地固定在尺骨上，形成近端橈尺關節。

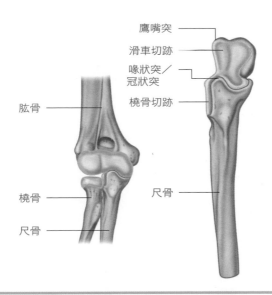

鷹嘴突
滑車切跡
喙狀突／
冠狀突
橈骨切跡
肱骨
橈骨
尺骨
尺骨

圖 8.1：肘關節，右手臂，正中矢狀切面

肘關節能夠彎曲和伸展，也具有旋前和旋後的能力，可提供大範圍的運動。要使肘關節脫位，需要相當大的力量。肘部末端的骨狀突起，為尺骨鷹嘴突。位於鷹嘴突、充滿液體的囊狀構造是鷹嘴囊，它是肘部區域最大的滑囊，為其下的骨頭提供緩衝保護。

肱骨外上髁是一個重要的骨性特徵，其位於肘關節外側的近端。許多肌肉附著於外上髁，包括前臂伸肌的共同肌腱、肘肌、旋後肌，它們參與旋後（將前臂旋轉到手掌向上的位置）的動作。

內上髁是肘部內側的骨性突起，是許多用於彎曲手腕、手指及旋前（將前臂旋轉到手掌向下的位置）的肌肉的終止點。

手臂只有一根骨頭，即肱骨，它與前臂的尺骨和橈骨相交形成肘關節。

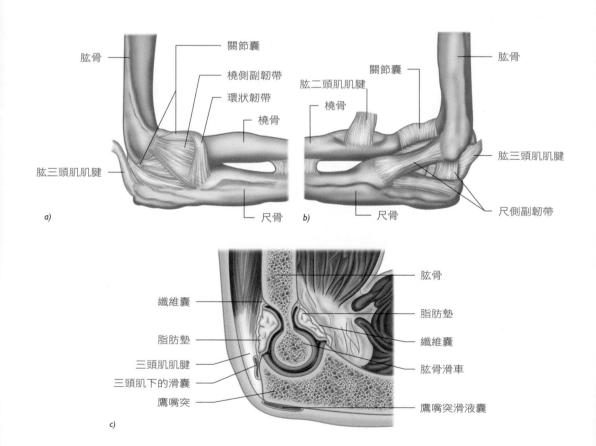

圖 8.2：肘關節：(a) 右手臂，外側視圖；(b) 右手臂，內側視圖；(c) 正中切面。

手臂被名為「內側和外側肌間中隔」的筋膜層分開；這個筋膜層將手臂分為前部和後部（見圖 8.3）。這些隔間包含由同一神經支配並執行相同動作的肌肉。

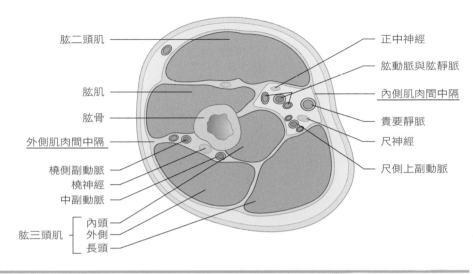

圖 8.3：手臂的橫切面清楚地顯示肌肉與相關結構間的關聯

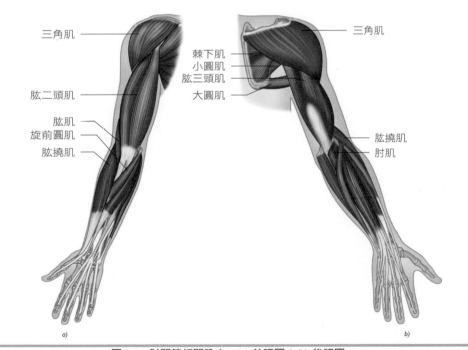

圖 8.4：肘關節相關肌肉，(a) 前視圖；(b) 後視圖。

　　肱肌和肱二頭肌位於前方的間隔，是肘部的主要屈肌，肱肌的效率較好，而肱二頭肌是主要的旋後肌。有三個頭的肱三頭肌位在後方間隔，它與肘肌是肘部的主要伸肌。

　　如前所述，肘關節本身是一個單一滑膜腔，但由三個不同的關節組成。其中，肱橈側關節和肱尺關節可以進行屈曲與伸展，而橈尺上關節可以使手腕進行旋後和旋前的動作。

032 手肘骨折

　　構成肘關節的三根骨頭，只要有其中之一骨折，就算是手肘骨折。手肘骨折的發生原因可能是手肘受到鈍物衝擊，或是跌落時手肘著地。這種傷害普遍出現於許多運動，尤其是碰撞性運動，比如美式足球。手肘骨折可以分類成遠端肱骨骨折、橈骨骨折及尺骨骨折，其中又以橈骨骨折最常見。

傷病原因

　　跌落時手肘直接著地；手肘受到直接創傷。手肘過度扭轉，超過正常的活動範圍。

徵候與症狀

　　手肘腫脹及疼痛；手肘因為骨折而變形；手臂活動度變差。

輕忽則可能產生的併發症

　　要是沒有妥善治療，骨折部分可能會癒合不良，甚至碎裂的骨頭會融合成錯誤的排列。這將造成活動度與力量的長久缺損，也使得肘關節容易再次受到傷害及變形。

立即處置

　　立即於腫脹處冰敷；先用副木或固定帶來固定手臂，再送急診治療。

復健與預防

　　手肘骨折都是因為突然的意外傷害所致，通常防不勝防。因此，疲勞時盡量不要勉強運動，以及運動時使用護肘，會是明智的做法。

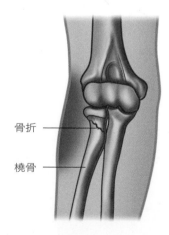

骨折

橈骨

此外，平日可以多攝取鈣質及做一些肌力運動，或許可以降低手肘骨折的風險。

長期預後

長期預後需視骨折的嚴重程度及受到何種傷害而定，年齡及醫療史也是影響因素。感染、肘關節僵直、關節炎、骨折不癒合或癒合不良等情況，都有可能發生。如果骨折情形輕微，那麼完全康復是可以預期的，但是痊癒過程可能需要長達數個月。

033 手肘扭傷

韌帶是強韌的帶狀組織，連結骨骼並穩定肘關節。手肘扭傷往往與過度拉伸或是手肘韌帶撕裂有關。許多運動都可能會發生手肘扭傷，尤其是需要用到投擲動作的運動，更容易傷到內側副韌帶。手肘扭傷也是體操競技中常見的運動傷害。

傷病原因

突然不正常地扭轉手臂；跌倒時，手臂伸直撐地；手臂的韌帶與肌肉虛弱無力。

徵候與症狀

肘關節疼痛、壓痛及腫脹；肘部出現瘀血；手臂活動受到限制。

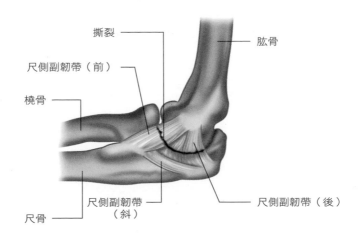

撕裂

肱骨

尺側副韌帶（前）

橈骨

尺側副韌帶（後）

尺骨

尺側副韌帶（斜）

輕忽則可能產生的併發症

扭傷（特別是情形嚴重者）能導致疼痛或失能的後遺症，包括肘關節不穩定、肘關節無力、活動受限及關節炎。

立即處置

採 RICER 法（見 60 ～ 62 頁）減少發炎及疼痛；以固定帶或副木來固定受傷的手肘。

復健與預防

提升正確的運動技巧、身心疲勞時避免運動，以及穿戴護肘等護具，都可以有效降低手肘扭傷的風險。在患部初步癒合後，可以做一些活動度訓練，並漸漸回歸正常的訓練，如此能夠保持柔軟度。傷後一段時間內可以穿戴支持性的護具，避免突發性意外而再度受傷。

長期預後

預後需視扭傷的嚴重程度及傷者的健康情況而定。輕微的扭傷癒合後，不會有併發症。上了年紀或扭傷程度嚴重（包括扭傷時伴隨著骨折或脫臼），則可能導致動作能力受損及關節炎疼痛等後遺症。

034 手肘脫臼

當一定的外力把肱骨拉離肘關節時，脫臼便會發生。這種傷害會造成劇痛、腫脹，以及受傷手臂失去活動能力。肢體碰撞多的運動或競賽，比較容易出現這類傷害。骨折、神經或血管受損，有時會伴隨脫臼出現。脫臼還有另一種形式是部分脫臼，也就是我們通常所說的脫位或半脫位。

傷病原因

手肘受到撞擊或其他創傷；跌倒時，手臂伸直撐地；劇烈碰撞時，手肘與其他運動員或物體相撞。

徵候與症狀

手肘嚴重疼痛、腫脹及瘀血；活動度受限；受傷劇痛後手部失去知覺。

輕忽則可能產生的併發症

脫臼後要是沒有好好治療，傷處會不正常癒合，導致神經及血管受損、骨

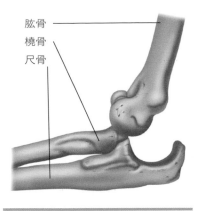

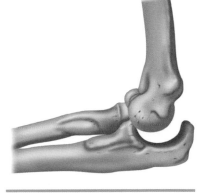

肱骨
橈骨
尺骨

| 肘關節脫臼 | 肘關節脫位 |

關節炎、持續性的疼痛、失去部分活動能力，以及關節扭曲變形。脫臼處也可能發生感染，尤其是伴隨骨折時。

立即處置
檢查脈搏，看看是否傷到動脈；冰敷傷處，以固定帶或副木固定手肘。

復健與預防
在適當的醫療照護後，可以繼續進行冰敷，以減少疼痛及腫脹。盡可能少去動到受傷的手肘，並時常抬高患處。注意運動技巧是否正確，以及運動時要穿戴護肘，尤其是在參與美式足球等高碰撞性的運動時更要注重防護，都有助於避免此類傷害發生。

長期預後
一般來說，脫臼若沒有伴隨神經或血管受創等併發症，在經過適當照護及復健後，都可以完全康復。

035　三頭肌的肌腱斷裂

肱三頭肌的肌腱位於上臂的背側，下行止於手肘背側的鷹嘴突。意外跌倒時，如果手臂直接撐地可能會導致肌腱斷裂（肌腱撕脫），不過這種傷害並不常發生。以運動員來說，比較容易發生三頭肌肌腱斷裂的是舉重及美式足球的線衛（lineman），因為他們的三頭肌肌腱經常需要承受巨大負荷。

傷病原因

跌倒時，手臂微彎撐地；過度舉重；潛在的健康問題，例如糖尿病。服用同化性類固醇（anabolic steroid）[1]，被認為也會增加肌腱斷裂的風險。

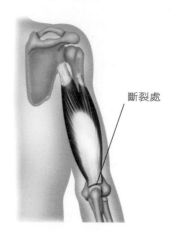

斷裂處

徵候與症狀

手肘背面疼痛及腫脹；手肘無法伸直；肌肉痙攣。

輕忽則可能產生的併發症

這種運動傷害一般需要動手術進行修復。如果沒能修復斷裂的肌腱，永久的肌腱缺損將會導致肌力喪失、持續性疼痛，以及肘關節活動度不良、無法耐重等後遺症。

立即處置

使用 RICER 法（見 60 ～ 62 頁）降低發炎與疼痛；以固定帶或副木固定手臂，避免去動到傷處。

復健與預防

在手術修補斷裂的三頭肌肌腱後，可以做一些運動來逐漸增加關節的柔軟度與力量。提升正確的運動技巧對於避免這類傷害相當重要，尤其是對練健美及練舉重的選手來說，更是首要之務。

長期預後

傷後若能立即接受手術，並且術後持續復健，肌腱斷裂通常可以完全復原。然而，要是受傷時伴隨著骨折等其他併發症，就會影響長期預後。

036 網球肘

網球肘或稱外上髁炎，是成年人手肘部位最常見的過度使用傷害，會造成手肘外側的骨質突出處感到疼痛或壓痛。這種病痛通常跟附著在肱骨外上髁的

註 1　這是運動員常會使用的一種類固醇，俗稱「蛋白質同化劑」，可以幫助組織修復，但常被濫用來增加爆發力及肌肉強度。

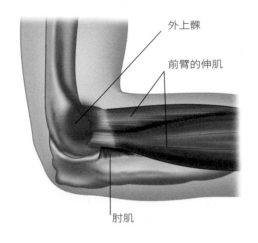

外上髁

前臂的伸肌

肘肌

肌肉拉傷或過度使用有關。發生在肘部的直接創傷也會造成網球肘，但這種情形較少見。

前臂的伸肌群負責伸展（伸直）手腕，一旦因為過度使用而拉傷時，會造成肌肉的骨頭附著處發炎與疼痛。同樣附著在外上髁的肌肉還有旋後肌，可以扭轉前臂使掌心朝上，這也是網球肘的成因之一。附著在手肘骨頭上的肌腱會因為受到刺激而變得緊繃，造成不適。

傷病原因
過度使用附著在肘部的肌肉；對於肘關節的直接傷害；關節炎、風濕性疾病或痛風。

徵候與症狀
手肘外側疼痛及壓痛；執行動作時會痛；手肘紅腫熱痛。

輕忽則可能產生的併發症
雖然網球肘較少需要動手術治療，但若置之不理，疼痛會越來越嚴重，也可能進一步造成肌腱與肌肉的損傷。

立即處置
避免從事會對手肘造成反覆性壓力的活動；受傷後 48～72 小時使用 RICER 法（見 60～62 頁）。使用抗發炎藥及止痛藥。

復健與預防
通常會使用副木或繃帶來固定受傷的手肘，以避免過多的活動。情況好轉前，應盡量避免會對手肘或伸腕肌群造成負荷的活動。萬一真的需要手術治療，建議術後休息六週再進行肌力訓練。

長期預後
只有極少數的網球肘需要動手術治療。在手術治療後，約有八成到九成的患者會發現病情有大幅改善。

037 高爾夫球肘

　　高爾夫球肘或稱內上髁炎，是一種類似網球肘的肌腱炎。雖然稱為高爾夫球肘，但打高爾夫球只是肇因之一，凡是會造成前臂肌肉過度使用的活動都可能引發高爾夫球肘。手肘疼痛的感覺與網球肘類似，不同的是，高爾夫球肘的疼痛與發炎是出現在手肘內側。

　　內上髁是手肘內側的一個骨質突起，許多能彎曲手腕的肌肉都附著於此。反覆、用力地彎曲手指與手腕，會導致這些肌腱與肌肉出現微小撕裂。打高爾夫球揮桿時，會使得這些肌肉與肌腱變得緊繃，從而導致內上髁炎。除了高爾夫球外，許多活動也會造成類似的傷害。

傷病原因

　　手肘受到突發性創傷或衝擊；前臂屈肌及肌腱承受反覆性壓力；投擲動作在加速時對手臂造成負荷；潛在的健康狀況，包括頸部問題、風濕性疾病、關節炎或痛風。

徵候與症狀

　　手肘內側的內上髁出現疼痛與壓痛，手腕屈曲時，症狀會加劇；舉起或抓握物體時會疼痛；難以伸展前臂。

輕忽則可能產生的併發症

　　高爾夫球肘通常在適度休息後會獲得緩解，但若持續進行活動，不斷給肘部施以壓力，疼痛或不適感都可能會加劇。高爾夫球肘很少需要動手術治療，通常復健治療就有不錯的療效。偶爾患部（手肘的肌腱附著處）會形成疤痕組織，可能需要動手術移除。

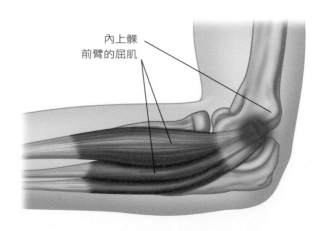

內上髁
前臂的屈肌

立即處置

避免任何會對手肘造成反覆性壓迫的活動；受傷後的頭 48 ～ 72 小時使用 RICER 法（見 60 ～ 62 頁）；使用抗發炎藥物及止痛藥。

復健與預防

如果是因為打高爾夫球引起，就要留意正確的打球技巧並避免過度使用，可以降低或避免此類運動傷害。高爾夫球肘在賽季剛開始時會比較常發生，這是因為肌肉與肌腱尚未適應良好。復健期間，傷患需要停止造成疼痛的活動一段時間。使用止痛藥與抗發炎藥可以減輕症狀。復原後，可以做一些阻力運動來增進肌力。

長期預後

只要受傷的手肘有良好的休息及適當處置，一般來說可以完全復原，鮮少需要手術或更進一步的治療。

038 投手肘

從事需要投擲動作的運動時，可能會對手肘施加過度壓力，有可能造成這類傷害。棒球的投擲動作是投手肘的常見原因，此外還有網球、排球、標槍及板球等體育活動。強而有力的投擲動作有可能造成肘部骨頭、肌肉、肌腱及韌帶的傷害。做出投擲動作時，肘部外側的結構會彼此壓迫，引發微小的骨折，從而導致骨刺或是骨片的出現；而肘部內側的結構則是會受到拉扯，導致韌帶拉傷、疲弱，並引發疼痛。

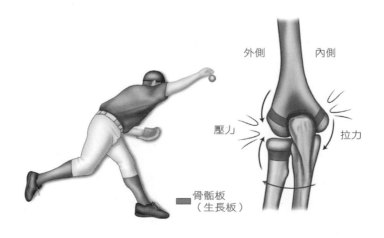

外側　　內側

壓力　　拉力

骨骺板
（生長板）

傷病原因

在投擲動作中反覆拉傷；手肘直接受到傷害；不正確的運動技巧。

徵候與症狀

手肘的內外側感到疼痛；手肘無力、僵硬或麻木；前臂的活動度受限。

輕忽則可能產生的併發症

投手肘最後會造成手臂的動作受限、持續性疼痛及發炎。骨刺、骨片、鈣化及疤痕組織，都是長時間忽略治療的結果。要是缺乏妥善的照護及復健，發炎導致的水腫會限制血流，並壓迫附近的肌肉和控制前臂動作的神經。

立即處置

避免會對手肘產生反覆性壓力的活動；受傷後的頭 48 ～ 72 小時使用RICER 法（見 60 ～ 62 頁）；使用抗發炎藥物與止痛劑。

復健與預防

正確的暖身，能讓肌肉與肌腱為投擲活動做好充分準備，這是避免運動傷害的重要步驟。暖身後再做一些伸展運動，保持肌腱的柔軟度與彈性，這是所有運動員都不可忽視的必要措施。穿戴輔具或護具，也能降低投手肘的罹患風險。此外，掌握正確的運動技巧也是相當重要的預防手段。傷後的復原期應該做一些運動，以重獲柔軟度、耐力及爆發力。

長期預後

經過適當復健後，投手肘的患者通常可以完全康復。但若放任不管，情況嚴重者可能導致永久性的活動受限，甚至終止運動員的職業生涯。

039 肘部滑囊炎

肘部滑囊炎，又稱鷹嘴突滑囊炎，指的是鷹嘴突滑囊的發炎與腫脹。滑囊是充滿液體的小囊，能夠提供一定的緩衝與潤滑效果，減緩摩擦與衝擊。滑囊通常存在於肩關節、髖關節、膝蓋及手肘等大關節的肌腱附近。當以手肘撐靠過久或是手肘受到直接傷害，肘尖底下的滑囊便可能發炎。

滑囊通常不可見，除非發生滑囊炎而腫脹，才會變得明顯。非發炎性的滑囊炎，通常是源自於反覆性創傷，例如習慣撐靠在手肘上。至於發炎性的滑囊炎，通常是因為感染或潛在的免疫性疾病（例如類風濕關節炎）引起。

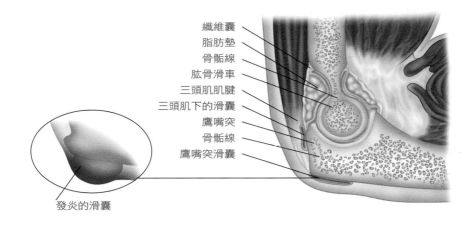

纖維囊
脂肪墊
骨骺線
肱骨滑車
三頭肌肌腱
三頭肌下的滑囊
鷹嘴突
骨骺線
鷹嘴突滑囊

發炎的滑囊

傷病原因

對肘尖的強力衝擊；長時間撐靠在手肘上；劃破皮膚而造成滑囊感染。

徵候與症狀

手肘疼痛；手肘背側突發性的腫脹及疼痛（如果是感染，還會出現紅熱現象），腫脹有可能是因為出血或滲出液流進滑囊；手肘活動度下降。

輕忽則可能產生的併發症

除了持續性的疼痛、不適感及失去活動度外，未治療的滑囊炎可能導致更嚴重的併發症，尤其是在發生感染的情況下。此時，滑囊裡的液體可能積膿，造成感染加劇並擴散開來，這就是所謂的「敗血性滑囊炎」。敗血性滑囊炎需要積極的醫療照護，包括抗生素治療，偶爾可能會需要手術切除感染的滑囊。

立即處置

受傷的手肘要休息，避免不必要的壓力；冰敷；使用抗發炎藥及止痛藥。

復健與預防

可能會需要抽吸滑囊內的液體來減輕腫脹；或是注射可體松（皮質類固醇），有助於避免液體再堆積。除了嚴重的感染之外，以上這些手段大概已足夠對付一般的肘部滑囊炎。運動時穿戴護具或護墊來保護手肘，避免過度撐靠在手肘上，都可幫助避免此類傷害。

長期預後

肘部滑囊炎的預後要視病況嚴重程度而定，但一般來說都不錯，大部分都可完全康復。若患部發生感染，且未能及時治療時，可能會出現一些併發症。

復健與康復計畫

　　以下是針對大多數肘關節傷害的通用復健計畫，例如扭傷、拉傷和肌腱炎，但此計畫不適用於影響肘部硬結構的損傷，例如骨折和脫位。請注意，每種受傷形式都是獨一無二的，需要的治療可能與下面的描述不同。請諮詢物理治療師或其他傷害復健專家，以量身打造合適的復健計畫。

第 1 階段 ▍▍▍

　　目的是減少患部的發炎和疼痛。應限制患部的所有動作，並且好好休息，冰敷、加壓及抬高患部，來達成此目的。根據受傷的嚴重程度，此階段可持續48 ～ 72 小時，或者直到發炎症狀和疼痛明顯減輕時。

第 2 階段 ▍▍▍

　　目的是透過改善患部的血液循環，進而改善氧氣和營養供應，以加速癒合，最好可以透過熱療、超音波、經皮神經電刺激（TENS）和按摩來達成。在不引起任何疼痛的前提下，可以加入非常緩和的運動。根據受傷的嚴重程度，這個階段可以持續三天到三週，或者直到在進行一般動作時相對不痛之際。

***注意：在此復健階段，你可能急著在完全做好準備之前就進行第 3 階段，或是匆促完成以下的練習。但請切記，耐心是成功完成復健和康復的關鍵。在正常的動作變得相對不痛之前，千萬不要進入第 3 階段。

第 3 階段 ▍▍▍

　　目的是恢復因受傷而失去的體適能之要素，因此按照順序完成是很重要的，應遵循的順序如下。

　　（註：以下部分動作解說會以右手或左手為範例，請自行依受傷部位換邊進行。）

1. 透過溫和的運動改善活動幅度

　　首先是彎曲及伸直患部，採用向前、向後以及側向的動作。當你對這些簡單的動作感到更舒適自在時，就可以開始做一些旋轉練習。將受傷部位從一側

轉到另一側，並以順時針和逆時針方向旋轉。當這些活動幅度的練習對你而言是舒適自在的，而且可以相對無痛地進行時，就可以進入下一組練習了。請記住，這些是活動幅度的訓練，而非伸展運動。你只需要在整個活動範圍內移動受傷部位，不必額外施加力量或壓力。

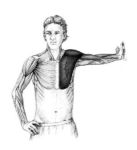

手臂平舉的胸部伸展

採站姿，左手臂向後伸展並與地面平行，然後抓住一個穩固的物體，接著往右邊轉身，使你的肩膀和身體遠離伸展的左手臂。

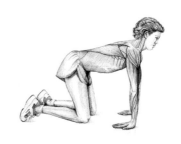

跪姿前臂伸展

膝蓋蹲地，前臂朝前，雙手指尖朝向後方，然後慢慢往後移動。

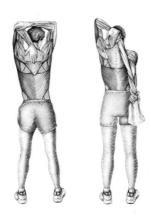

三頭肌伸展

採站姿，將雙手放在脖子後方，左手的肘部指向天空，然後用右手（或用繩子或毛巾）將左手前臂往下拉。

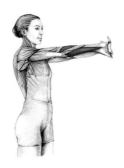

掌心朝外的前臂伸展

將手指於胸前交叉，然後伸直雙臂，將手掌向外轉動。

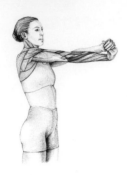

旋轉手腕伸展

將一隻手臂向前伸直並與地面平行，接著將手腕往下、往外轉動，然後用另一隻手進一步將該手腕往上旋轉。

2. 增進肌力和柔軟度

等長運動是一個相對安全的開端，這是施力使肌肉收縮但患部不動的肌力訓練。然後，你可以接續進行傳統的肌力訓練，包括向心和離心肌肉收縮。此外，將一些溫和的靜態和被動伸展練習納入，也是很重要的。你可以重複進行前面提到的活動幅度訓練，例如靜態伸展，施加溫和的力量和壓力以擴大活動範圍。這將有助於進一步增加活動幅度，並為未來更劇烈的動作做好準備。

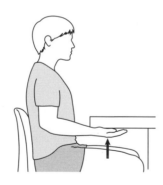

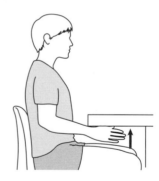

（1）
肘部屈曲，前臂旋後（手掌朝上）

坐在桌子前，手臂放在身體兩側，肘部彎曲成直角，手掌朝上靠在桌子下方；將手往上抵住桌子；維持此收縮的姿勢並數到五，然後完全放鬆。重複做 3 ～ 6 次。
變化式： 改用拇指往上壓，彷彿要將手翻過來一樣，藉以囊括等長旋前運動。

（2）
肘部彎曲，前臂處在中立位置

坐在桌子前，手臂放在身體兩側，肘部彎曲成直角，手放在中間位置，並讓大拇指位在最上方、靠近桌子下面的位置；將手的邊緣往上抵住桌子；維持此收縮的姿勢並數到五，然後完全放鬆。重複做 3 ～ 6 次。

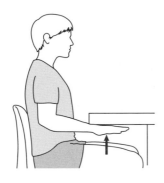

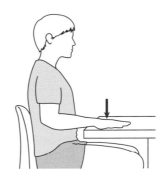

(3)
肘部彎曲，前臂旋前（手掌朝下）

坐在桌子前，手臂放在身體兩側，肘部彎曲成直角，手掌朝下，手背靠在桌子下方；將手背往上抵住桌子；維持此收縮的姿勢並數到五，然後完全放鬆。重複做 3 ～ 6 次。

變化式：改用拇指往上壓，彷彿要將手翻過來一樣，以增加等長旋前運動。

(4)
三頭肌訓練，前臂旋前（手掌朝下）

坐在桌子前，手臂放在身體兩側，肘部彎曲成直角，手掌朝下放在桌子上；接著手往下壓桌面；維持此姿勢並數到五，然後完全放鬆。重複做 3 ～ 6 次。

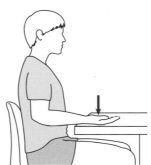

(5) 三頭肌訓練，前臂旋後（手掌朝上）

坐在桌子前，手臂放在身體兩側，肘部彎曲成直角，手掌朝上放在桌子上；接著手背往下壓桌面；維持此姿勢並數到五，然後完全放鬆。重複做 3 ～ 6 次。

(1) 至 (5) 的變化式：可以試著先坐得比較靠近桌子，然後坐得離桌子遠一些，藉此改變肘關節的角度。這將會改變肌肉作用的範圍，從中間變為內側，再到外側。

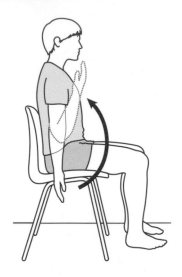

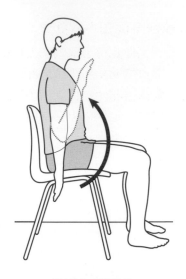

二頭肌捲曲訓練

採坐姿,抬頭且背靠著支撐,手臂伸直放在身體兩側,掌心朝前,接著彎曲手肘,將手掌往上抬至肩膀前方,同時上臂保持不動;緩慢地進行反向動作。重複做 5 ~ 10 次。

肱肌加強動作

採坐姿,抬頭且背靠著支撐,手臂伸直放在身體兩側,掌心朝向後方,接著彎曲手肘,將手掌往上抬至肩膀前方,同時上臂保持不動;緩慢地進行反向動作。重複做 5 ~ 10 次。

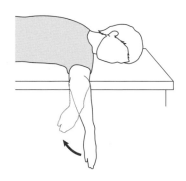

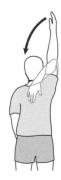

俯臥姿三頭肌加強動作

俯臥於床沿,上臂平放在床上,接著彎曲手肘,將前臂放低到床下,掌心向下;接著,在保持上臂不動的情況下,伸直手肘;緩慢地進行反向動作。重複做 5 ~ 10 次。

直立姿三頭肌加強動作

坐著或站著皆可,舉高上臂並貼近頭部,並將手部放在脖子的後方;接著,在保持上臂不動的情況下,伸直手肘,將前臂舉到半空中。反覆彎曲、伸直肘部 5 ~ 10 次。

3. 改善平衡和本體感覺

　　一旦你覺得患部的肌力稍微恢復，就該進行一些平衡練習和運動了。這些運動對於幫助重新訓練患部周圍受損的神經，是非常重要的。你可以先從簡單的平衡練習開始，例如用手和膝蓋爬行。接著進階訓練，在搖擺板或平衡板、抗力球或穩定軟墊上保持俯臥姿勢。另一個簡單的本體感覺練習是閉上雙眼，然後用食指尖指向鼻頭。

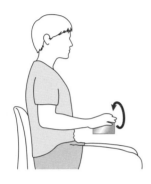

旋前和旋後加強動作

採坐姿，手臂放在身體兩側，肘部彎曲成直角，前臂在沒有任何支撐的情況下，手握輕重量的物品，掌心朝下。接著，在保持上臂不動的情況下，轉動前臂使手掌朝上，然後緩慢地進行反向動作。重複做 5 ～ 10 次。

4. 改善動態體能和增強式訓練

　　現在可以結合一些動態或爆發性的運動，來強化患部並改善本體感覺。從與你的專項運動相關的動態伸展和訓練開始，是相當不錯的。技巧訓練和運動練習，是衡量你的體適能水準及患部肌力的好方法。

　　增強式訓練是另一個為你的復原畫龍點睛的好工具。增強式訓練是一種爆發性運動，在離心肌肉收縮之後緊接著向心肌肉收縮，並且包括過頂投擲和拍手伏地挺身等活動。這些活動相當激烈，記得要從輕鬆的開始，接著慢慢增強力量。千萬不要過於激動，也不要過度訓練，你已經做了這麼多努力，怎麼可以做愚蠢的事情而再次傷害了自己。

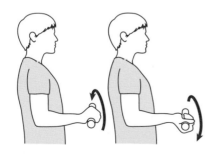

旋前和旋後活動

採坐姿或站姿皆可，手臂放在身體兩側，肘部彎曲成直角，手握著棍子或輕的球拍；接著，在保持上臂不動的情況下，緩慢地向內及向外轉動你的手。重複做 10 ～ 20 次。

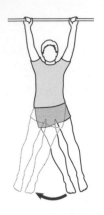

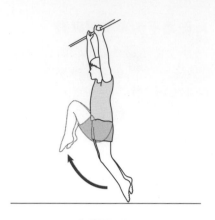

懸吊腿擺動

雙手懸掛在單槓上，雙腿併攏，膝蓋和軀幹都伸直，左右擺動雙腿。重複做 3 ～ 10 次。

懸吊腿屈伸

雙手懸掛在單槓上，彎曲雙膝並抬高到胸前；接著將雙膝向下伸直並將雙腿往身後擺。重複做 3 ～ 10 次。

第 4 階段 ||||

　　目的是防止再度受傷。首先，請自問究竟為什麼會受傷。是意外嗎？是否過度負荷（做得太多、太快）嗎？還是生物力學的效率太差？如果是意外，以後就盡量避免。如果是過度負荷，則請相對應地調整訓練計畫。如果是生物力學的問題，則可以針對肌力和柔軟度的弱項及不平衡來改善，建議與教練、訓練專家或生物力學專家，一起加強你的運動技巧和形式。

9 肩膀與上臂的運動傷害

肩膀與上臂的解剖構造和生理

　　肩部區域實際上由三個關節組成：胸鎖關節、肩鎖關節、盂肱關節。肩胛胸廓關節，所描述的是肩胛骨在胸壁上的運動。而被特別稱為肩關節的是「盂肱關節」：其他關節則屬肩帶（或稱胸帶）關節。由於結構的因素，肩部可以進行大範圍的運動，並使手臂和手得以定位。

　　盂肱關節由肱骨頭（球狀）和關節盂（窩狀）所組成。雖然盂肱關節是人體活動度最大的關節之一，但本質上是不穩定的，因為關節盂（窩狀）大約只

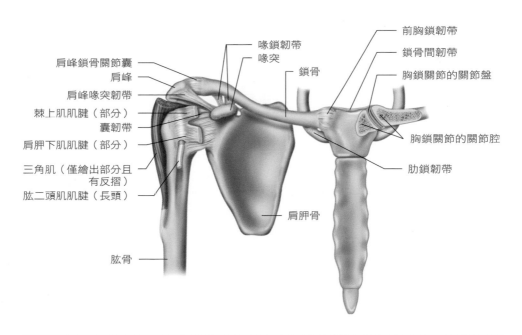

圖 9.1：盂肱關節、胸鎖關節、肩鎖關節和肩胛胸廓關節的解剖標記

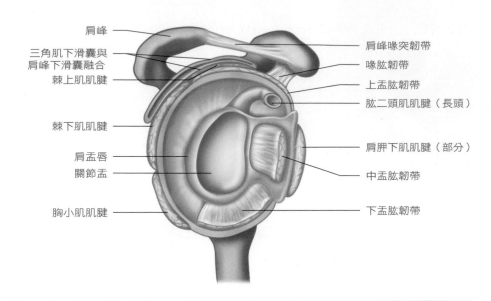

肩峰

三角肌下滑囊與
肩峰下滑囊融合

棘上肌肌腱

棘下肌肌腱

肩盂唇

關節盂

胸小肌肌腱

肩峰喙突韌帶

喙肱韌帶

上盂肱韌帶

肱二頭肌肌腱（長頭）

肩胛下肌肌腱（部分）

中盂肱韌帶

下盂肱韌帶

圖 9.2：肩盂唇和韌帶的解剖標記

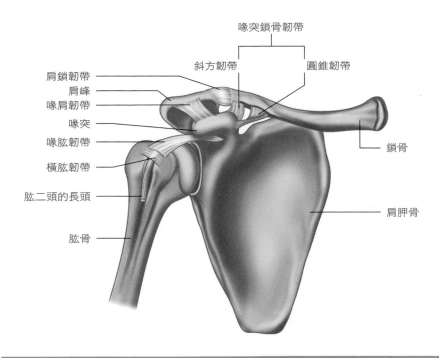

喙突鎖骨韌帶

斜方韌帶

圓錐韌帶

肩鎖韌帶

肩峰

喙肩韌帶

喙突

喙肱韌帶

橫肱韌帶

肱二頭的長頭

肱骨

鎖骨

肩胛骨

圖 9.3：肩鎖關節與相關韌帶

有肱骨頭（球狀）的三分之一大（儘管它的邊緣被名為「肩盂唇」的纖維軟骨稍微加深）。盂肱關節由關節囊、盂肱韌帶、喙肱韌帶和橫韌帶、盂唇和旋轉肌群所穩定。

　　鎖骨是細長的彎曲骨頭，做為連接肩部和身體的支柱，並與肩胛骨一起增加肩部的運動範圍。鎖骨的內側附著於胸骨（胸鎖關節），而外側附著於肩胛骨的肩峰（肩鎖關節）。肩鎖關節是平面的關節。纖維軟骨關節盤將關節腔做部分區隔，並且吸收受力和壓力。肩鎖關節由前三角肌、斜方肌和強韌的穩定韌帶所穩定。

　　胸鎖關節就功能上來說是一個球窩關節，但它與大多數關節面不同的是，其關節軟骨是纖維軟骨，而不是透明軟骨。胸鎖關節被關節囊包覆，前後均由堅韌的穩定韌帶加厚。胸鎖關節很強韌，一般不易脫位。它的運動範圍很廣。

● 相關肌群

　　肱二頭肌位於上臂的前部。它的主要功能是使手肘彎曲和旋後，並支撐手臂的負重。肱二頭肌的長頭和短頭的起點，分別位於肩胛骨上的不同位置，一頭通過肌腱連接到橈骨，另一頭通過腱膜連接到前臂筋膜。

　　肱二頭肌的長頭肌腱與盂肱關節的動作密切相關。肩部的旋轉肌袖，由四塊肌肉所組成：肩胛下肌、棘上肌、棘下肌、小圓肌。這些肌肉讓肱骨頭維持在關節窩中，可在運動過程中穩定盂肱關節。肩峰下滑囊（充滿液體的囊袋）是肩部區域最大且最常受傷的滑囊。它在容易受到撞擊的肩峰下空間，保護棘上肌肌腱。

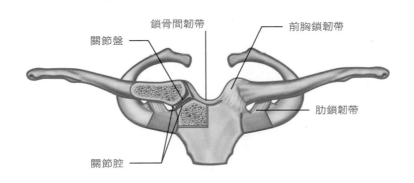

圖 9.4：胸鎖關節與相關韌帶

　　大塊的胸大肌與胸小肌一起形成腋窩的前壁。胸大肌的起頭廣泛，起自於鎖骨、胸骨和前六個軟肋，並終止於肱骨的二頭肌溝。胸大肌在肩部內收並內旋手臂。胸大肌的鎖骨頭可以使肱骨抬到水平高度，而胸骨肋骨方向的肌肉纖維可使手臂伸展以抵抗阻力，例如在做伏地挺身時。胸大肌也是攀爬、投擲與拳擊中的重要肌肉。

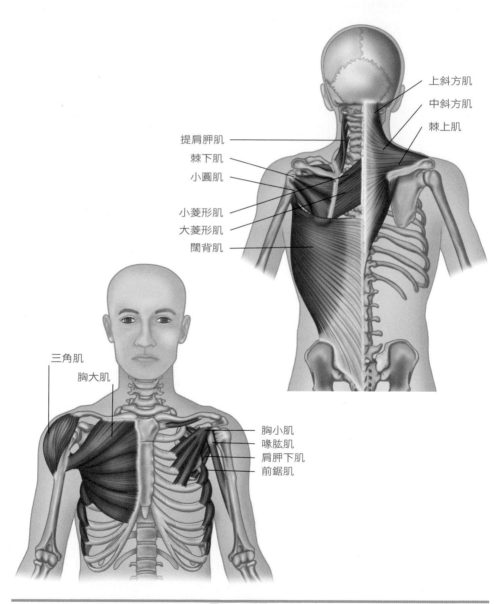

上斜方肌
中斜方肌
棘上肌

提肩胛肌
棘下肌
小圓肌
小菱形肌
大菱形肌
闊背肌

三角肌
胸大肌

胸小肌
喙肱肌
肩胛下肌
前鋸肌

圖 9.5：肩帶肌肉

040 骨折（鎖骨、肱骨）

肩膀的骨折經常牽涉到鎖骨或肱骨頸之一，或者兩者都有。撞擊傷，例如肩膀突然被撞到或跌倒，都有可能造成肩膀骨折。美式足球、橄欖球等會有肢體碰撞的運動，在兩個運動員猛烈撞擊後，也可能導致肩膀骨折。

鎖骨骨折很常見，通常是因為跌倒時肩膀外側著地，或是因為過度伸展手臂所致。至於肱骨骨折，大都是因為手臂在過度伸展的姿勢下跌倒。

傷病原因
手臂在過度伸展的姿勢下跌倒；鎖骨突然受到撞擊；運動時猛烈相撞。

徵候與症狀
嚴重疼痛；傷處發紅且瘀青；手臂無法舉起。

輕忽則可能產生的併發症
併發症並不常見。然而，由於鎖骨很靠近胸肋膜、肺及底下的神經、血管，萬一受傷的話，可能會引發氣胸、血胸、臂神經叢或鎖骨下血管受損，而需要醫療照護。如果復原時間不夠，可能會因骨關節炎而導致慢性疼痛、活動度降低及僵硬等現象。

立即處置
冰敷並使用止痛藥；用吊帶固定傷肢。

復健與預防
鎖骨和肱骨的骨頭在骨折後，需要一段時間修補、重塑才能復原。鎖骨和肱骨必須要用束帶或吊帶固定，骨頭才能修復。經過適當治療之後，物理治療（包括增加關節活動度、強化肌力的訓練）要開始介入，以便恢復完全的靈活度及柔軟度。

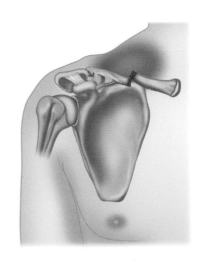

長期預後
大部分的肩膀骨折不需手術介入都可痊癒。骨折比較不嚴重的情況，活動度可以完全復原。至於骨折情況較嚴重者，尤其是上了年紀的傷患，除了活動度會下降外，還可能出現骨關節炎的後遺症。

041 肩膀脫臼

當運動員張開手臂或肩膀外展、外旋時跌倒，可能會造成肩盂肱骨關節（肩關節）脫臼。除非運動員先前已受過傷而比較容易反覆受傷，否則肩膀脫臼需要一定程度的有效外力才會發生。至於所謂的肩膀脫臼，指的就是肱骨頭被拉離肩胛骨的盂窩。

肩膀脫臼有數種不同的類型，其中最常見的一種就占了95%。在這種脫臼類型中，穩定關節前側的構造（包括關節囊、下盂肱韌帶）從骨頭被撕離。後內側肱骨頭的壓迫性骨折稱為「希爾－沙克病變」（Hill-Sachs lesion），也跟肩關節向前脫臼有關。更常發生的是前側盂唇撕裂，一般稱為「班卡氏病變」（Bankart lesion），使得肱骨更容易滑出盂窩。

傷病原因

運動或競賽時，與其他運動員或堅硬的物體猛烈碰撞；手臂外展時跌倒；肩膀突然劇烈扭轉。

徵候與症狀

肩膀嚴重疼痛；手臂朝遠離身體的方向移位，前臂外翻；三角肌的輪廓變得不規則。

輕忽則可能產生的併發症

盂肱關節脫臼造成關節韌帶受損，使關節變得不穩定，日後運動時更容易脫臼。復原期間固定傷處，這無法完全避免再度受傷，可能需要手術，因為韌帶通常難在正確的位置康復。腋動脈及神經若有受損，會造成三角肌無力（因為腋神經負責支配三角肌）。

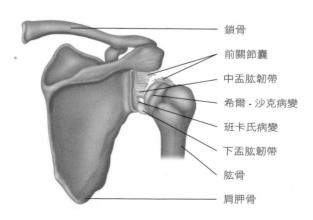

鎖骨

前關節囊

中盂肱韌帶

希爾 - 沙克病變

班卡氏病變

下盂肱韌帶

肱骨

肩胛骨

立即處置

將脫臼的關節復位；固定傷處並使用止痛藥。

復健與預防

初次肩膀脫臼大都不需要手術治療，除非是復發或習慣性脫臼，才可能需要手術處理。許多運動員在肩膀脫臼後，關節活動度會受限。替代手術的療法是增生療法（prolotherapy），包括直接在前關節囊注射，以及進針刺激中及下盂肱韌帶。這可能會更有效地緩解疼痛、恢復靈活度，以及加快重返運動場。此外，這項技術還能避免手術常見的疤痕組織生成。

長期預後

有很大比率的運動員，在肩膀脫臼後即便不需要接受手術或是沒有二度受傷，也無法繼續先前的運動或競賽。至於接受手術的患者，通常運動表現也會不如以往。替代的增生療法或許可以減輕疼痛，以及更有效的復原。

042 肩關節半脫位

肩關節因結構的特殊性，能夠大幅度的活動，但相對來說，穩定性就低。肩關節半脫位，指的是肩膀的杵臼關節部分脫臼。肩關節的不穩定，尤其是曾經脫臼過，就可能造成半脫位。

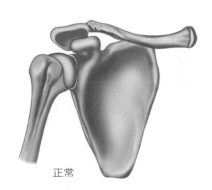

正常

傷病原因

肩膀直接受到撞擊；手臂外展時跌倒；強行將手臂擺到奇怪的姿勢。

徵候與症狀

感覺到手臂在肩關節內外浮動；肩膀或手臂疼痛、無力或麻木。

輕忽則可能產生的併發症

未治療的半脫位可能造成肩膀內部構造的磨損、損壞，有時甚至需要手術；可能的併發症包括喪失活動度、持續性的疼痛及骨關節炎。

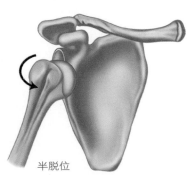

半脫位

立即處置

採用 RICER 法（見 60～62 頁）以減少發炎、治療疼痛；使用抗發炎藥物，並以止痛藥緩解疼痛。

復健與預防

在固定傷處及復原期之後，接著要進行肌力訓練。運動員的年齡、健康狀況、受傷史、半脫位的嚴重程度等，都是影響恢復的因素。如果在活動時經常發生半脫位的情形，就必須大量復健，甚至是手術處理。

長期預後

只要能執行完整的關節活動度而不會半脫位，就可以恢復正常運動。預後的好壞，需依據運動員的病史判定。肩膀半脫位通常是因為先前肩膀有舊傷，在未完全復原前就返回運動場，而使得肩膀的穩定性變得更差。

043 肩鎖關節分離

肩鎖關節分離是因為連接鎖骨和肩胛骨肩峰的韌帶斷裂。一般來說，肩鎖關節受傷常發生於上肢的肌力訓練、各種投擲運動，以及美式足球和曲棍球等肢體碰撞類運動，通常好發於30至40歲的運動員身上。

傷病原因

跌倒時肩鎖關節著地；手臂外展時跌倒；肩膀直接受到撞擊。

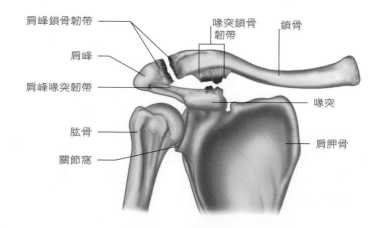

肩峰鎖骨韌帶　　喙突鎖骨韌帶　　鎖骨

肩峰

肩峰喙突韌帶

肱骨　　　　　　　　　　喙突

關節窩　　　　　　　　　肩胛骨

徵候與症狀

肩鎖關節疼痛、壓痛及腫脹；關節變形；做橫跨身體的內收動作（例如將受傷的手臂挪向對側肩膀）時會感到疼痛或不適。

輕忽則可能產生的併發症

若錯失醫療照護及妥善的治療時機，可能會造成退化性關節毛病、慢性疼痛、僵硬、活動受限，而需要動手術。

立即處置

使用吊帶固定受傷的手臂；冰敷、休息，以及使用抗發炎藥和止痛藥來緩解疼痛。

復健與預防

比較不嚴重的肩鎖關節分離，不需手術也能痊癒，但一般需要約六到八週的療程。在復原期後，可以從事活動幅度訓練來避免肩關節僵硬。肩膀和上肢肌肉的穩定及肌力訓練，有助於預防此類傷害。此外，在肩鎖關節處使用護墊也有幫助，尤其是在從事會發生肢體碰撞的運動或競賽時。

長期預後

若有充分的復原及復健時間，大多數的肩鎖關節分離無需手術即能痊癒。若有感染、持續疼痛的情形，可能就需要考慮手術，且復原時間又會再延長。

044 胸鎖關節分離

胸鎖關節分離，是因為連接鎖骨和胸骨的韌帶斷裂所致，會影響關節的旋轉功能。比如說，在接觸性／碰撞性運動中，當肩膀撞擊到地面或是被其他運動員壓倒在地時，就可能發生此類傷害。關節分離可能發生在胸骨前方（前脫位）或後方（後脫位）。

傷病原因

胸骨直接被撞擊；手臂外展時跌倒，或跌倒時肩膀著地；肩膀撞擊到地面，或是被其他運動員踩到肩膀。

徵候與症狀

胸鎖關節疼痛、腫脹及壓痛。胸骨及鎖骨之間有異常移動；鎖骨可能會位移到胸骨前面或後面。

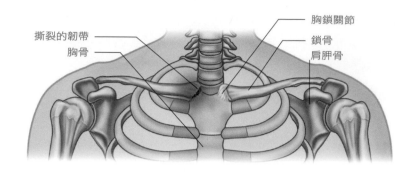

撕裂的韌帶
胸骨

胸鎖關節
鎖骨
肩胛骨

輕忽則可能產生的併發症

未妥善處置的胸鎖關節脫位，可能導致肩膀活動度下降、持續性疼痛、僵硬及無力。若是鎖骨後脫位的情形，可能會壓迫到底下的重要血管、氣管等，所以需要手術處理。

立即處置

將關節復位後，再使用吊帶固定傷處；採用RICER法（見60〜62頁）以減少腫脹、創傷及疼痛。

復健與預防

此類運動傷害常出於意外，因此難以避免。如果是比較常見的前脫位情形，只要有充分的修復時間，大都不會有永久併發症。至於嚴重的案例，可能就要手術了。關節活動度的訓練，有助於恢復正常活動及旋轉的能力。

長期預後

若有充分復原的時間，傷處多數可以完全康復。但受傷程度較嚴重者（尤其是後脫位），關節不穩定的情形可能會持續，有可能需要手術。

045 肱二頭肌肌腱斷裂

反覆性的扭傷，尤其是因為過度舉重，會造成連接肩胛骨、橈骨及前臂筋膜的肱二頭肌肌腱微小創傷；其中較常見的是近端的二頭肌長頭受傷。肱二頭肌肌腱斷裂是由於突如其來的外傷所導致，可發生於舉重、投擲類運動，尤其是在年輕的運動員身上，但一般來說不常見。若發生在年長的運動者身上，大都是因為退化或先前肌腱曾經受傷。

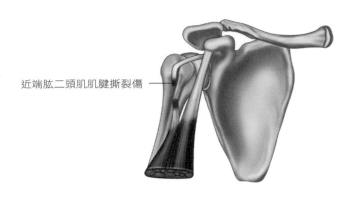

近端肱二頭肌肌腱撕裂傷 ——

傷病原因

旋轉肌群虛弱無力；從事投擲運動；舉重。

徵候與症狀

上手臂出現隆起；掌心無法翻轉朝上；肩膀突然劇痛。

輕忽則可能產生的併發症

通常來說，近端肱二頭肌肌腱斷裂，另一頭會代償，所以功能並不會喪失太多，因此很少有需要手術的情況。併發症並不常見，但若沒有適當治療，肌腱很可能會再度斷裂或退化。

立即處置

使用抗發炎藥及止痛藥來減緩疼痛；受傷後立即採用RICER法（見60～62頁）；一段時間後再熱敷以促進血液循環、幫助復原。

復健與預防

受傷後要適當休息，讓肌腱有時間修復。納入柔軟度及肌力的訓練，可以恢復肩膀的活動度。舉重時要量力而為，不要貿然超出自己的負荷，或避免投擲時負重過大，都有助於防止此類傷害。

長期預後

大部分的肱二頭肌肌腱斷裂，若有充分的時間休養，即使沒有醫療介入也能恢復。需要按表操課的年輕運動員因為訓練較嚴格，可能就要考慮手術修復。遠端手肘肌腱的斷裂比較少見，但也可能嚴重到需要手術。無論是近端或遠端肌腱斷裂，復原情況大都良好。

046 肱二頭肌瘀青

肌腱撕裂、斷裂或是受外傷後，肱二頭肌都可能會瘀青。重訓、投擲類的運動，或是外力直接傷害，例如跌倒或和其他運動員撞擊，都可能讓肌肉因過度拉傷而撕裂、瘀青。

傷病原因

直接撞擊到上臂肱二頭肌的部位；肱二頭肌肌腱斷裂；肱二頭肌肌肉或肌腱反覆性拉傷。

徵候與症狀

肱二頭肌部位的皮膚變色；肱二頭肌疼痛或壓痛；傷肢及肩膀僵硬、活動受限。

輕忽則可能產生的併發症

肱二頭肌瘀青通常不需治療即可自行復原。在復原期間必須避免從事需要大量使用肱二頭肌的運動，包括重訓、投擲及接觸性／碰撞性運動等高風險的活動。

立即處置

採用 RICER 法（見60～62頁），並使用止痛藥、抗發炎藥以減少發炎及疼痛；使用吊帶固定傷肢，並避免過度活動。

復健與預防

休息，並且在復原期間避免從事要用到肱二頭肌的活動，如此就已足夠。改善活動度的運動及階段性肌力訓練，都可以幫助恢復肌力及彈性。在運動前做做拉筋伸展操，有助於避免運動傷害及瘀青。

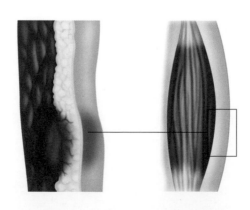

長期預後

肱二頭肌瘀青通常只是輕微的情況，只要有充足的復原時間，不需手術也能自動康復。對於肌力及活動度也無長遠的影響。

047 肌肉拉傷（肱二頭肌、胸肌）

肌肉拉傷是最常見的運動傷害，通常是因為關節突然伸展超過其正常的活動範圍，而導致肌肉及其他軟組織受傷。胸肌（胸大肌、胸小肌）在肩膀與肱二頭肌相連。在重訓或投擲運動時突然猛烈的扭轉肩膀，或是有巨大外力施加於胸肌和肱二頭肌相連處（例如在曲棍球中伸展手臂來阻礙對手進攻），都有可能造成這類傷害。

傷病原因

突如其來的動作造成肌肉撕裂；過度使用胸肌或肱二頭肌；在曲棍球中阻擋進攻或打美式足球時的擒抱動作。

徵候與症狀

受傷的肌肉出現壓痛及疼痛；肌肉僵硬；使用該部位肌肉時會疼痛。

輕忽則可能產生的併發症

肌肉拉傷通常是自限性，只要有充分的時間就能自行修復。但如果修復時間不夠，可能會導致肌肉進一步撕裂傷，增加再受傷的風險，經過一段時間後還可能造成退化性病變。

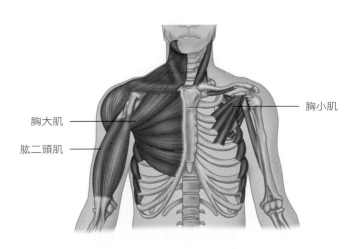

胸小肌

胸大肌

肱二頭肌

立即處置

採用RICER法（見60～62頁），並使用止痛藥來減少發炎及疼痛。等過一段時間後可以熱敷，以促進血液循環及康復。

復健與預防

在恢復期後進行伸展運動，有助於回復完整的活動度，而肌力訓練則可預防再度受傷。伸展、暖身及改善運動技巧（尤其是重訓動作），有助於避免此類傷害。

長期預後

胸肌或是肱二頭肌的肌肉拉傷，是很常見的運動傷害，只要有足夠的修復時間，對運動員來說通常不是問題。但若是嚴重或反覆性拉傷，有可能會導致慢性疼痛，或是肌肉功能障礙。

048 肩峰下夾擠

肩峰下夾擠的毛病，和手反覆高舉過頭、反覆性投擲的動作有關。肩峰下關節腔位於肱骨頭和肩胛骨肩峰之間，當狹窄的肩峰下關節腔受到擠壓時，會導致局部疼痛、喪失肩膀旋轉肌群的協調性，還可能造成包括盂唇、肱二頭肌長頭的肌腱及肩峰下滑液囊等組織損傷。旋轉肌群失能或是受傷時，在手臂舉高時可能會使肱骨頭向上位移，刺激肩峰下的構造，例如棘上肌的肌腱和肩峰下滑液囊。

傷病原因

在網球、游泳、高爾夫及舉重等活動中，手反覆高舉過頭；棒球等投擲運動刺激旋轉肌群；潛在病因，例如類風濕性關節炎。

徵候與症狀

肩膀疼痛，難以舉起手臂；睡覺時因為壓到傷臂而疼痛；做旋轉動作（例如手伸到後口袋）時會疼痛。

輕忽則可能產生的併發症

關節逐漸變僵硬，若繼續忽略夾擠症候群的話，可能會進一步喪失活動能力。在完全復原之前就從事體育運動，會磨損旋轉肌群的肌腱。傷況在進展成夾擠症候群之前，可能會先以肌腱炎或滑囊炎的形式表現。

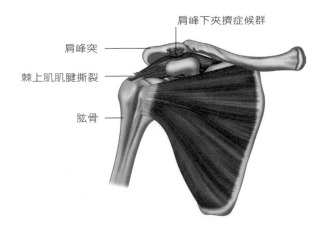

肩峰下夾擠症候群

肩峰突 ——

棘上肌肌腱撕裂 ——

肱骨 ——

立即處置

休息、冰敷以及使用抗發炎藥；某些情況下，可考慮在肩峰下注射皮質類固醇，以減少發炎。

復健與預防

復原一段時間後，可以接受物理治療來恢復受傷旋轉肌群的肌力及關節活動度。避免或限制可能會反覆刺激旋轉肌群的動作，有助於預防此類傷害。肌力訓練及低負荷的重訓，對加強旋轉肌群也有幫助。

長期預後

一般來說，夾擠的症狀在治療六到十二週後就會有顯著進步。如果沒有改善，則可能要考慮動手術以放鬆韌帶。手術通常會在物理治療之後進行。為了避免復發，適當調整運動也是必要之舉。

049 旋轉肌群肌腱炎（投手肩）

旋轉肌群肌腱炎是由於肩峰下方的旋轉肌群肌腱受刺激、發炎所造成，有時又被稱為投手肩。這種運動傷害常見於需要將手高舉過頭的運動，包括網球、排球、游泳以及舉重。

傷病原因

因為打網球、棒球、游泳等等，造成旋轉肌群肌腱發炎；肩峰下關節腔的滑液囊受到刺激，造成發炎及腫脹；原先就存在著誘發因素，包括先天性的解剖結構異常等。

徵候與症狀

將手高舉過頭時，例如梳頭、向上伸手，會覺得無力或疼痛；感覺肩關節內有嗶波聲；受傷的肩膀覺得疼痛，尤其是躺著時更明顯。

輕忽則可能產生的併發症

若無妥善處理，肌腱和滑液囊發炎情形會加劇，造成旋轉肌群肌腱炎惡化。活動受限，甚至會出現肌腱撕裂而導致慢性疼痛。此外，長期刺激可能會導致肩峰下生成骨刺，使症狀更嚴重。

立即處置

冰敷並使用抗發炎藥物；停止會造成旋轉肌群疼痛的運動及活動；急性期過後再熱敷，以促進血液循環和復原。

復健與預防

在休養及復原階段過後，建議採物理治療來強化旋轉肌群。有些情況下，會需要注射類固醇以減少疼痛及發炎。從事肌力訓練，適度使用旋轉肌群，並確保在體育活動之間有充分休息的時間，以上都有助於避免此類傷害。

長期預後

若有充分休養、接受物理治療及視需要注射類固醇，多數運動員都可完全復原，並恢復到受傷前的水準。但是，若旋轉肌組織撕裂情形嚴重，可能就需要手術介入。

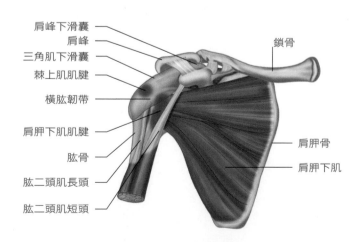

肩峰下滑囊
肩峰
三角肌下滑囊
棘上肌肌腱
橫肱韌帶
肩胛下肌肌腱
肱骨
肱二頭肌長頭
肱二頭肌短頭

鎖骨

肩胛骨
肩胛下肌

050 肩關節滑囊炎

肩關節滑囊炎通常不會單獨發生，常和旋轉肌群撕裂傷或夾擠症候群一起出現。肩峰下滑囊是肩膀最大也最容易受傷的滑液囊。

滑囊炎可能是綜合多重因素引發的病症，包括旋轉肌群失能、肩帶關節不穩、骨關節炎、骨刺，以及任何可能會限縮肩峰下關節腔的原因。

傷病原因

過度從事投擲活動、網球、游泳或棒球；手臂外展時跌倒；局部感染。

徵候與症狀

肩膀疼痛，尤其是舉起手臂時。靠著肩膀躺著或壓迫到肩膀時，會感到疼痛；肩膀的肌力下降及活動度受限。

輕忽則可能產生的併發症

滑囊炎未妥善照顧會使傷勢更嚴重，韌帶、滑液囊加厚，使發炎及疼痛情形更為嚴重；有發展成慢性病及滑液囊內的液體受感染的風險，嚴重者有時甚至需要動手術治療。

立即處置

停止會造成肩膀發炎的所有活動；採用RICER法（見60～62頁），以及使用抗發炎藥物、止痛藥以減少發炎和疼痛。急性期過後再熱敷，以促進血液循環和加速復原。

復健與預防

復原期間，運動員應該避免讓受傷肩膀及發炎的滑液囊承受壓力，避免從

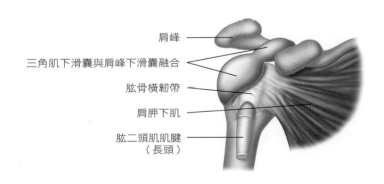

肩峰

三角肌下滑囊與肩峰下滑囊融合

肱骨橫韌帶

肩胛下肌

肱二頭肌肌腱
（長頭）

事會刺激傷處的活動。在醫療專業人員的指導下，開始肩部運動以恢復肩膀的肌力及活動度。暖身運動、緩和運動、拉筋伸展及肌力訓練，還有放鬆關節不緊繃，都能預防滑囊炎發生。

長期預後

如果滑液囊沒有受感染，在充分修復及復健後，幾乎可以完全康復。某些情形下，會建議用針將滑液囊刺破以減少發炎，並確認是否有感染。

051 肱二頭肌肌腱炎

肱二頭肌位於肩膀前方，可執行手肘屈曲、前臂旋後的動作。肱二頭肌肌腱炎是因為二頭肌的肌腱受刺激或過度使用而導致發炎，常發生於高爾夫球、舉重、划船及投擲運動的運動員身上。

當二頭肌長頭的肌腱在肱骨的結節間溝（二頭肌溝）裡反覆上下移動時，就會造成刺激。發炎可以發生在肌腱本身，或是腱鞘、腱周組織（paratenon）處。尤其肱二頭肌肌肉及肌腱的接合處，更容易因為過度使用或反覆舉重的動作而受傷。

傷病原因

動作技巧差，尤其是在重訓時；突然增加訓練的時間或是強度；肩膀夾擠症候群。

徵候與症狀

被動伸展、前臂旋後及手肘屈曲對抗阻力後，二頭肌溝處會疼痛；肌腱沿線會疼痛及壓痛；運動過後覺得僵硬。

輕忽則可能產生的併發症

肱二頭肌肌腱炎若未妥善照護及治療，會持續惡化，肌腱所受刺激及發炎程度增加，讓你無法在無痛狀態下繼續運動或競賽。若無充分修復及復健，可能會導致肌腱撕裂、退化。

立即處置

使用RICER法（見60～62頁）以減輕疼痛及發炎；服用抗發炎藥物及止痛藥。然後再熱敷，以促進血液循環和加速復原。

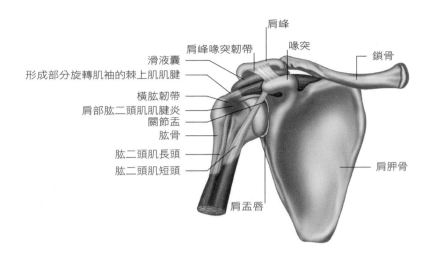

肩峰
肩峰喙突韌帶
喙突
滑液囊
鎖骨
形成部分旋轉肌袖的棘上肌肌腱
橫肱韌帶
肩部肱二頭肌肌腱炎
關節盂
肱骨
肱二頭肌長頭
肱二頭肌短頭
肩胛骨
肩盂唇

復健與預防

　　肱二頭肌肌腱炎為自限性疾病，有足夠休息及基本醫療照顧的話，一般都能自行康復。在完全復原後，可以接受柔軟度、本體感覺及肌力等訓練。注意正確的運動技巧，以及做好暖身、伸展運動，並避免突然增加運動強度，可以預防此類傷害。

長期預後

　　若有充分時間讓肌腱修復、減緩發炎，通常不需要手術，運動員都可完全復原，重返運動場。然而，這種運動傷害太常發生，有時必須注射皮質類固醇來減少疼痛。要注意的是，這種醫療行為需要仔細評估，因為這會增加肌腱斷裂的風險。

052 胸肌發炎

　　在許多運動中，當手臂要將負重推離（例如重訓時），或是在碰撞性賽事中要將其他運動員推開時，都會使用到胸肌。反覆性的活動，尤其是臥推，可能會過度刺激肌肉和／或肌腱，導致不適感及喪失靈活度。

傷病原因

　　胸大肌的負重超過負荷，尤其是在臥推時。在接觸性／碰撞性運動中推得太用力；跌倒在向外伸展的雙手或單隻手臂上。

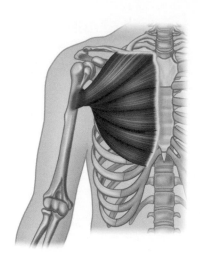

徵候與症狀

肩膀疼痛及無力；無法舉起手臂；舉重時感到疼痛或僵硬。

輕忽則可能產生的併發症

若缺乏妥善照護，胸肌止端的不適感會加劇。胸肌的肌肉或肌腱可能會發生撕裂傷，使得無力及疼痛感增加，還可能有長期退化的風險。若撕裂情形再惡化的話，可能需要手術修復。

立即處置

立即停止會刺激胸肌的體育活動；採用RICER法（見60～62頁）以減少發炎及疼痛；然後等急性期過後再熱敷，以促進血液循環、加快復原。

復健與預防

胸肌（包括肌腱）受傷後必須要有充分的時間修復。在沒有嚴重撕裂傷的情況下，胸肌的肌力訓練及漸進式的徒手健身[1]，可以幫助運動員恢復到受傷前的體能狀態。留意正確的重訓技巧、循序漸進而非突然增加肌肉負擔，有助於避免此類傷害。

長期預後

如果有適當的照護及足夠的修復時間，加上漸進式訓練胸部及肩膀的肌群，運動員通常可以恢復到受傷前的體能水準。

註1　徒手健身（calisthenics）是利用自己體重為重量的一種健身訓練，受傷機率較低，例如伏地挺身。

053 冰凍肩（沾黏性肩關節囊炎）

冰凍肩的正式名稱是「沾黏性肩關節囊炎」，俗稱「五十肩」，主要症狀是肩部的持續性疼痛，造成關節的活動度受到限制，手臂從前面或側面都舉不高。這是因為關節囊內形成異常的組織帶，在活動時限制動作且造成疼痛；患者通常缺乏在關節囊內扮演潤滑關節作用的滑液。

冰凍肩的原因可分成兩種：一種是原發性冰凍肩，即沒有受到傷害或其他因素而產生的發炎，多見於女性及糖尿病患者；一種是次發性冰凍肩，多因為骨折、脫臼、肌腱斷裂、肌腱發炎等原因引發，例如運動員可能會在肩部創傷後發作。

傷病原因

肩膀受傷後疤痕組織增生；肩部手術後發生沾黏；盂肱關節周圍的軟組織反覆撕裂傷。

徵候與症狀

肩部隱隱作痛、鈍痛，通常晚上會更嚴重；肩膀活動度受限；移動傷肢時會感到疼痛。

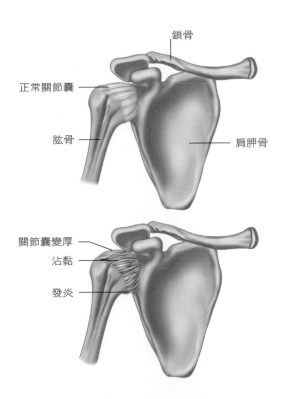

鎖骨

正常關節囊

肱骨

肩胛骨

關節囊變厚

沾黏

發炎

輕忽則可能產生的併發症

缺乏妥善治療及適當時間修復，冰凍肩會有惡化傾向。如果繼續從事會用到受傷肩膀的活動，會導致關節進一步沾黏，造成疼痛加劇及關節活動度下降。一旦形成疤痕組織，最終可能需要手術來移除。

立即處置

使用濕熱治療（moist heat）以放鬆受傷的肩關節；使用肌肉鬆弛劑，來放鬆肩膀及手臂肌肉。

復健與預防

濕熱治療應該配合伸展運動，以逐漸恢復關節的活動度。熱療和醫師指導的物理治療結合，可以更快收到效果。每天做數次肩膀全關節活動度的運動，加上肌力訓練，有助於預防冰凍肩。一旦肩膀受傷，必須給予立即醫療照護，以避免生成疤痕組織。

長期預後

冰凍肩的復原時間，依據受傷原因、運動員的年齡、健康狀況及肩膀的受傷史而有不同。若在治療四到六週後情況還是沒有改善，可能就需要動手術。持續的不適感及動作障礙，是冰凍肩常見的症狀。

復健與康復計畫

　　以下是針對肩部和上臂多數軟組織傷害的通用復健計畫，例如扭傷、拉傷和肌腱炎，但此計畫並不適用於會影響肩部和上臂硬結構的損傷，像是骨折與脫位。請注意，每種受傷形式都是獨一無二的，需要的治療可能與下面的描述不同。請諮詢物理治療師或其他傷害復健專家，以量身打造合適的復健計畫。

第 1 階段 ||||

　　目的是減少患部發炎和疼痛。為了達成這個目標，應限制患部所有的運動，並休息、冰敷、加壓及抬高患部。根據受傷的嚴重度，此階段可持續48～72小時，或者直到發炎和疼痛明顯減輕時。

第 2 階段 ||||

　　目的是透過改善患部的血液循環，進而改善氧氣和營養供應，以加速癒合，最好可以透過熱療、超音波、經皮神經電刺激（TENS）和按摩來達成。在不引起任何疼痛的前提下，可以加入非常緩和的運動。根據受傷的嚴重程度，這個階段可以持續三天到三週，或者直到在進行一般動作時相對不痛之際。

***注意：在此復健階段，你可能急著在完全做好準備之前就進行第3階段，或是勿促完成以下的練習。但請切記，耐心是成功完成復健和康復的關鍵。在正常的動作變得相對不痛之前，千萬不要進入第3階段。

第 3 階段 ||||

　　目的是恢復因受傷而失去的體適能之要素，因此按照順序完成是很重要的，應遵循的順序如下。

　　（註：以下部分動作解說會以右手或左手為範例，請自行依受傷部位換邊進行。）

I.透過溫和的運動改善活動幅度

　　首先是彎曲及伸直患部。當你對這些簡單的動作感到更舒適自在時，就可以開始做一些旋轉練習。將受傷部位從一側轉到另一側，並以順時針和逆時針

方向旋轉。當這些活動幅度的練習對你而言是舒適自在的，而且可以相對無痛地進行時，就可以進入下一組練習了。請記住，這些是活動幅度的訓練，而非伸展運動。你只需要在整個活動範圍內移動受傷部位，不必額外施加力量或壓力。

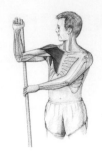

手臂向上的旋轉肌伸展

採站姿，伸出右手且前臂向上，手肘彎曲成直角。然後雙手持掃帚柄，放在右手手肘後方，用左手將掃帚柄的下部往前拉。

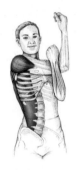

屈臂肩部伸展

採站姿，將右手的手肘彎曲成直角，上臂橫放在身體前方，接著用左手將右手手肘拉向左邊的肩膀。

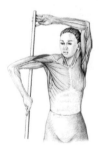

手臂向下的旋轉肌伸展

採站姿，伸出右手且前臂向下，手肘彎曲成直角。然後雙手持掃帚柄，放在右手手肘後方，用左手將掃帚柄的上部往前拉。

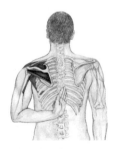

向上肩部伸展

將一隻手放在背後，然後往上滑到兩個肩胛骨之間。

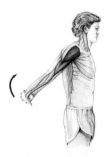

反向肩部伸展

採站姿，雙手在背後合十，接著慢慢抬起雙手。

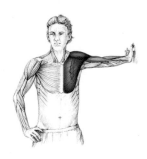

手臂平舉的胸部伸展

採站姿，左手臂向後伸展並與地面平行，然後抓住一個穩固的物體，接著往右邊轉身，使你的肩膀和身體遠離伸展的左手臂。

2. 增進肌力和柔軟度

等長運動是一個相對安全的開端。這是施力使肌肉收縮但患部不動的肌力訓練。然後可以接續傳統的肌力訓練，包括向心和離心肌肉收縮。此外，將一些溫和的靜態和被動伸展練習納入，也是很重要的。可以重複進行上一節中提到的活動幅度訓練，例如靜態伸展，施加溫和的力量和壓力以擴大活動範圍。這些將有助於進一步增加活動幅度，並為未來更劇烈的動作做好準備。

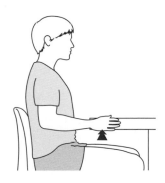

採坐姿或站姿，手肘彎曲成直角，掌心朝內，將手掌靠在固定的物體上；手肘保持在身體兩側，將手掌用力壓在物體上並數到五，然後放鬆。重複做 3～6次。
變化式：保持手肘靠在身體兩側，以不同的角度向外伸出手，並重複等長收縮按壓。

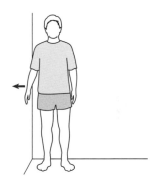

採坐姿或站姿，手臂伸直放在身邊兩側，側身靠牆或靠在距離約15公分遠的固定物體上，保持肘部伸直的同時，用手背抵住牆面；維持這個姿勢數到五，然後放鬆。重複做3～6次。
變化式：以不同的角度往前和往上抬起手臂，然後反覆用手背抵住牆，進行等長收縮訓練。

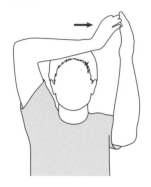

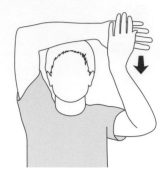

採坐姿或站姿，右手臂向上抬起並彎曲手肘，使肩膀與上臂成直角；維持此姿勢，用左手抵著舉起的右手掌並數到五，然後放鬆。重複做3～6次。
變化式：將高舉的手掌轉向前，然後再轉向後。

採坐姿或站姿，將右手臂高舉過頭，於頭頂上方把手肘彎曲成直角，並維持掌心向前；將左手掌與舉起的右手掌相對，並阻擋其任何動作，接著數到五，然後放鬆。重複做3～6次。

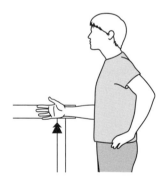

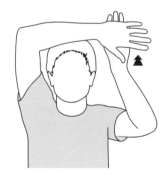

採坐姿或站姿，側身靠牆或靠在距離約8公分遠的固定物體上，將手肘彎曲成直角；接著保持手肘在身旁的同時，用手背抵住牆面；維持這個姿勢數到五，然後放鬆。重複做3～6次。
變化式：以不同的角度往前、往上擺放你的手臂，並同時保持手肘彎曲，然後用手背重複進行等長收縮訓練。

採坐姿或站姿，將右手臂高舉過頭，於頭頂上方把手肘彎曲成直角，並維持掌心向前；將左手掌與舉起的右手背相對，並阻止其任何動作，接著數到五，然後放鬆。重複做3～6次。

3.改善平衡和本體感覺

　　一旦你覺得患部的肌力稍微恢復，就該進行一些平衡練習和運動了。這些運動對於幫助重新訓練患部周圍受損的神經，是非常重要的。你可以先從簡單的平衡練習開始，例如用手和膝蓋爬行。接著進階訓練，在搖擺板或平衡板、抗力球或穩定軟墊上，保持俯臥撐姿勢。另一個簡單的本體感覺練習是閉上雙眼，然後用食指尖指向鼻頭。

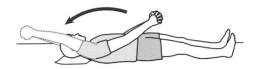

重力輔助的肩部活動訓練

採仰臥姿勢，頭底下墊一個柔軟的枕頭或小的緩衝墊（確保頭頂和頭部後方還有空間），接著雙手合十；打直手肘，讓手臂盡可能往上高舉過頭頂。重複做10～20次。

變化式： 如果雙手合十對你來說比較困難，則改於手中握住一根棍子或棒子（例如拐杖），使雙手握距與肩同寬。

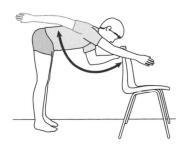

溫和的肩部屈伸活動訓練

採站姿，髖部屈曲使身體往前彎，讓軀幹保持水平，將一隻手放在支撐物上；另一隻手臂保持肘部伸直，輕輕地前後擺動。重複做10～20次。

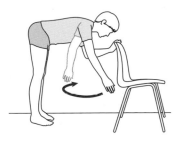

溫和的肩部旋轉活動訓練

採站姿，髖部屈曲使身體往前彎，讓軀幹保持水平，將一隻手放在支撐物上；另一隻手臂保持肘部伸直，輕輕地擺動畫圈，使圓圈直徑盡可能大。重複做10～20次。

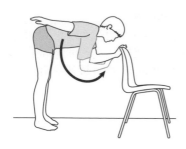

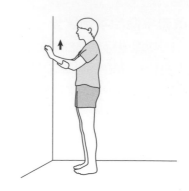

溫和的肩帶活動訓練

採站姿，髖部屈曲使身體往前彎，讓軀幹保持水平，將一隻手放在支撐物上；軀幹保持不動，將另一隻手臂的肘部伸直、向外擺動，接著再彎曲肘部使手臂橫越胸口。重複做10～20次。

手指爬牆

面向牆壁，在距離約15公分處站著。把一隻手放在牆上；用手指爬牆，盡可能使你的手往上爬高；當你達到極限時，若有必要，用另一隻手扶住該手臂，可幫助其進行反向動作。重複做10～20次。

4.改善動態體能和增強式訓練

現在可以結合一些動態或爆發性的運動，來強化患部並改善本體感覺。從與你的專項運動相關的動態伸展和訓練開始，是相當不錯的。技巧訓練和運動練習，是衡量你的體適能水準及患部肌力的好方法。

增強式訓練是另一個為你的復原畫龍點睛的好工具。增強式訓練是一種爆發性運動，在離心肌肉收縮之後緊接著向心肌肉收縮，並且包括過頂投擲和拍手伏地挺身等活動。這些活動相當激烈，記得要從輕鬆的開始，接著慢慢增強力量。千萬不要過於激動，也不要過度訓練，你已經做了這麼多努力，怎麼可以做愚蠢的事情而再次傷害了自己。

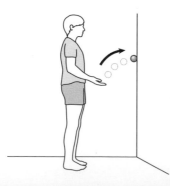

單手投球

把球對牆投擲，然後用受傷的手接住它。重複做10～20次。

變化式：(a) 先低手投擲，接著換過肩投擲；(b) 增加與牆壁的距離；(c) 改變球的大小和重量。

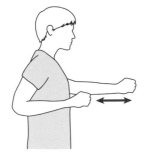

快速出拳

採站立姿勢，雙肘彎曲成銳角，輕輕握拳且掌心向上，接著雙臂快速交替往前出拳，出拳時拳頭轉向下，回到起始位置時拳頭恢復向上。每隻手重複訓練20～50拳。

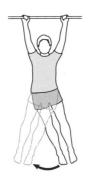

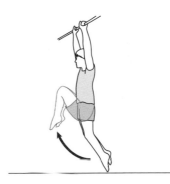

懸吊腿擺動

雙手握於單槓上，雙腿併攏，並且伸直膝蓋和軀幹，接著左右擺動雙腿。重複訓練3～10次。

懸吊腿屈伸

雙手懸掛在單槓上，彎曲雙膝並抬高到胸前；接著將雙膝向下伸直並將雙腿往身後擺。重複做3～10次。

第 4 階段 ▐▐▐▐

　　目的是防止再度受傷。首先，請自問究竟為什麼會受傷。是意外嗎？是否過度負荷（做得太多、太快）嗎？還是生物力學的效率太差？如果是意外，以後就盡量避免。如果是過度負荷，則請相對應地調整訓練計畫。如果是生物力學的問題，則可以針對肌力和柔軟度的弱項及不平衡來改善，建議與教練、訓練專家或生物力學專家，一起加強你的運動技巧和形式。

10 背部與脊椎的運動傷害

脊椎的解剖構造和生理

● 脊椎骨

脊椎是一個既強健又具靈活度的結構，能夠在絕大多數的方向上彎曲和旋轉。它可以支撐頭部，將脊髓包圍且保護著，也是肋骨和背部肌肉的附著處。

脊椎共由33塊椎骨組成，分別為：頸椎7塊、胸椎12塊、腰椎5塊、薦椎5塊、尾椎4塊。薦椎融合形成骶骨，尾椎融合形成尾骨。因此，總共有26塊獨立的骨頭組成了脊柱。

頸椎

總共有7塊頸椎形成脖子。第一頸椎（C1）被稱作「寰椎」（atlas），支撐著頭部，就像神話人物阿特拉斯用肩膀支撐著世界一樣。第二頸椎（C2）又被稱為「樞椎」，實際上是一個樞紐，使得寰椎和頭部可以在該軸上左右旋轉。第三至第六頸椎則相當正常，但第七頸椎（C7）稱為「隆椎」，是在後頸部外觀可以看到和摸到的突起。

胸椎

總共有12塊胸椎骨，其中10塊與肋骨相連。這些胸椎骨比頸椎更大且更強壯。

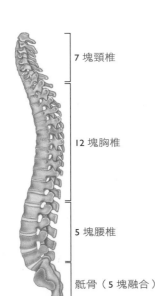

7塊頸椎

12塊胸椎

5塊腰椎

骶骨（5塊融合）

尾骨（3～4塊融合）

圖 10.1：脊柱，側視圖

197

腰椎

總共有5塊腰椎支撐下背。它們是脊椎骨中最大且最強壯的，可做為支撐上半身重量的背部大塊肌肉的附著點。

薦椎

總共有5塊薦椎融合形成一個三角形骨，即骶骨，這是骨盆腰帶的堅固基礎。

尾椎

總共有4個尾椎骨融合形成一個三角形，稱為尾骨或尾骨。

椎間盤

椎間盤由名為「纖維環」的纖維厚軟骨環所組成，纖維環包圍著一個名為「髓核」的膠狀物質。椎間盤為脊柱帶來靈活度，並且提供緩衝和保護。椎管穿過在椎間盤後方的椎體中心，裡頭包含從腦幹到第一或第二腰椎處的脊髓。

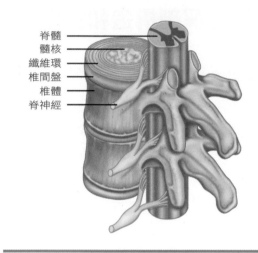

脊髓
髓核
纖維環
椎間盤
椎體
脊神經

圖 10.2：椎間盤的解剖圖

相關韌帶與肌群

韌帶是由纖維組織組成的彈性帶，為骨骼之間提供堅固且有彈性的連接。脊柱由許多韌帶支撐著。前縱韌帶和後縱韌帶，連接頸椎、胸椎與腰椎區域的椎體。棘上韌帶附著在椎骨的棘突上，在頸部區域擴大，因而又被特別稱為「項韌帶」。黃韌帶從第二／第三頸椎到第五腰椎／第一薦椎，連接到兩個相鄰椎骨的椎板腹側部分，並在它們之間延伸。這些韌帶、肌肉和肌腱在運動過程中協同作用，以面對脊柱所受到的外力，尤其是在彎曲和舉重時。

脊柱周圍的肌肉，主要負責穩定脊柱並使背部保持直立的位置。背部和側面的肌肉，讓上半身和脊椎得以進行彎曲、側屈、伸展、超伸展和旋轉的動作。

闊背肌是背部最寬的肌肉，是主要的攀爬肌肉之一，由於它可以將肩膀向下、向後拉，並將軀幹拉往固定的手臂方向，因此大量用於攀岩、體操（尤其是吊環和雙槓）、游泳和划船等運動。菱形肌位於肩胛骨和脊柱之間，因其形狀（菱形）而得名。腰方肌從髂嵴和髂腰韌帶穿過腰部，直至最低肋骨和第一腰椎至第四腰椎的橫突，其作用是側曲軀幹，同時也能側向抵抗軀幹被拉往反方向的力量。

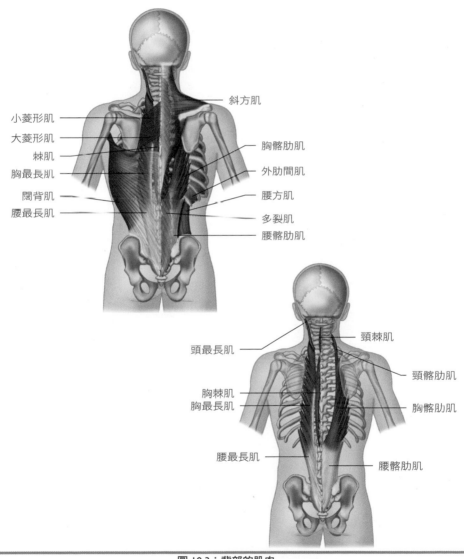

圖 10.3：背部的肌肉

　　肋間肌是相鄰肋骨之間薄而分層的片狀肌肉。下肋骨的外肋間肌與腹外斜肌纖維融合，相互重疊，從而有效地形成連續的一塊肌肉。內肋間纖維位於外肋間肌的深處，並斜穿過外肋間肌。

　　背部的豎脊肌（又稱為骶棘肌），是由三組平行排列的肌肉所組成。從外到內分別是：髂肋肌、最長肌、棘肌。最長肌屬於豎脊肌的中間部分，可再細分為胸、頸和頭部。棘肌位在豎脊肌的最內側，亦可再進一步細分為胸、頸和頭部。

　　橫脊肌是位於豎脊肌深處的三個小肌肉群的複合體。它與豎脊肌不同的是，每一群肌肉都依次更深，而不是並排排列。肌肉群從淺到深依次為：半棘肌、多裂肌、旋轉肌。它們的纖維通常從橫突向上並向內延伸到更高位的棘突。多裂肌是橫脊肌群的一部分，位於椎骨的棘突與橫突間的溝槽中，在半棘肌和豎脊肌的深處。而旋轉肌則是橫脊肌群中的最深層肌肉。

　　棘間肌是位於棘間韌帶兩側的短肌肉。橫突間肌也跟棘間肌一樣，是短小的肌肉。頸部和胸部區域，包括前橫突間肌和後橫突間肌；而腰部區域則包括側橫突間肌和內側橫突間肌。

054 背部肌肉拉傷

　　背部肌肉拉傷通常與下背部（腰椎及薦椎）有關，疼痛程度在中度至重度之間。背部拉傷發生在伸展時傷到背部肌肉或肌腱，常見於舉重、突然的動作、跌倒，以及跟其他運動員發生碰撞，或是任何會牽動到背部肌肉的活動。

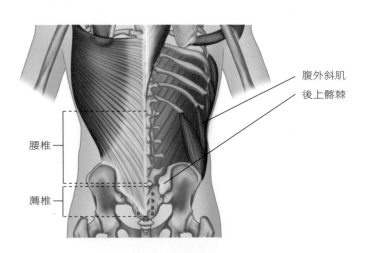

腹外斜肌

後上髂棘

腰椎

薦椎

傷病原因

舉重時突然拉到背肌；突然做出會牽動到背肌的動作；背肌受到反覆性壓迫；運動技巧差或是姿勢不正確。

徵候與症狀

背部疼痛、僵硬；背部動作困難。

輕忽則可能產生的併發症

背部拉傷通常在適度休息後就會復原。若置之不理，可能會導致慢性背痛、僵硬及不適，甚至使肌肉及肌腱退化。有些情形嚴重者，肌肉痙攣伴隨發炎而造成進一步疼痛。

立即處置

不要趴著，膝蓋抬起，躺在穩定的平面上休息；冰敷；使用止痛藥及抗發炎藥。

復健與預防

在冰敷減緩發炎後，可以適度熱療或許有助於緩解不適感。背部拉傷所需要的復原時間，要視嚴重程度、拉傷位置及運動員的健康狀況而定。當肌肉開始復原時，要適度使用肌肉以免肌肉萎縮、失養。接著，藉由運動來強化背肌的肌力及恢復活動度，有助於避免再度拉傷。

長期預後

雖然背肌拉傷有時會很痛，但完全復原後，通常不會有喪失活動度或疼痛的後遺症。不過會有再度拉傷的風險，尤其是初次拉傷程度嚴重的話。只要沒有涉及到肌腱及組織嚴重撕裂傷，通常不需要手術。

055 背部韌帶扭傷

突發、不規律的動作或反覆性的壓力，或是脊椎相關韌帶負重過大，都可能造成韌帶扭傷或撕裂。背部韌帶扭傷是很多運動都可能發生的傷害，會造成疼痛及程度不等的活動度下降。

傷病原因

舉重超過負荷；突然扭轉脊椎，包括滑雪或從事其他運動時跌倒；運動前，沒有做好暖身。

徵候與症狀

疼痛及僵硬；難以彎腰，伸直背部時感到疼痛；有壓痛及發炎現象。

輕忽則可能產生的併發症

運動員可能會因韌帶扭傷而痛到無法從事日常活動，需要休養至傷處恢復。若持續從事活動，會導致韌帶進一步撕裂。如果沒有照護好的話，即使是中等程度的韌帶扭傷也會演變成急性疼痛。

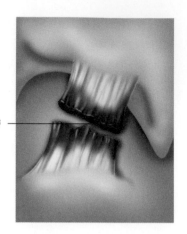

斷裂的韌帶

立即處置

受傷後立即採用RICER法（見60～62頁）；使用非類固醇抗發炎藥。

復健與預防

輕度到中度的韌帶扭傷，需要數天休息才能恢復日常活動。保持適度活動，才能重建脊椎的柔軟度並避免肌肉萎縮。在完全復原前不該從事肌力訓練。運動前先暖身及伸展、保持良好的姿勢、注意適當的運動技巧，都有助於避免此類傷害。

長期預後

不到5%的背部運動傷害需要手術，即便是手術也無法保證對韌帶扭傷有效。一般來說，需要六至八週的復原時間，嚴重者還要休養更長的時間。沒有完全康復的話，會增加再度受傷的風險。

056 背部挫傷 •————————————

挫傷是身體軟組織的封閉式傷口，可能為肌肉、肌腱或韌帶被撞擊導致。挫傷會造成傷處瘀血，且因為傷處的血液灌流減少，可能使皮膚變色。背部挫傷常見於美式足球及曲棍球等碰撞性運動，可能是軟組織受到強烈外力撞擊，或是跌倒時背部著地。

挫傷與皮下組織受傷有關，由於肌肉組織富含血管，被撞擊後造成血管破裂，血滲出至皮下組織而形成瘀血及瘀斑（皮膚因局部出血而變色）。此外，微血管受到鈍傷，血液也會滲出至周遭組織。雖然多數運動傷害導致的挫傷並不嚴重，但有時嚴重骨折或內出血也會出現類似症狀，不得不注意。

傷病原因

肌肉過度負荷，或在碰撞性運動中被其他運動員撞擊而導致肌肉過度伸展；被運動裝備撞擊，尤其是在打曲棍球或袋棍球時；跌倒時背部嚴重著地。

徵候與症狀

傷處會疼痛、壓痛；皮膚變為藍、紫、橘或黃色；出現疼痛性痙攣及收縮結節（又稱激痛點，為身體自我保護機制）。

輕忽則可能產生的併發症

挫傷可能是其他潛在嚴重傷害的外顯症狀之一，包括骨折、血腫（血液堆積在肌肉中）或是其他內出血等，需要立即醫療處置的病症。輕微的挫傷通常可在數天內康復，不會留下併發症；但如果是較嚴重的案例，可能需要三到四週才能復原。

立即處置

停止活動，並且冰敷以減少腫脹。視需要使用抗發炎藥及止痛藥來緩解疼痛；調整運動內容。

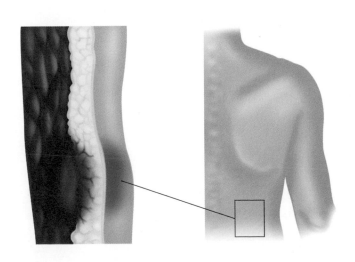

復健與預防

避免對傷處進一步傷害或加壓，再加上冰敷，通常可以有效加速復原。挫傷常來自鈍性外力，通常難以避免。適當的體能訓練及飲食（例如攝取充分的維他命Ｃ），可以減輕挫傷的嚴重程度。接下來的處置，可能包括淺層熱療、超音波、按摩、適當伸展及阻力訓練。

長期預後

雖然背部挫傷會造成嚴重的急性疼痛，但復原速度比起肌肉拉傷或是韌帶扭傷要來得快。瘀青的嚴重程度受許多因素影響，包括受傷時的肌肉緊繃及放鬆程度。疼痛及皮膚變色的情形，通常會在數小時或數天內緩解。一般來說，可以完全康復，沒有後遺症，較嚴重的情形大約需要四週復原。

057 椎間盤突出 •

椎間盤是分隔各個脊椎的結締組織，扮演吸收阻力及緩衝的角色，讓頸部和背部能平順地執行屈曲動作，使脊椎骨不會相互摩擦。

椎間盤會突出，是因為椎間盤滑脫或破裂所致。椎間盤內部像果凍般的髓核會滲到周圍組織，造成局部發炎反應，而且若進入脊椎孔還會對脊神經造成壓力（有時也會傷到脊髓）。任何一節椎間盤都有破裂風險，但椎間盤突出一般都好發於下背部。

傷病原因

失當的舉重技巧；脊椎過度扭曲；椎間盤受到強力創傷。

徵候與症狀

背部及頸部疼痛；屁股、背部、上肢或下肢麻木、刺痛；腸胃或膀胱功能改變（比較罕見，而且必須緊急處理）。

輕忽則可能產生的併發症

椎間盤突出需要醫療照顧及評估。其症狀也可能代表有其他潛在疾病，比如骨折、腫瘤、感染或神經損傷等，都可能危及性命。

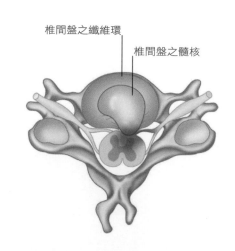

椎間盤之纖維環

椎間盤之髓核

立即處置

臥床休息，交替冰敷及熱敷；使用抗發炎藥物及止痛藥。

復健與預防

通常會建議休息及限制活動數天，但如果是運動員，應該要繼續日常活動，以恢復脊椎的活動度並避免肌肉萎縮。不再疼痛後，可以考慮結合物理治療和按摩，並逐漸增加背部運動的強度。肌力及柔軟度訓練、適當的暖身、避免過度或突如其來的舉重、注意良好的運動技巧等，都有助於避免此類傷害。

長期預後

大多數的椎間盤傷害，只要有充分時間復原，不需手術就可緩解。雖然肌力及活動度大都可完全復原，但對舉重選手以及需要大量用到背部肌腱、韌帶和脊椎的運動員而言，椎間盤容易再度受傷。

058　椎間盤膨出

膨出的椎間盤，是由於各種原因的退化而使其超出正常的邊界。若椎間盤夾擠到連接脊椎骨的韌帶或上面的神經，就會導致疼痛。當髓核往外推時，也可能導致椎間盤膨出。椎間盤膨出可能沒有任何症狀，但在做磁振造影時會顯現於成像上。

傷病原因

椎間盤會隨著年紀而磨損及退化；伸展連接脊椎的韌帶；失當的重訓使脊椎過度扭轉。

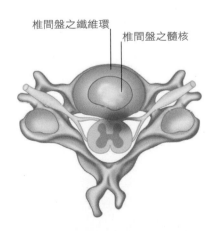

椎間盤之纖維環
椎間盤之髓核

徵候與症狀

背部輻射痛延伸到腳（傷到腰間盤）；背部輻射痛延伸到肩膀（傷到頸肩盤）；屁股、背部及上下肢麻木、刺痛或疼痛。

輕忽則可能產生的併發症

膨出的椎間盤可能不會表現出症狀，若沒有攝影檢驗或許不會被診斷出來。但時日一久，椎間盤可

能會開始夾擠神經並造成疼痛。無預警的動作或重訓,對椎間盤產生壓力,就可能使椎間盤破裂或突出而造成疼痛,需要休息及復健。

立即處置

停止會對椎間盤造成壓力的任何活動;休息,並交替冰熱敷以減少發炎和疼痛。

復健與預防

椎間盤膨出通常是老化的自然過程,但有時候是椎間盤突出的前兆。盡可能減少加諸在背部的壓力,有助於避免此類傷害。

長期預後

比較嚴重的椎間盤膨出可能會破裂,使其內部物質突出至脊椎孔。如果是較不嚴重的情形,休息及冰敷就已足夠消除疼痛、恢復活動度。

059 脊椎的壓力性骨折

髓弧中最脆弱的「椎弓峽部」及上下關節面部位,把腰椎的上下關節連接起來。累積性的傷害可能造成椎弓峽部產生裂縫或骨折,甚至使脊椎體位移(或稱脊椎滑脫)。位於最底下、連接骨盆的第五節腰椎(L5),是脊椎骨折最好發的位置。

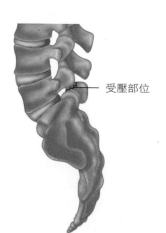

受壓部位

脊椎的壓力性骨折(椎弓斷裂)是常見的運動傷害,起因於脊椎過度使用以及過度伸展。競技體操、重量訓練和美式足球等,都是容易造成此類傷害的運動。此外,也常見於青少年快速生長的高峰期。

傷病原因

先天遺傳傾向;過度使用、屈曲、扭曲或過度伸展腰椎造成的機械性壓力;處於生長加速期時,尤其是青少年。

徵候與症狀

疼痛感會橫跨下背部;痙攣、背部緊繃;大腿後側的膕旁肌僵硬,造成姿勢改變。

輕忽則可能產生的併發症

置之不理會持續惡化而逐漸失能無力。產生裂縫的骨頭需要充分的時間修復，若最後骨折的情況惡化，可能需要手術介入。

立即處置

休息，並避免過度使用腰椎而造成壓力；冰敷，使用止痛藥及抗發炎藥物，以減少發炎及疼痛；接著熱療以促進血液循環、加快復原。

復健與預防

經過完整的復原時間後（通常需要六週或更久，取決於受傷的嚴重程度），就要開始從事柔軟度及力量訓練。避免在堅硬、無彈性的平面上運動（例如水泥地），這會增加腰椎的壓力。

長期預後

就大多數的壓力性骨折來說，若受傷情況不嚴重，而且有充分的復原時間，腰椎骨折通常會自行修復。但椎弓斷裂及脊椎滑脫大都不會隨著時間而自動康復。萬一休息及復健無法恢復原先關節的活動度，且疼痛持續的話，就可能要動手術治療（例如腰椎和薦椎融合的案例）。

復健與康復計畫

　　以下是針對背部和脊椎多數軟組織傷害的通用復健計畫，例如扭傷、拉傷和肌腱炎。此計畫並不適用於會影響背部和脊椎結構的損傷，像是骨折與椎間盤損傷。請注意，每種受傷形式都是獨一無二的，需要的治療可能與下面的描述不同。請諮詢物理治療師或其他傷害復健專家，以量身打造合適的復健計畫。

第 1 階段 ||||

　　目的是減少患部的發炎和疼痛。應限制患部的所有動作，並且好好休息，使用冰塊來達成此目的。根據受傷的嚴重程度，此階段可持續48～72小時，或者直到發炎症狀和疼痛明顯減輕時。

第 2 階段 ||||

　　目的是透過改善患部的血液循環，進而改善氧氣和營養供應，以加速癒合，最好可以透過熱療、超音波、經皮神經電刺激（TENS）和按摩來達成。在不引起任何疼痛的前提下，可以加入非常緩和的運動。根據受傷的嚴重程度，這個階段可以持續三天到三週，或者直到在進行一般動作時相對不痛之際。

★★★注意：在此復健階段，你可能急著在完全做好準備之前就進行第3階段，或是匆促完成以下的練習。但請切記，耐心是成功完成復健和康復的關鍵。在正常的動作變得相對不痛之前，千萬不要進入第3階段。

第 3 階段 ||||

　　目的是恢復因受傷而失去的體適能之要素，因此按照順序完成是很重要的，應遵循的順序如下。

　　（註：以下部分動作解說會以右側或左側為範例，請自行依受傷部位換邊進行。）

I. 透過溫和的運動改善活動幅度

　　首先是彎曲及伸直患部。當你對這些簡單的動作感到更舒適自在時，就可以開始做一些旋轉練習。將受傷部位從一側轉到另一側，並以順時針和逆時針方向旋轉。當這些活動幅度的練習對你而言是舒適自在的，而且可以相對無痛地進行時，就可以進入下一組練習了。請記住，這些是活動幅度的訓練，而非伸展運動。你只需要在整個活動範圍內移動受傷部位，不必額外施加力量或壓力。

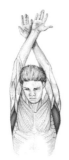

向上背部伸展
雙臂交叉站立，然後將手臂高舉過頭。盡可能地向上伸展。

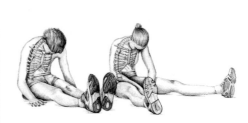

坐姿前彎背部伸展
坐在地上，雙腿向前伸直或分開45度角。保持腳趾向上，將手臂放在身邊兩側或膝蓋上。放鬆你的背部和頸部，然後讓頭胸部往前傾。

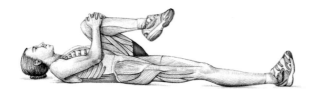

仰臥抬膝蓋至胸伸展
採取仰臥姿勢，保持一條腿平放在地上。用雙手將另一條腿的膝蓋抬至胸口上方。

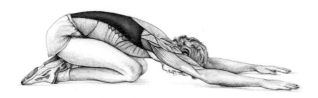

跪姿前伸
雙膝跪地，接著雙手向前伸。讓你的頭部往前倒下，並且將臀部往腳的方向推。

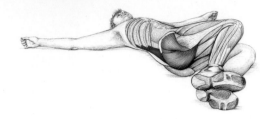

仰臥轉膝伸展

採仰臥姿勢,雙膝併攏並稍微彎曲立起。雙臂固定放在兩側,然後讓背部和臀部隨著膝蓋左右移動而扭轉。

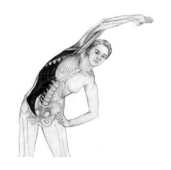

側向延伸伸展

採站姿,雙腳打開與肩同寬,然後慢慢地向一側彎曲,且手抬高過頭頂。不要向前彎腰。

2. 增進肌力和柔軟度

等長運動是一個相對安全的開端,這是施力使肌肉收縮但患部不動的肌力訓練。然後,你可以接續進行傳統的肌力訓練,包括向心和離心肌肉收縮。此外,將一些溫和的靜態和被動伸展練習納入,也是很重要的。你可以重複進行前面提到的活動幅度訓練,例如靜態伸展,施加溫和的力量和壓力以擴大活動範圍。這將有助於進一步增加活動幅度,並為未來更劇烈的動作做好準備。

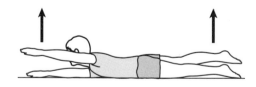

將手臂抬起的軀幹和臀部伸展

採俯臥姿勢,並且在髖部下方墊一個枕頭,雙臂沿著頭部向前伸展,將左手臂和右腿稍微往上抬起;然後慢慢地放下;接著換邊做同樣的動作。重複進行5~10次。

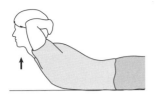

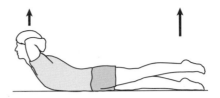

將手臂彎曲抬起的軀幹伸展

採俯臥姿勢，雙手放在頭部後方，肘部彎曲；把你的頭、手臂和軀幹稍稍微抬起；保持這個姿勢數到二，然後慢慢地放下。重複進行10～15次。

手臂和腿交替抬起的軀幹伸展

採俯臥姿勢，雙手放在頭部後方，肘部彎曲；抬起你的頭、手臂、軀幹和其中一條腿，並保持腿部伸直；接著慢慢地放下，然後換另一條腿做同樣的動作。重複進行10～15次。

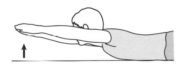

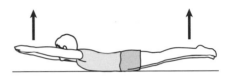

將手臂伸直抬起的軀幹伸展

採俯臥姿勢，雙臂沿著頭部向前伸直；將手臂、頭部和軀幹稍微抬起；保持這個姿勢數到二，然後慢慢地放下。重複進行10～15次。

雙腿和手臂都抬起的軀幹伸展

採俯臥姿勢，雙臂沿著頭部向前伸直，將雙臂、頭、軀幹和雙腿都稍微抬起；然後慢慢地放下。重複進行10～15次。

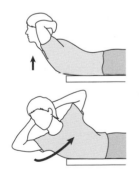

軀幹扭轉且伸展

採俯臥姿勢，胸部放在床或長凳邊緣，雙手放在頭部後方，肘部彎曲，將頭、手臂和軀幹稍微抬起，轉向一側；接著反向回到起始位置，然後再次抬起並轉向另一側。重複進行10～15次。

3.改善平衡和本體感覺

　　一旦你覺得患部的肌力稍微恢復，就該進行一些平衡練習和運動了。這些運動對於幫助重新訓練患部周圍受損的神經，是非常重要的。你可以先從簡單的平衡練習開始，例如沿著直線走或在平衡木上進行平衡訓練。接著，可以進階單腳訓練，像是單腳平衡站立，然後閉上雙眼進行相同的訓練。當你對以上訓練感到舒適自在時，就可以嘗試更進階的訓練，像是使用搖擺板或平衡板、抗力球、穩定軟墊或滾筒。

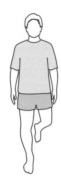

以受傷的腿站立之一

盡可能保持平衡，之後放鬆數到十。重複進行 3～5 次。

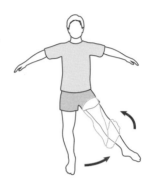

以受傷的腿站立之三

將另一條腿往側面抬起並繞圈，一直到不平衡為止，然後放鬆數到十。重複進行 3 次。

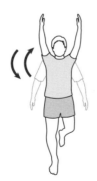

以受傷的腿站立之二

在保持平衡的情況下，將雙臂依序往各個方向抬起，然後放鬆數到十。重複進行 3 次。

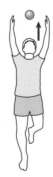

以受傷的腿站立之四

在保持平衡的同時將球拋向空中，再接住它，盡可能重複多次，然後放鬆數到十。重複進行 3 次。

變化式：將球投擲到牆上或與搭檔搭配訓練。

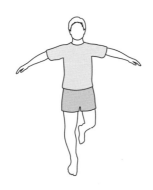

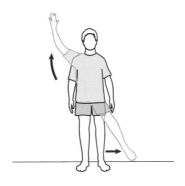

以受傷的腿站立之五

閉上雙眼並保持平衡，然後放鬆數到十。重複進行3～5次。

以受傷的腿站立之六

採站姿，將重心稍微移到受傷的腿上，然後將同一側的手臂高舉過頭；將對側的腿向外側抬起，並在腳不落地的情況下內外擺動3次，然後回到起始位置。重複進行5次。

4.改善動態體能和增強式訓練

現在可以結合一些動態或爆發性的運動，來強化患部並改善本體感覺。從與你的專項運動相關的動態伸展和訓練開始，是相當不錯的。技巧訓練和運動練習，是衡量你的體適能水準及患部肌力的好方法。

增強式訓練是另一個為你的復原畫龍點睛的好工具。增強式訓練是一種爆發性運動，在離心肌肉收縮之後緊接著向心肌肉收縮，並且包括跳躍、單腿跳、蹦跳和彈跳等活動。這些活動相當激烈，記得要從輕鬆的開始，接著慢慢增強力量。千萬不要過於激動，也不要過度訓練，你已經做了這麼多努力，怎麼可以做愚蠢的事情而再次傷害了自己。

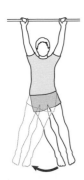

懸吊腿擺動

雙手握於單槓上，雙腿併攏，並且伸直膝蓋和軀幹，接著左右擺動雙腿。重複訓練3～10次。

213

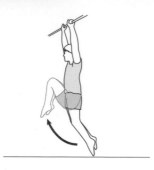

懸吊腿屈伸

雙手懸掛在單槓上，彎曲雙膝並抬高到胸前；接著將雙膝向下伸直並將雙腿往身後擺。重複做3～10次。

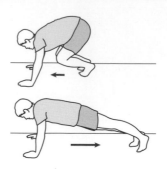

深蹲腿推跳

先蹲下，接著肘部和膝蓋打直，以雙手和腳趾平衡你的身體；用手掌撐地，以水平跳躍的方式將膝蓋抬高至胸前，然後快速反向動作，將雙腿直接往後踢。重複進行5～20次，中間不停歇。

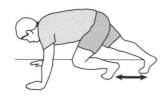

交替蹬腿

先蹲下，然後雙手平放在地板上，手指朝向前方；以手掌撐地，其中一條腿先往後踢，然後往前回踢時，另一條腿同時往後踢。快速地連續訓練10～20次。

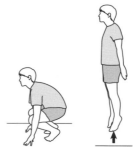

深蹲跳

一隻腳稍微站在另一隻腳前方；先跳起再蹲下來以手觸地，接著彈跳起來，在空中交換雙腳的前後位置，使後腳變成在前面。快速地連續訓練5～20次。

第 4 階段 ||||

　　目的是防止再度受傷。首先，請自問究竟為什麼會受傷。是意外嗎？是否過度負荷（做得太多、太快）嗎？還是生物力學的效率太差？如果是意外，以後就盡量避免。如果是過度負荷，則請相對應地調整訓練計畫。如果是生物力學的問題，則可以針對肌力和柔軟度的弱項及不平衡來改善，建議與教練、訓練專家或生物力學專家，一起加強你的運動技巧和形式。

11 胸部與腹部的運動傷害

胸腹部的解剖構造和生理

　　肋骨保護胸腔內的器官，並於呼吸生理中扮演重要的角色：附著在肋骨上的肌肉，負責擴張胸腔，讓空氣進入肺部。相較於其他骨頭，由於肋骨的附著處有軟骨，因此有更大的彈性。肋骨在前方連接胸骨及／或肋骨緣，後方則與胸椎形成關節。

　　肋骨共有十二對，包括真肋、假肋、浮肋。一到七對肋骨（第一肋到第七肋）為真肋，藉由肋軟骨直接和胸骨相連。接下來的三對肋骨（第八肋到第十肋）為假肋，與肋軟骨連接，但沒跟胸骨有直接接觸。最後兩對（十一及十二

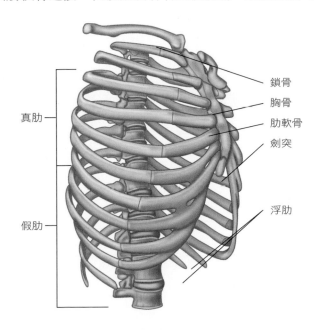

真肋

假肋

鎖骨
胸骨
肋軟骨
劍突

浮肋

圖 11.1：肋骨與胸骨

肋）則為浮肋，不管是肋軟骨或胸骨，都沒有跟浮肋相連。

對維持生命及運動來說，呼吸都是至關緊要的部分，因此跟吸呼作用有關的主要骨骼肌，都值得我們好好了解。

橫膈膜[1]是主要的呼吸肌，收縮時會使頂部下降，增加胸腔體積。橫膈膜藉由增加腹腔內壓力，幫助維持脊椎的穩定，同時也跟腹橫肌協同控制軀幹的動作，並加強呼吸模式，尤其是當動作牽涉到四肢時。

最外層的外肋間肌負責向外側擴展胸腔，並在吸氣時維持肋骨穩定。其下的內肋間肌作用正好相反，負責用力呼氣。最內肋間肌則和腹內斜肌、腹外斜肌的解剖位置最相近。

腹肌是用力呼氣時主要的參與肌群。這些肌肉藉由改變腹內壓力來協助排空肺部的氣體，並且傳遞由橫膈膜製造的壓力。腹內壓力，是由橫膈膜、骨盆底及腹壁所構成的封閉圓柱體所產生。較大的腹內壓力可以增加軀幹和骨盆的穩定度。

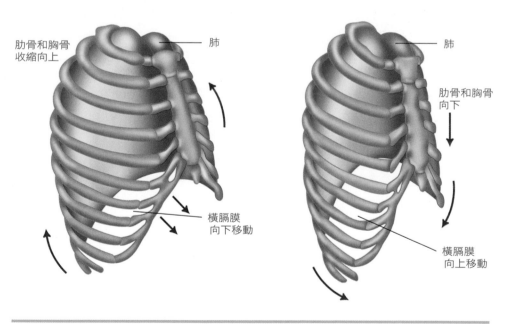

肋骨和胸骨
收縮向上

肺

橫膈膜
向下移動

肋骨和胸骨
向下

肺

橫膈膜
向上移動

圖 11.2：呼吸的機轉

註 1　diaphragm 的中文翻譯雖然稱為「橫膈膜」，乍聽之下似乎是一層薄薄的膜狀構造，但其實是一大片結實又厚的肌肉。

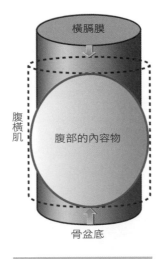

橫膈膜

腹橫肌

腹部的內容物

骨盆底

圖 11.3　腹內壓

　　骨盆底肌肉是組成腹腔－骨盆腔底部的一群肌肉及軟組織。它們負責維持腹內壓力，並維持呼吸過程的穩定性。骨盆底肌肉最主要的功能是支持骨盆內器官，並控制排遺。

　　其他肌群也可以協助主要呼吸肌群，但只有在運動比較激烈時，這些肌肉才會被啟動。我們的身體需要這些肌群來穩定其他部位，以便加強呼吸動作。比如說深呼吸時，斜角肌透過固定第一及第二肋骨的位置，避免在呼氣時受到腹肌收縮的影響。

　　胸鎖乳突肌也是吸氣輔助肌，可將胸骨抬起，在肩胛骨穩定的條件下，做中至深度吸氣時，可以增加胸廓部的前後徑。前鋸肌是將肩胛骨內側向前拉的胸部肌肉，吸氣時，可以側向擴張肋骨架。

　　胸肌在用力吸氣時抬高肋骨，同時要靠斜方肌及前鋸肌來穩定肩胛骨，避免肩胛骨外翻翹起。在用力吸氣及呼氣時，會用到闊背肌；而豎脊肌則透過伸展胸椎、提高肋骨來輔助呼吸。至於腰方肌在呼吸上的作用，則是穩定第十二肋，避免它在呼吸時向上提起。

　　前腹壁肌肉分布於肋骨及骨盆之間，作用是支持軀幹及下背部，使我們能夠活動，並可維持腹內器官不走位。前腹壁肌肉分為三層，肌肉纖維走向和相對應的三層胸腔肌肉相同。最深層的是腹橫肌，走向約呈水平；中間層為腹內斜肌，與最外層的腹外斜肌走向呈 X 相交。在這三層肌肉的外圍，是垂直走向的腹直肌，這些肌肉跟我們在健身運動員身上所見到的六塊肌有關。

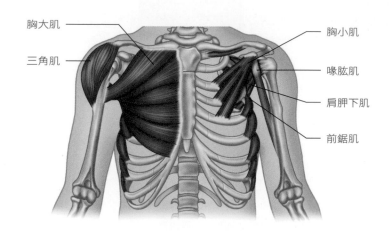

胸大肌

三角肌

胸小肌

喙肱肌

肩胛下肌

前鋸肌

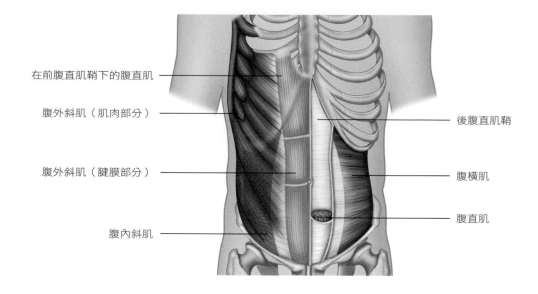

在前腹直肌鞘下的腹直肌

腹外斜肌（肌肉部分）

腹外斜肌（腱膜部分）

腹內斜肌

後腹直肌鞘

腹橫肌

腹直肌

圖 11.4：胸部與腹部的肌肉

060 肋骨骨折

美式足球或曲棍球等接觸性／碰撞性運動，或是可能會導致跌倒或胸部鈍傷的運動，肋骨骨折的風險都比較高。其他例如極限運動、騎馬或武術，也可能導致此類傷害。在鈍傷或跌倒過後，一旦肋骨有疼痛或壓痛，甚至是呼吸困難的情形，都必須被當成可能有肋骨骨折來處置。當肋骨或其軟骨骨折或破裂後，它們支持及保護胸腔的功能就會下降。這可能會影響肌肉擴張胸腔的能力，而無法提供足夠的通氣量，導致空氣攝入量及氧氣交換量變少。任何一根肋骨都有可能骨折，而且通常發生肋骨骨折時都不只一根肋骨受傷。

傷病原因

胸部、側面或背部受到猛力撞擊；跌倒時胸部、背部或側面著地；用力咳嗽，尤其是骨質疏鬆症等骨頭不健康的人。

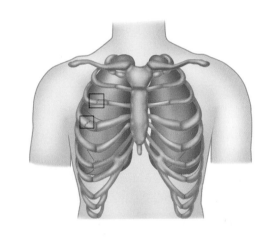

徵候與症狀

骨折處疼痛或壓痛，在壓到胸骨或肋骨時也會明顯感到不適；呼吸困難及疼痛，尤其是吸氣時；呼吸時，胸廓可能會有不規則運動或有些腫脹。

輕忽則可能產生的併發症

骨折的肋骨若未處置，除了疼痛外，甚至還會造成肺部感染。呼吸變淺，使氧氣濃度下降。斷裂的骨頭末端，可能傷及底下細緻的肺部組織或造成其他傷害；甚至刺傷心臟。整個胸腔的穩定性都會遭到破壞。

立即處置

一旦懷疑肋骨骨折，必須立即尋求醫療協助。冰敷，並使用抗發炎藥以緩解疼痛。在得到醫療支援之前，可以先加壓以穩定傷處。但注意不要施壓太久，因為深度呼吸是維持肺部組織健康的要件。

復健與預防

充分的休息，對骨折肋骨的修復很重要。每個小時必須至少有一次深度肺部擴張呼吸，以確保有足夠的肺部組織參與，且可避免肺部感染。在完全復原

之前，必須妥善保護好傷處。由於吸呼會動到肋骨，因此無法保持傷處靜止不動，所以修復時間會拖得較長，通常需要六至八週。重返正常活動時，最好再以緩衝墊額外保護一至兩週。此外，增加胸部及背部的肌肉量、使用合適的防護裝備等，都有助於保護肋骨不受傷。

長期預後

若有充分休養，受傷的肋骨通常可以完全復原。但即使是受過一次傷，肋骨再度受傷的機率也不會比較高。受傷的肋骨數目會影響復原所需的時間，如果底下的組織（例如心臟或肺部）也受到波及，就需要更多的時間來恢復。

061 連枷胸

肋骨形成一個籠狀結構來保護胸腔內的重要器官，一旦肋骨有多處骨折，而有部分游離浮動時，就會造成連枷胸。胸壁不再是一個完整的單位，分離的區塊可能會獨自移動。這是很嚴重的情形，因為肋骨下的器官構造相當精細，而且在呼吸過程中，肋骨和胸壁都扮演了很重要的角色。連枷胸是必須立即處置的醫療緊急狀況，只要肋骨斷掉一至兩處，肋骨架的完整度就會受到破壞，讓胸壁失去支撐。當肋軟骨隨著肋骨破裂時，後果也是如此。連枷胸會讓胸部擴張及引入空氣的能力受到影響，呼吸變得不規則而淺。此類運動傷害經常會伴隨反常的胸廓升降——吸氣時胸廓塌陷、呼氣時胸廓擴張。

傷病原因

肋骨受到鈍傷；跌倒或直接撞擊到胸部、背部或側邊；肋骨骨折未治療又受到其他傷害。

徵候與症狀

反常的胸廓起伏；胸部其中一個部位可能會單獨移動，甚至和正常呼吸的升降相反；疼痛及壓痛；呼吸困難；傷處可能會瘀青、腫脹；肋骨骨折處的胸壁不穩定。

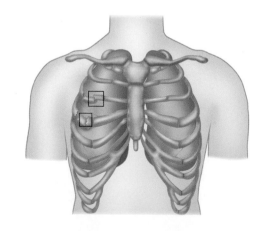

輕忽則可能產生的併發症

在連枷胸中，斷裂的肋骨會游離浮動，因此可能對緊貼在底下的肺臟及心臟組織造成傷害；有可能會導致氣胸（肋膜腔出現了氣體，造成部分或完全肺塌陷）或血胸（即胸腔積血，肺臟周圍的胸腔出血）。因為連枷胸引起的疼痛及不穩定，而影響到呼吸及肺部功能；肺臟無法進行正常的呼吸作用而供氧不足。肺部無法完全充氣而導致肺炎，以及其他呼吸併發症。

立即處置

此類傷害的可能併發症比較嚴重，所以被歸類在緊急醫療，必須立即尋求醫療照護。冰敷及使用抗發炎藥、止痛藥來緩解疼痛。在醫療救援抵達前，可以先加壓傷處以維持穩定，但要記得不可長時間加壓，以避免肺部灌流減少。

復健與預防

休息，是復原階段最重要的步驟；妥善保護傷處也很重要。重回正常活動一定要循序漸進，不可操之過急，並使用緩衝墊為傷處提供額外保護。等骨折處癒合後，傷處周圍的肌肉需要復健。練好胸部及背部的肌肉，可以有效保護肋骨不受傷。在肋骨架的兩側穿戴防護裝備，預防肋骨受傷。

長期預後

充分休息及復健後，連枷胸通常可以完全康復。某些情形，可能需要手術介入以穩定骨折的肋骨。萬一是多根肋骨受傷，或是同一根肋骨有多重骨折時，所需要的復原時間都會拉長。同樣的，若傷到肋骨底下的組織或是相關支持構造，也會拉長復原時間。

062 腹部肌肉拉傷

腹部肌肉拉傷是許多運動常見的運動傷害，肇因是過度伸展或／及肌肉纖維撕裂。此類傷害通常是輕微的，但某些嚴重的案例，肌肉可能會斷裂。

傷病原因

肌肉過度伸展；在肌肉收縮時伸展；軀幹突然且劇烈地做出動作；直接受到外傷。

徵候與症狀

受傷的腹部肌肉疼痛；下背痛；肌肉痙攣，有時會瘀青。

輕忽則可能產生的併發症

腹肌拉傷很常見，通常只要適度休息就可以康復。但如果受傷後還持續活躍運動、缺乏充分休息，可能會使肌肉和肌腱受到更嚴重的傷害，而拉長疼痛時間，並影響日常活動。

立即處置

採用 RICER 法（見 60 ～ 62 頁）；使用抗發炎藥及止痛藥。

復健與預防

只要有充分休息及復原，通常就足以完全恢復到受傷前的狀態。強化腹肌訓練，包括腹部和脊椎的慢速反覆性運動。提升運動技巧、運動前做好暖身，都可以避免腹部肌肉拉傷。

長期預後

腹部肌肉拉傷按嚴重程度分為三大類，每一類所需要的照護方式相近，但復原時間長短不一。大致來說，只要沒有嚴重併發症或是需要動手術，通常可以完全康復至受傷前的體能狀態。

復健與康復計畫

　　以下是針對胸部和腹部多數軟組織傷害的通用復健計畫，例如扭傷、拉傷和肌腱炎。但此計畫並不適用於會影響胸部和腹部結構的損傷，像是骨折。請注意，每種受傷形式都是獨一無二的，需要的治療可能與下面的描述不同。請諮詢物理治療師或其他傷害復健專家，以量身打造合適的復健計畫。

第 1 階段 ||||

　　目的是減少患部的發炎和疼痛。應限制患部的所有動作，並且好好休息，使用冰塊來達成此目的。根據受傷的嚴重程度，此階段可持續 48 ～ 72 小時，或者直到發炎症狀和疼痛明顯減輕時。

第 2 階段 ||||

　　目的是透過改善患部的血液循環，進而改善氧氣和營養供應，以加速癒合，最好可以透過熱療、超音波、經皮神經電刺激（TENS）和按摩來達成。在不引起任何疼痛的前提下，可以加入非常緩和的運動。根據受傷的嚴重程度，這個階段可以持續三天到三週，或者直到在進行一般動作時相對不痛之際。

***注意：在此復健階段，你可能急著在完全做好準備之前就進行第 3 階段，或是匆促完成以下的練習。但請切記，耐心是成功完成復健和康復的關鍵。在正常的動作變得相對不痛之前，千萬不要進入第 3 階段。

第 3 階段 ||||

　　目的是恢復因受傷而失去的體適能之要素，因此按照順序完成是很重要的，應遵循的順序如下。

　　（註：以下部分動作解說會以右側或左側為範例，請自行依受傷部位換邊進行。）

1. 透過溫和的運動改善活動幅度

　　首先是彎曲及伸直患部。當你對這些簡單的動作感到更舒適自在時，就可以開始做一些旋轉練習。將受傷部位從一側轉到另一側，並以順時針和逆時針

方向旋轉。當這些活動幅度的練習對你而言是舒適自在的，而且可以相對無痛地進行時，就可以進入下一組練習了。請記住，這些是活動幅度的訓練，而非伸展運動。你只需要在整個活動範圍內移動受傷部位，不必額外施加力量或壓力。

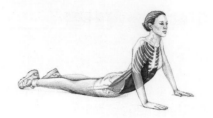

抬腹伸展

俯臥，雙手靠近肩膀。髖部保持在地面，眼睛往前看，然後伸直手臂將上半身抬起。

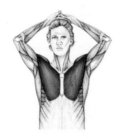

手臂高抬的胸部伸展

站直且手指交叉。把你的手臂彎曲並將雙手掌放在頭頂上，同時強迫你的肘部和手掌往後。

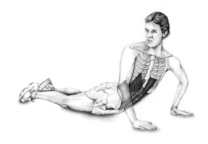

旋轉腹部伸展

俯臥，雙手靠近肩膀。髖部保持在地面，眼睛往前看，接著伸直手臂將上半身抬起。然後，慢慢彎曲其中一隻手臂並將肩部轉向地面。

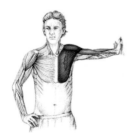

手臂平舉的胸部伸展

採站姿，左手臂向後伸展並與地面平行，然後抓住一個穩固的物體，接著往右邊轉身，使你的肩膀和身體遠離伸展的左手臂。

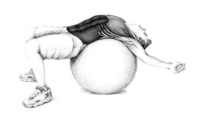

拱背腹部伸展

坐在抗力球上，接著慢慢將球往前滾動，且身體往後靠。使你的背部和肩膀靠在球上，雙臂懸掛在兩側。

2. 增進肌力和柔軟度

等長運動是一個相對安全的開端，這是施力使肌肉收縮但患部不動的肌力訓練。然後，你可以接續進行傳統的肌力訓練，包括向心和離心肌肉收縮。此外，將一些溫和的靜態和被動伸展練習納入，也是很重要的。你可以重複進行前面提到的活動幅度訓練，例如靜態伸展，施加溫和的力量和壓力以擴大活動範圍。這將有助於進一步增加活動幅度，並為未來更劇烈的動作做好準備。

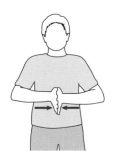

採坐姿或站姿，雙臂伸到身體前方，肘部彎曲，手指指向前方，掌心相對數到五，然後完全放鬆。重複訓練 3 ～ 6 次。

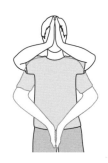

重複上一個練習，雙手掌心相對時，先將雙手舉起到臉部的前方，然後往下移到腹部的前方。

控制深層腹肌

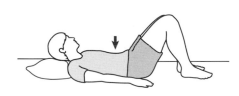

仰臥，雙膝彎曲，頭部下方墊一、兩個枕頭，腹肌向內收縮，骨盆稍微向後傾斜，使脊椎平貼地面；保持正常呼吸；為了確保腹部肌肉不會向外推，可以用手檢查它們是否已經收緊且在肋骨和骨盆之間往下凹。重複訓練 5 ～ 10 次。

基本仰臥起坐（腹部和軀幹捲曲）

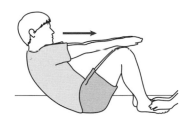

仰臥，雙膝彎曲，雙手放在大腿上，雙腳固定不動或是請夥伴幫你壓住，然後下巴保持內收，將頭、肩和軀幹往上抬起，直到雙手抬高到膝蓋上方；接著慢慢地進行反向動作並放鬆。重複訓練 5 ～ 10 次。

3. 改善平衡和本體感覺

　　一旦你覺得患部的肌力稍微恢復，就該進行一些平衡練習和運動了。這些運動對於幫助重新訓練患部周圍受損的神經，是非常重要的。你可以先從簡單的平衡練習開始，例如用雙手和膝蓋走路。接著，可以嘗試更進階的訓練，像是在搖擺板或平衡板、抗力球或穩定軟墊上，維持俯臥撐的姿勢。

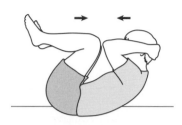

雙側仰臥起坐

仰臥，雙腿伸直，雙手放在頭部後方，雙膝彎曲並抬到胸前，同時把頭、手臂和軀幹抬起，使肘部碰觸到膝蓋；接著慢慢地進行反向動作回到起始位置。重複訓練 5 ～ 10 次。

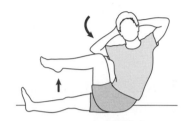

雙側扭轉仰臥起坐

仰臥，雙腿伸直，雙手放在頭部後方，把頭、手臂和軀幹抬起並往前的同時，彎曲左膝並抬到胸前，然後扭轉軀幹，使彎曲的左膝接觸右手肘，然後進行反向動作回到起始位置；接著換邊做同樣的動作。重複訓練 5 ～ 10 次。

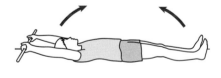

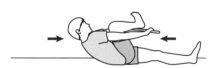

腹部強化複合訓練

仰臥，雙腿伸直，雙臂高舉過頭，雙手握住一根棍子，將其中一個膝蓋彎曲並抬到胸前，同時手臂越過身體前方，將棍子移往腳的方向，直到彎曲膝蓋的下方，然後進行反向動作回到起始位置；接著換邊做同樣的動作。重複訓練 5 ～ 10 次。

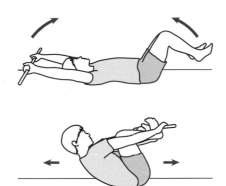

腹部超級強化訓練

仰臥，雙腿伸直，雙臂高舉過頭，雙手握住一根棍子，將雙膝彎曲並抬到胸前，同時雙臂和棍子越過身體前方，並將棍子移到雙腿的下方，然後伸直膝蓋並保持雙腿懸空；接著進行反向動作回到起始位置。重複訓練 5 ～ 10 次。

4. 改善動態體能和增強式訓練

　　現在可以結合一些動態或爆發性的運動，來強化患部並改善本體感覺。從與你的專項運動相關的動態伸展和訓練開始，是相當不錯的。技巧訓練和運動練習，是衡量你的體適能水準及患部肌力的好方法。

　　增強式訓練是另一個為你的復原畫龍點睛的好工具。增強式訓練是一種爆發性運動，在離心肌肉收縮之後緊接著向心肌肉收縮，並且包括過頂投擲和拍手伏地挺身等活動。這些活動相當激烈，記得要從輕鬆的開始，接著慢慢增強力量。千萬不要過於激動，也不要過度訓練，你已經做了這麼多努力，怎麼可以做愚蠢的事情而再次傷害了自己。

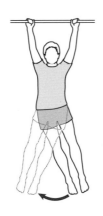

懸吊腿擺動

雙手握於單槓上，雙腿併攏，並且伸直膝蓋和軀幹，接著左右擺動雙腿。重複訓練 3 ～ 10 次。

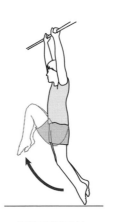

懸吊腿屈伸

雙手懸掛在單槓上，彎曲雙膝並抬高到胸前；接著將雙膝向下伸直並將雙腿往身後擺。重複做 3 ～ 10 次。

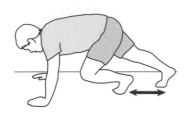

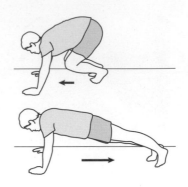

交替蹬腿	深蹲腿推跳
先蹲下,然後雙手平放在地板上,手指朝向前方;以手掌撐地,其中一條腿先往後踢,然後往前回踢時,另一條腿同時往後踢。快速地連續訓練 10 ～ 20 次。	先蹲下,接著肘部和膝蓋打直,以雙手和腳趾平衡你的身體;用手掌撐地,以水平跳躍的方式將膝蓋抬高至胸前,然後快速反向動作,將雙腿直接往後踢。重複進行 5 ～ 20 次,中間不停歇。

第 4 階段 ▐▐▐

目的是防止再度受傷。首先,請自問究竟為什麼會受傷。是意外嗎?是否過度負荷(做得太多、太快)嗎?還是生物力學的效率太差?如果是意外,以後就盡量避免。如果是過度負荷,則請相對應地調整訓練計畫。如果是生物力學的問題,則可以針對肌力和柔軟度的弱項及不平衡來改善,建議與教練、訓練專家或生物力學專家,一起加強你的運動技巧和形式。

髖部、骨盆與鼠蹊部的運動傷害

髖部、骨盆與鼠蹊部的解剖構造和生理

骨盆帶（或稱髖帶）由兩塊骨盆骨或髖骨組成，為脊柱和骨盆內的器官提供了強而穩定的支撐，並且連接脊柱與下肢。

兩個骨盆骨在恥骨聯合的前側結合；而恥骨聯合是一個由強韌的韌帶和纖維軟骨盤加強固定的穩定關節。兩塊骨盆骨與骶骨、尾骨，一起形成骨盆的盆狀結構。在出生時，每塊骨盆骨由三個獨立的骨頭組成，分別是髂骨、坐骨、恥骨。這些骨頭後來會融合在一起，相連接的區域是一個名為「髖臼」的深半球形窩，它與股骨頭相連。儘管骨盆骨是一塊骨頭，但通常根據其三個部分分開討論。

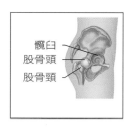

髖臼
股骨頭
股骨頸

圖 12.1　髖關節與右腿，
　　　　　側視圖

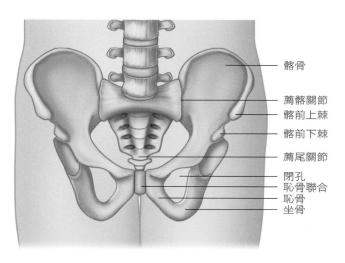

髂骨

薦髂關節
髂前上棘

髂前下棘

薦尾關節

閉孔
恥骨聯合
恥骨
坐骨

圖 12.2：骨盆帶的骨頭，前視圖

　　髂骨是一塊大而往外開的骨頭，是骨盆骨中最大和最上方的部分。當你將手放在髖部上時，感覺到的部位就是髂嵴。每個骨盆嵴都終止於前方的髂前上棘（ASIS）和髂前下棘（PSIS）。髂前下棘難以觸診摸到，但其位置大概在骶骨區域的皮膚凹陷處，高度大約與第二骶骨孔齊平。

　　坐骨是骨盆的下後部，大致呈拱形。坐骨底部是粗糙和增厚的坐骨結節（有時被稱為「坐骨」，因為當我們坐下時，重量完全由坐骨結節承擔）。恥骨是骨盆的前下部，由兩個骨突或骨支組成。

⬤ 相關肌群

　　組成臀部的大肌肉包括三個臀肌：臀大肌（全身最大的肌肉）、臀中肌、臀小肌。臀大肌位於最淺表處，與闊筋膜張肌一起終止於大腿深處筋膜的垂直增厚處，即髂脛束。在站立姿勢下，臀肌負責支撐，將骨盆固定在股骨上；在腿部伸展的姿勢中，它也能保持膝關節的伸展。臀大肌的另一個功能是髖關節處強而有力的伸肌。臀中肌和臀小肌則負責在髖關節處外展股骨，以及穩定骨盆，防止腳離地時骨盆傾斜，例如在步行時。

　　梨狀肌是一個三角形的小肌肉，它起自於骶骨的內表面，通過坐骨大孔後離開骨盆，終止於股骨的大轉子。梨狀肌有助於側向旋轉髖關節，在髖關節屈曲時外展大腿，並協助將股骨頭保持在髖臼中。

　　腹股溝（又稱鼠蹊部）的肌肉，包括了恥骨肌、內收短肌、內收長肌、股薄肌、內收大肌，負責將腿部拉向身體的中線。它們附著在骨盆和股骨上，有些向上，而有些則靠近膝蓋。

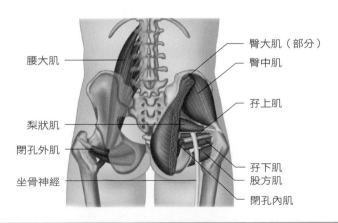

腰大肌

臀大肌（部分）

臀中肌

孖上肌

梨狀肌

閉孔外肌

坐骨神經

孖下肌

股方肌

閉孔內肌

圖 12.2：臀部與髖部肌群

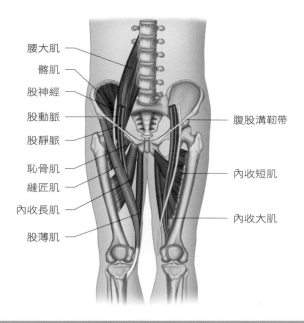

圖 12.3：髂腰肌、內收肌和骨盆區域，前視圖

腰大肌
髂肌
股神經
股動脈
股靜脈
恥骨肌
縫匠肌
內收長肌
股薄肌

腹股溝靭帶
內收短肌
內收大肌

　　髂腰肌實際上是由兩塊肌肉組成：起自於髖骨的髂肌，以及起自於腰椎的腰大肌。這兩塊肌肉終止於股骨頂部的同一個肌腱。髂腰肌是髖關節的主要屈肌，與股直肌協同作用，它們的功能是將股骨向上拉往腹部，或者是反過來將腹部向下拉往腿部，例如做仰臥起坐時。在活動過程中需要把腳抬起的跑者、自行車騎士、足球運動員、健行者和參與跳躍活動的人，都具有臀屈肌拉傷的風險。

063 髖屈肌拉傷

　　髖部屈肌位於髖部前方，包括髂肌和腰大肌，可以在軀幹不動的情形下，抬升大腿；或在雙腿不動的情況下，將軀幹往下往前彎。當我們騎自行車、跑步、踢腿或跳躍時，都會大量使用到這些肌肉。一旦有新的負荷施加在這些肌肉上，或是反覆對肌肉施加壓力，這些肌肉便有可能被拉傷或撕裂。

傷病原因
　　髖屈肌承受反覆的壓力，卻沒有足夠的復原時間；髖屈肌在缺乏鍛鍊或沒

有做好暖身的情況下，就承受過多負荷；從事跑步、騎單車或其他活動時，姿勢不正確；強迫大腿過度伸展。

徵候與症狀

髖部前方到鼠蹊部上方先出現疼痛；活動時，大腿靠近髖部處會疼痛；髖屈肌出現紅腫及壓痛。

輕忽則可能產生的併發症

髖屈肌若不治療會變成慢性，使肌肉失去彈性，如此一來可能會造成其他傷害。受傷肌肉也可能持續撕裂，最終從附著處完全斷裂。

立即處置

馬上停止任何會加重髖屈肌傷況的活動；傷後頭48～72小時進行冰敷；使用抗發炎藥物；接著熱敷或按摩，促進血液循環來幫助癒合。

復健與預防

肌力訓練是復健及避免髖屈肌拉傷的關鍵，因為強壯且具彈性的肌肉更能適應壓力。伸展髖屈肌、腹部肌肉、下背部、股四頭肌及膕旁肌群，可以減少施加在髖屈肌的負荷。強化髂腰肌及其他的髖部肌群、股四頭肌、下背部及腹部，也有助於髖屈肌承受突如其來的壓力。

長期預後

經過充足的休息及積極性的主動恢復（做伸展及強化運動）後，通常髖屈肌拉傷都能完全康復。然而，慢性疼痛及肌肉失去彈性也可能發生。

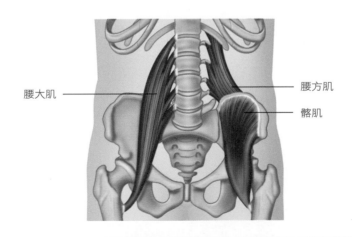

腰大肌　　　　　　　　　　　　　　　　　　腰方肌

　　　　　　　　　　　　　　　　　　　　　髂肌

深層髖屈肌和腰方肌

064 髖骨隆突挫傷

　　髖骨隆突挫傷通常指的是髂嵴深部及覆蓋它的肌肉出現瘀傷，這種傷害通常是直接衝撞造成的。髖骨隆突挫傷最常見於美式足球，而在其他的接觸性／碰撞性運動中也可能發生。

　　髖骨隆突挫傷一般指的是肌肉或骨頭的瘀傷，但嚴重時也可能出現骨片或骨折。髂嵴（將雙手置於骨盆上，可以感覺到它的位置）是髖骨上的骨性特徵，有許多肌肉附著在這個部位，例如髖屈肌、腹肌以及能旋轉骨盆的臀肌。當肌肉的附著處受傷時，任何需要用到這些肌肉的動作都可能會出現疼痛。

傷病原因
　　直接碰撞到髖部。

徵候與症狀
　　髂嵴部位出現疼痛與壓痛；執行髖部動作或有時負重而牽動到肌肉時會痛；局部發炎、瘀青及腫脹。

輕忽則可能產生的併發症
　　如果忽視不治療，疼痛與發炎的情況會造成步態異常，而且傷況會變成慢性。萬一是骨折或骨裂而沒處理，可能造成不正確的癒合，日後傷處極可能再度受傷。

立即處置
　　停止活動；立即冰敷傷處；照X光檢查是否有骨折或骨裂。

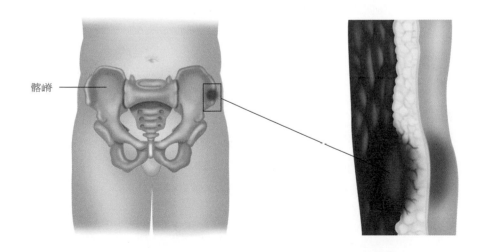

髂嵴

復健與預防

運動時使用適當的護具自我保護；強化髖部的支持肌肉，增加緩衝保護的作用。至於在運動中，如何避免摔倒及髖部碰撞，我們能做的並不多。

在復健方面，必須等到傷處不痛了，才能逐漸增加活動強度。任何會造成疼痛的活動都應該先停下來，直到不痛了才能再進行。

長期預後

髖骨隆突挫傷很少會造成長期失能，在治療與復健過後，絕大部分的運動員都可完全康復並重返運動場。除非有骨折的情形，否則很少需要手術。

065 撕裂性骨折

當韌帶或肌腱從它們的骨頭附著處被扯離時，可能會撕下一小片的骨頭，這就是撕裂性骨折。這種傷害通常是因為肌肉強力扭轉收縮、爆發性的過度伸展或過度屈曲所致。兒童的發生率比成年人高，這是因為成年人的肌腱或韌帶通常會比骨頭更早撕裂，而兒童的骨骼較軟，傷害容易發生在骨頭。撕裂性骨折多見於13～17歲男孩身上；而韌帶骨骼接合處的傷害較常發生在中年人身上。

雖然全身上下的任何肌腱或韌帶附著處，都可能發生撕裂性骨折，但這種運動傷害最好發於骨盆附近。撕裂性骨折最常發生在肌腱附著處的骨突部位（例如股骨的小轉子），骨突是成長中的骨質突出處，肌腱附著於此。在孩童身上，因為骨骼正在發育，生長板正是脆弱、容易發生撕裂性骨折之處。髂前上棘、髂前下棘和坐骨粗隆，都是容易發生此類傷害的骨質突出；會受到連帶影響的肌肉分別是縫匠肌、股直肌及膕旁肌（參見255頁圖）。

傷病原因

強力的扭轉、伸展或屈曲，造成肌腱或韌帶過大的負荷；關節直接受到撞擊，造成韌帶的強力拉扯。

徵候與症狀

傷處疼痛、腫脹及壓痛；突發性的局部疼痛，有可能會輻射至肌肉。

輕忽則可能產生的併發症

如果置之不理，撕裂性骨折可能導致肌肉及關節的長期失能。不完全或不正確的癒合，也可能波及到其他肌肉。

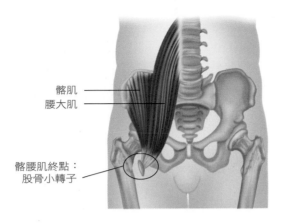

髂肌

腰大肌

髂腰肌終點：
股骨小轉子

立即處置

採行RICER法（見60～62頁）；固定受傷的關節；使用抗發炎藥物；尋找立即的醫療幫助。

復健與預防

先讓受傷的肌肉及關節充分休息，接著再做訓練來強化肌肉及支持韌帶，如此一來不僅對復健有益，也能降低日後發生骨折的風險。為了避免傷處再次受傷，在康復之路上必須循序漸進，這一點相當重要。

長期預後

經過適當治療後，大部分的簡單撕裂性骨折都可完全復原，且不留後遺症。但仍有少數案例，撕裂的骨頭會需要動手術修復，尤其是孩童的生長板被撕裂時。

066 鼠蹊部拉傷

就像其他的拉傷，鼠蹊部拉傷（或稱騎士拉傷）是指大腿內側的內收肌群或其肌腱過度拉伸或撕裂。鼠蹊部拉傷最常出現於足球、曲棍球或其他需要轉彎及快速變換方向的運動。這些傷害可以從簡單的肌肉拉扯，到嚴重的肌肉纖維撕裂。就如同其他的拉傷分級，鼠蹊部拉傷也分成一至三級，其中第三級是最嚴重的撕裂傷。

由於位置與功能的關係，需要腿部猛烈外轉或內轉的運動，比較容易拉傷鼠蹊部。傷口通常出現在肌肉－肌腱交接處，大約離恥骨五公分的位置。

傷病原因

髖部內收肌受到強力拉扯;內收肌劇烈收縮。

徵候與症狀

第一級:輕微疼痛;內收肌僵硬,但是不太影響運動表現。第二級:疼痛程度更高;有些許腫脹、壓痛及活動度受限;走路或慢跑時會痛。第三級:疼痛劇烈;有明顯的腫脹,負重時會痛,有時休息或睡覺時也會痛。

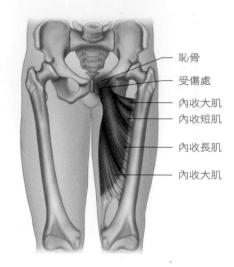

恥骨
受傷處
內收大肌
內收短肌
內收長肌
內收大肌

輕忽則可能產生的併發症

鼠蹊部拉傷若未妥善治療,可能導致步態不良及慢性疼痛,如此可能進一步導致其他部位的傷害。如果對原本輕微的肌肉撕裂置之不理,可能會變得嚴重或甚至完全撕裂。

立即處置

使用RICER法(見60～62頁)及抗發炎藥物;第三級拉傷需醫療介入。

復健與預防

經過初步治療後,如果是輕微拉傷,可以開始進行伸展及肌力的訓練。如果是比較嚴重的拉傷,需要更久的休息時間,而且更需要循序漸進地慢慢回復正常活動,每次運動前都要特別注意暖身。

要避免鼠蹊拉傷,可以這樣做:運動前做好暖身;伸展內收肌群來增加柔軟度;加強內收肌、外展肌、腹肌及髖屈肌的肌力,維持良好的肌肉平衡。

長期預後

大部分的鼠蹊部拉傷都可完全康復,不會有後遺症。只有最嚴重的拉傷──完全撕裂傷,才需要手術縫合。

067 恥骨骨炎

恥骨骨炎是恥骨聯合及附近肌肉發炎的狀況。這是一種慢性症狀，通常源自於肌力失衡、反覆性壓力、先前未治療的局部肌肉受傷或骨骼受傷。足球、曲棍球，以及其他需要跑步、踢腿或快速側向移動的運動，比較容易發生這類運動傷害。

受傷部位包括恥骨聯合及其上的纖維軟骨盤，雖然恥骨骨炎不會造成恥骨聯合出現不穩定的情況，但會有局部壓痛。內收肌與髖屈肌也有可能受到波及。反覆性的壓力、壓力角度改變及重大的外傷等，都有可能改變恥骨聯合的結構，使附著在此處的肌肉偏移。

傷病原因
跑步、踢腿等等會造成恥骨聯合的反覆性壓力；未妥善治療的創傷，造成恥骨聯合不正常受力。

徵候與症狀
恥骨附近的下腹部或內收肌疼痛。跑步、踢腿或蹬腿改變方向時，疼痛會加劇。

輕忽則可能產生的併發症
未妥善治療會使疼痛及失能情況更加嚴重。日漸增加的疼痛，會讓人在做某些動作時使用糟糕的姿勢，從而導致其他的傷害。

立即處置
停止會加劇症狀的所有活動；冰敷；使用抗發炎藥物。

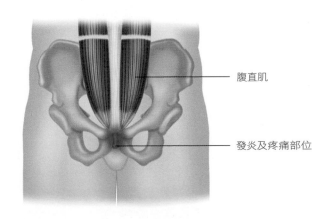

腹直肌

發炎及疼痛部位

復健與預防

疼痛消失後，可以做伸展運動來恢復骨盆帶的柔軟度。復原期間不要躁進，要循序漸進地慢慢回復正常活動。傷處一旦感覺到疼痛，就應立即停止活動。鍛鍊內收肌及髖屈肌的肌力，以便更有效地對抗壓力。運動前，做好正確的暖身。

長期預後

經過適當治療後，很少會有長期的不良影響，通常可以恢復到受傷前的活動度及肌力。如果疼痛及活動受限持續存在，則應該重新評估傷勢。

068 壓力性骨折

反覆或不正常的壓力施加在骨頭表面，可能導致壓力性骨折，這種情況通常出現在肌肉疲累而不再能吸收衝擊時。當壓力轉移到骨頭上，久而久之，骨頭上就會出現微小的碎裂，這種情形常見於跑步、跳躍及其他高衝擊的活動。

任何承受反覆性壓力或衝擊的骨頭，都可能發生壓力性骨折，但最常見的位置是足部、小腿及髖部的骨頭。當肌肉疲累而造成肌力失衡時，骨骼會因為不正常受壓而造成微小的骨碎裂。此外，長時間慢跑或是跳有氧舞蹈的人，則可能發生恥骨、股骨頸、股骨上三分之一的壓力性骨折。

傷病原因

衝擊性活動所產生的反覆性壓力；在不同材質的跑道上跑步，使骨頭承受的壓力改變；肌力失衡造成不正常的壓力。

徵候與症狀

沒有特定部位的局部疼痛；負重時會痛；剛跑步時會很痛，但疼痛會慢慢減輕甚至消失，但跑完步又開始痛得厲害。

輕忽則可能產生的併發症

沒有妥善治療，有可能會發展成嚴重的完全骨折。傷處的疼痛及自然的防衛機轉，都可能會造成其他部位受傷。

立即處置

首要之務是休息；使用抗發炎藥物。

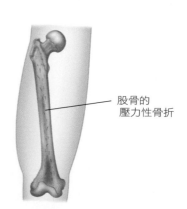

股骨的
壓力性骨折

復健與預防

這種骨折可能需要四到八週才能完全癒合，復原期間要緩慢地開始重新活動，這一點很重要。此外，在這段休養期間要找出造成受傷的根本問題，同時要做一些低衝擊性的活動來維持體能。適當暖身及穿戴正確的裝備（例如不要穿磨損的運動鞋），對於避免壓力性骨折都是不能忽略的。漸進式增加運動強度，同時多攝取富含鈣質的食物，也能幫助骨骼成長及修復。

長期預後

經過正確的處置與復健後，大部分的壓力性骨折都能完全復原，不會有再骨折的風險。只有極少數的情形，需要動手術打鋼釘來強化骨折部位。

069　梨狀肌症候群

這是一種神經肌肉疾病，是因為坐骨神經受到梨狀肌夾擠所致。不正確的姿勢或不正常的步態，經常會導致梨狀肌緊繃及缺乏彈性。梨狀肌症候群發生比例是女高於男，男女比例約為一比六。緊繃的梨狀肌會對底下的神經造成壓力，導致類似坐骨神經痛的症狀。疼痛通常從臀部中間開始出現，然後向下輻射至大腿後側。

傷病原因

走路或跑步時，姿勢不正確；臀部肌群無力及／或內收肌群緊繃。

徵候與症狀

沿著坐骨神經走向的疼痛；爬樓梯或走上坡路時會痛；久坐時疼痛會更加嚴重。

輕忽則可能產生的併發症

若沒有妥善治療，會造成長期的慢性疼痛；緊繃的肌肉會不斷在肌腱及附著處施加壓力。

立即處置

採用RICER法（見60～62頁）及抗發炎藥物。等急性期過後，再局部熱敷及按摩，以促進血液循環幫助康復。

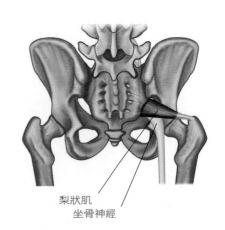

梨狀肌
坐骨神經

復健與預防

在復健過程中，要持續伸展臀部肌肉，然後循序漸進地回復正常活動。此外，趁著休養期間，找出可能造成梨狀肌症候群的因素。剛開始運動時，要降低強度，時間不要過長。強化臀部肌群，以及增加內收肌群的柔軟度，可以防止梨狀肌緊繃而緩解一些壓力。維持良好的伸展習慣，加強梨狀肌的柔軟度及彈性，這對預防其他運動傷害也有幫助。

長期預後

經過適當治療後，梨狀肌症候群很少會留下後遺症。少數情況會需要注射皮質類固醇，或是採用其他的侵入性治療來緩解症狀。

070 髂腰肌肌腱炎

這種運動傷害通常是因為過度使用，或是穿戴不正確的運動裝備所致。需要反覆使用髖屈曲的活動，或者從事的活動需要經常曲腿或下蹲，例如跑步、跳躍、重量訓練，都可能引發髂腰肌及其肌腱發炎。有時，肌肉底下的滑囊也可能會被波及。

傷病原因

反覆地屈曲髖關節，比如跑步、跳躍或踢擊；髂腰肌受過傷卻未治療。

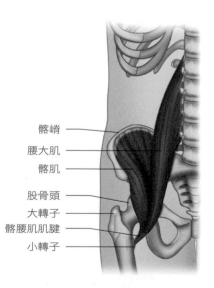

髂嵴
腰大肌
髂肌

股骨頭
大轉子
髂腰肌肌腱
小轉子

徵候與症狀

牽涉到髖部的動作會引發疼痛；鼠蹊部上方壓痛；疼痛程度會越來越嚴重，活動時疼痛會加劇。

輕忽則可能產生的併發症

如果置之不理或不停止造成發炎的活動，最後可能導致肌肉撕裂。若肌腱炎沒有妥善治療，也可能引發滑囊炎。

立即處置

使用 RICER 法（見60～62頁）及抗發炎藥物；急性期過後，再局部熱敷及按摩，以促進血液循環幫助康復。

復健與預防

一旦大部分的疼痛情況都獲得控制後，就可以開始訓練傷處的肌力及柔軟度。改善負責伸展髖部的肌群（包括臀大肌及膕旁肌）柔軟度，既能加速復原，還可減少復發的機率。運動前要做好暖身，並維持髖部屈肌及伸肌之間的肌力平衡，對於預防此類運動傷害都有幫助。

長期預後

經過初步治療與復健後，髂腰肌肌腱炎可以完全康復，很少會需要額外治療。如果疼痛沒有改善或甚至變得更嚴重，最好尋求專業醫療協助。

071 內收肌群肌腱炎

過度使用內收肌群所導致的肌腱或腱鞘發炎，會造成鼠蹊部位疼痛。快跑、美式足球、跨欄及騎馬，都可能造成這些肌肉的過度使用。先前未處理好的受傷情況，例如鼠蹊拉傷，也有可能導致內收肌群的肌腱炎。

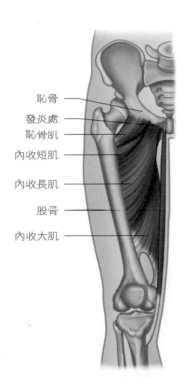

恥骨
發炎處
恥骨肌
內收短肌
內收長肌
股骨
內收大肌

鼠蹊部位的內收肌群，包括恥骨肌、內收長肌、內收短肌、內收大肌、股薄肌，這些肌肉的肌腱都可能發炎。疼痛的感覺跟鼠蹊拉傷有些類似，但肌腱炎的疼痛是慢慢發作、越來越痛，本質上是慢性的運動傷害。

傷病原因

內收肌群承受反覆性壓力；先前受過傷，例如鼠蹊拉傷；臀部肌群緊繃。

徵候與症狀

鼠蹊部疼痛；把腿併攏時會痛；跑步，尤其是衝刺時會痛。

輕忽則可能產生的併發症

若缺乏適當治療，可能會導致肌力失衡，或其他髖關節的肌肉受傷，甚至多個內收肌的撕裂傷。

立即處置

停止會引發疼痛的活動；冰敷，並使用抗發炎藥物；接著局部熱敷及按摩，以促進血液循環來促進痊癒。

復健與預防

復健期間，要循序漸進地回歸正常活動，同時針對受傷肌群做些伸展運動及肌力訓練。運動前先使用熱敷包來熱敷傷處，接著再做暖身運動，確保肌肉已經準備好要開始運動了。強化內收肌群並伸展相對的外展肌群，有助於預防再度受傷。不論是鼠蹊部拉傷或臀部肌群受傷，復健都要做足，可以預防內收肌群受傷。

長期預後

治療過後，內收肌肌腱炎很少會有長期的問題。如果疼痛及活動度受限一直沒改善，應該另尋運動醫學專家的協助。

072 彈響髖症候群

髖關節在屈曲或伸展時（比如抬高大腿）會發出喀啦喀啦或剁剁的聲響，最普遍的原因是肌腱在活動時滑經過骨頭突出處而發出彈響聲，這個症候群未必會伴隨疼痛出現，且好發於舞者。

彈響髖分為兩種：外部型與內部型。外部型彈響髖症候群是因為髂脛束和臀大肌太緊繃或增厚，在跳躍落地、跑步、攀爬或是深蹲時，這些肌腱會被迫彈滑過股骨的大轉子（股骨的突出處）而發出聲響（聲音在關節外側）。這會

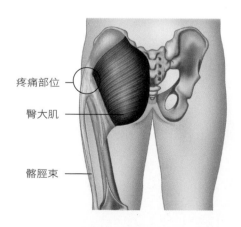

疼痛部位 —

臀大肌 —

髂脛束 —

造成肌肉與肌腱發炎。

內部型彈響髖症候群，則可能是髂腰肌太緊或增厚，當髖關節伸直時，其肌腱摩擦髖骨的髂恥粗隆而發出聲響（聲音在關節前側）。在少數案例中，軟骨的撕裂（髖關節盂唇撕裂）也會造成彈響髖。

傷病原因
髂脛束或臀肌緊繃；髂腰肌緊繃；髖關節盂唇撕裂。

徵候與症狀
髖關節出現彈響感；不一定會伴隨疼痛（但大部分的人會有不適感）。

輕忽則可能產生的併發症
若不治療的話會不斷引發刺激，甚至可能造成滑囊炎。發炎的肌肉也會變得緊繃，導致其他肌肉的負擔。

立即處置
採用RICER法（見60～62頁）；使用抗發炎藥物。

復健與預防
復健一開始，應該是針對臀部肌群所做的伸展運動及肌力訓練，肌肉保持柔軟度及肌力平衡，有助於預防彈響髖。運動前正確暖身，確保肌肉已經準備好了再運動，這點絕對不可忽略。恢復期間可以從事一些不會加劇症狀的活動，以維持體能水準，這也是復健重點之一。

長期預後
經過初步治療與復健後，彈響髖可以完全康復，很少會需要額外治療。僅有少數情形會需要手術矯正。

073 轉子滑囊炎

跑步時，股骨大轉子上的滑囊會不斷受到刺激，這通常就是導致轉子滑囊炎的原因。大轉子是股骨外上部的骨質突起，同時也是臀部及大腿許多肌肉的附著處。轉子滑囊位於臀大肌與大轉子後外側之間，許多肌肉也會經過此處，並與骨頭摩擦而刺激滑囊發炎。此外，髂脛束太緊，也可能造成轉子滑囊炎。由於大轉子的位置接近身體表面，因此容易受到碰撞傷害。

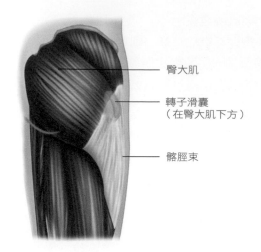

臀大肌

轉子滑囊
（在臀大肌下方）

髂脛束

傷病原因

需要反覆用到髖關節動作的活動，例如跑步；大轉子上的滑囊受到碰撞或有其他創傷；髂脛束活動度不良。

徵候與症狀

大腿上部或髖部的骨質突起出現壓痛；滑囊腫脹；髖關節屈伸時會痛。

輕忽則可能產生的併發症

缺乏妥善治療可能會導致長期疼痛。如果持續刺激已經發炎的部位，滑囊有可能破裂。

立即處置

停止加劇症狀的活動；休息並冰敷；使用抗發炎藥物。

復健與預防

停止加劇症狀的活動並休息，這是消除疼痛及發炎的第一步。休息期過後，可以循序漸進地回歸正常活動，但不要做會引起疼痛的活動。鍛鍊臀部所有肌肉，讓它們保持均衡的肌力與柔軟度，如此有助於預防轉子滑囊炎。運動前正確暖身，也相當重要。

長期預後

經過適當治療與復健後，滑囊炎一般不會造成長期失能。只有少數的極端案例，才需要手術治療。

復健與康復計畫

　　以下是針對髖部、骨盆和鼠蹊部多數軟組織傷害的通用復健計畫，例如扭傷、拉傷和肌腱炎。但此計畫並不適用於會影響髖部、骨盆和鼠蹊部結構的損傷，像是骨折和脫位。請注意，每種受傷形式都是獨一無二的，需要的治療可能與下面的描述不同。請諮詢物理治療師或其他傷害復健專家，以量身打造合適的復健計畫。

第 1 階段 ‖‖

　　目的是減少患部發炎和疼痛。為了達成這個目標，應限制患部所有的運動，並休息、冰敷、加壓及抬高患部。根據受傷的嚴重度，此階段可持續 48～72 小時，或者直到發炎和疼痛明顯減輕時。

第 2 階段 ‖‖

　　目的是透過改善患部的血液循環，進而改善氧氣和營養供應，以加速癒合，最好可以透過熱療、超音波、經皮神經電刺激（TENS）和按摩來達成。在不引起任何疼痛的前提下，可以加入非常緩和的運動。根據受傷的嚴重程度，這個階段可以持續三天到三週，或者直到在進行一般動作時相對不痛之際。

***注意： 在此復健階段，你可能急著在完全做好準備之前就進行第 3 階段，或是匆促完成以下的練習。但請切記，耐心是成功完成復健和康復的關鍵。在正常的動作變得相對不痛之前，千萬不要開始第 3 階段。

第 2 階段 ‖‖

　　目的是恢復因受傷而失去的體適能之要素，因此按照順序完成是很重要的，應遵循的順序如下。

　　（註：以下部分動作解說會以右腿或左腿為範例，請自行依受傷部位換邊進行。）

1. 透過溫和的運動改善活動幅度

首先是彎曲及伸直患部。當你對這些簡單的動作感到更舒適自在時，就可以開始做一些旋轉練習。將受傷部位從一側轉到另一側，並以順時針和逆時針方向旋轉。當這些活動幅度的練習對你而言是舒適自在的，而且可以相對無痛地進行時，就可以進入下一組練習了。請記住，這些是活動幅度的訓練，而非伸展運動。你只需要在整個活動範圍內移動受傷部位，不必額外施加力量或壓力。

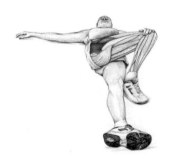

仰臥膝交叉下拉伸展

仰臥，將右腿抬高跨過左腿，且腳跟在左腿膝蓋上方的位置，再用左手把抬起的右膝膝蓋壓向左側地面。

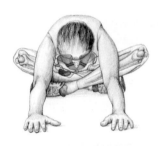

坐姿盤腿向前伸展

盤腿而坐，保持背部挺直，然後輕輕地往前傾。

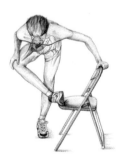

站姿屈膝髖部伸展

站在椅子或桌子旁，將離桌椅較遠的腳放在桌椅上。然後放鬆腿部，接著身體前傾，屈曲站立的那一條腿，讓自己往地面方向下降。

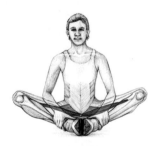

雙腳併攏的內收肌伸展

腳掌併攏坐下，雙腳靠近腹股溝。雙手抓住腳踝，並以手肘將膝蓋推向地面。同時保持背部挺直。

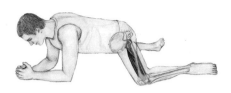

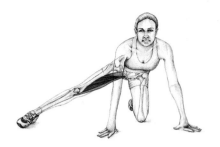

臉部朝下的跪姿內收肌伸展

雙腳跪地，臉部朝下，膝蓋和腳趾朝外打開。身體前傾，並讓膝蓋向外移動。

跪姿開腿的內收肌伸展

左腿單膝跪地，右腿朝外打開且腳尖向前。將雙手放在地上，然後慢慢地將右腳盡可能外展。

2. 增進肌力和柔軟度

等長運動是一個相對安全的開端，這是施力使肌肉收縮但患部不動的肌力訓練。然後，你可以接續進行傳統的肌力訓練，包括向心和離心肌肉收縮。此外，將一些溫和的靜態和被動伸展練習納入，也是很重要的。你可以重複進行前面提到的活動幅度訓練，例如靜態伸展，施加溫和的力量和壓力以擴大活動範圍。這將有助於進一步增加活動幅度，並為未來更劇烈的動作做好準備。

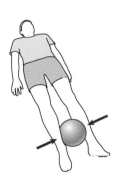

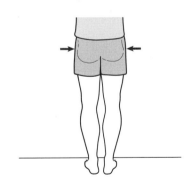

無負重的等長訓練

雙腿伸直，坐或躺在地板上，然後將一顆球或一個固體放在雙腿之間，接著雙腿併攏夾緊；保持這個姿勢數到五，然後完全放鬆。重複做 3～6 次。可以使用不同尺寸的球來改變訓練的範圍。

等長臀肌收縮

採仰臥或俯臥姿勢，用力收縮臀部肌肉；保持姿勢數到五，然後放鬆。重複做 3～6 次。

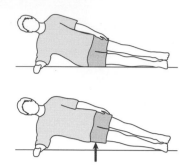

屈臂側抬髖

採右側臥姿勢，身體挺直，以右手的手肘和前臂撐地；將髖部向上抬起，並以右手前臂和腳側保持平衡；保持這個姿勢數到二，然後慢慢地降低髖部。重複做 5～10 次。

3. 改善平衡和本體感覺

一旦你覺得患部的肌力稍微恢復，就該進行一些平衡練習和運動了。這些運動對於幫助重新訓練患部周圍受損的神經，是非常重要的。你可以先從簡單的平衡練習開始，例如沿著直線走或在平衡木上進行平衡訓練；接著可以進階單腳訓練，像是單腳平衡站立，然後閉上雙眼進行相同訓練。當你對以上訓練感到舒適自在時，就可以嘗試更進階的訓練，像是使用搖擺板或平衡板、抗力球、穩定軟墊或滾筒。

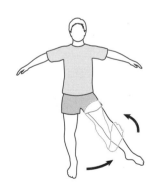

以受傷的腿站立之一

將另一條腿往側面抬起並轉圈，一直到不能維持平衡為止，然後放鬆數到十。重複進行 3 次。

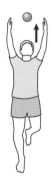

以受傷的腿站立之二

在保持平衡的同時將球拋向空中，再接住它，盡可能重複多次，然後放鬆數到十。重複進行 3 次。
變化式：將球投擲到牆上或與搭檔搭配訓練。

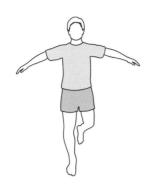

以受傷的腿站立之三

閉上雙眼並保持平衡，然後放鬆
數到十。重複進行 3～5 次。

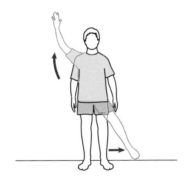

以受傷的腿站立之四

採站姿，將重心稍微移到受傷的
腿上，然後將同側的手臂高舉過
頭；接著，將對側腿向外側抬
起，並在不落地的情況下內外擺
動 3 次，然後回到起始位置。重
複進行 5 次。

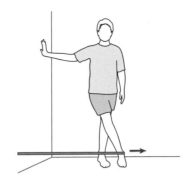

動態抵抗訓練

將腳踝連接滑輪系統或彈力帶
上，將腿伸向側邊；把腿跨到另
一條腿的前面並抵抗阻力，接著
緩緩地進行反向動作。重複進行
5～10次。

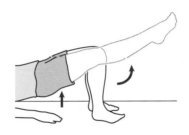

屈膝伸展髖部與膝蓋

仰臥，頭下墊一個枕頭，雙膝彎
曲，且雙臂靠在身體兩側，收緊
腹肌使骨盆略微向後傾斜。抬起
臀部後，在保持大腿高度的同
時，伸直右腿並將腳抬到空中；
然後彎曲右膝將右腳放下；換邊
做同樣的動作；最後緩緩地降低
髖部。重複進行5～10次。

4.改善動態體能和增強式訓練

現在可以結合一些動態或爆發性的運動，來強化患部並改善本體感覺。從
與你的專項運動相關的動態伸展和訓練開始，是相當不錯的。技巧訓練和運動
練習，是衡量你的體適能水準及患部肌力的好方法。

增強式訓練是另一個為你的復原畫龍點睛的好工具。增強式訓練是一種爆發性運動,在離心肌肉收縮之後緊接著向心肌肉收縮,並且包括跳躍、單腿跳、蹦跳和彈跳等活動。這些活動相當激烈,記得要從輕鬆的開始,接著慢慢增強力量。千萬不要過於激動,也不要過度訓練,你已經做了這麼多努力,怎麼可以做愚蠢的事情而再次傷害了自己。

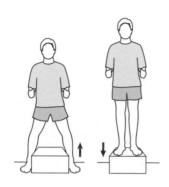

板凳跨跳

雙腳跨站在高20～30公分的板凳兩側,跳上來將雙腳放在板凳上,然後跳下去,讓雙腳落在板凳兩側的地板上。重複進行5～20次。

變化式:跳起來後讓腳跟在板凳上併攏,跳下去時雙腳在板凳的兩側著地。

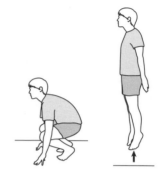

深蹲跳

一隻腳稍微站在另一隻腳前方;先跳起再蹲下來以手觸地,接著彈跳起來,在空中交換雙腳的前後位置,使後腳變成在前面。快速地連續訓練5～20次。

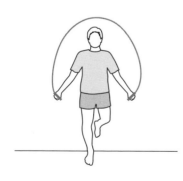

跳躍

使用跳繩,首先雙腳併攏一起跳,然後雙腳交替跳。重複進行20～50 次跳躍。

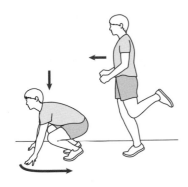

折返跑

先衝刺跑到設定的終點，以手觸地，然後再衝刺跑回到起點。重複進行 10～30 次。

變化式：(a) 將終點標記設置在不同的方向；(b) 標記編號，讓助手告訴你必須衝刺到哪個點。

第 4 階段 ▐▐▐

　　目的是防止再度受傷。首先，請自問究竟為什麼會受傷。是意外嗎？是否過度負荷（做得太多、太快）嗎？還是生物力學的效率太差？如果是意外，以後就盡量避免。如果是過度負荷，則請相對應地調整訓練計畫。如果是生物力學的問題，則可以針對肌力和柔軟度的弱項及不平衡來改善，建議與教練、訓練專家或生物力學專家，一起加強你的運動技巧和形式。

13 膕旁肌與股四頭肌的運動傷害

大腿的解剖構造和生理

　　股骨是人體中最大、最重且最堅固的骨骼。股骨頭的遠端是股骨頸；股骨頸以一定的傾斜角度連接股骨幹，這有助於向前的運動。了解股骨不會直接從大腿中段由近到遠向下延伸也很重要。在髖部區域，左右的股骨頭被骨盆的寬度所分隔，而在膝蓋以下幾乎可以互相接觸，因此股骨幹非常傾斜；由於女性的骨盆較寬，這個特徵更是明顯。

　　在股骨的遠端，有兩個圓形的髁與小腿的脛骨和腓骨相遇，形成膝關節。

　　與上肢相比，下肢犧牲了一些靈活度，其結構用以增加站立、行走、跑步和跳躍時的穩定性、力量及負重。在這些活動中，身體動作施加在髖關節上的力道，可能比身體重量單獨施加髖關節的力道大上許多倍。除了肌力之外，髖關節的運動範圍也相當大，其球窩結構可以使股骨自由移動 360 度。在髖關節處的股骨可以繞其軸旋轉約 90 度。在劇烈的體適能鍛鍊中，髖關節必須要能夠反覆承受這些極端的力量。

相關肌群

　　髖部和大腿的肌肉不僅提供穩定性，還提供活動性和力量；根據這些肌肉的位置和功能不同，可以分為四組：前側肌群、內收肌群、外展肌群、後側肌群。

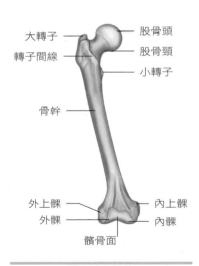

大轉子　　　　　股骨頭
轉子間線　　　　股骨頸
　　　　　　　　小轉子
骨幹
外上髁　　　　　內上髁
外髁　　　　　　內髁
　　　髕骨面

圖 13.1：股骨

前側肌群

前側肌群負責在髖部屈曲大腿，包括：

• 髂腰肌：由腰大肌、髂肌這兩塊肌肉組成。

• 股四頭肌：由股直肌、股中間肌、股外側肌、股內側肌組成。

這四塊強大的股四頭肌會聚並融合終止於髕骨，接著髕骨向下成為終止於脛骨的髕韌帶。

內收肌群

大腿內側的內收肌群，包括：內收長肌、內收短肌、內收大肌、恥骨肌、股薄肌。

由於股骨幹是傾斜的，而股四頭肌的四個部分環繞著股骨，所以也是傾斜的。內收肌填充在股四頭肌和大腿內側之間的空間，大腿內側以股薄肌為界。

外展肌群

大腿外側的外展肌群包括：梨狀肌、孖上肌、孖下肌、闊筋膜張肌、縫匠肌、臀中肌、臀小肌。

髂脛束（ITB）是一條從骨盆外側延伸到膝蓋下方的、不具彈性的膠原帶，附著於髂嵴的頂部，與闊筋膜張肌（TFL）和臀大肌融合，接著向下附著於脛骨近端外側的格迪氏（Gerdy's）結節。深層的纖維附著在大腿後外側的股骨粗線。闊筋膜張肌可以屈曲、外展和向內旋轉髖關節，並且穩定膝關節。

後側肌群

大腿後側肌群負責在髖部伸展大腿，包括：

• 臀大肌：人體中最大的肌肉。

• 膕旁肌：由股二頭肌、半膜肌、半腱肌這三塊肌肉組成。

膕旁肌共同作用以伸展（伸直）髖部和屈曲（彎曲）膝蓋。在跑步過程中，膕旁肌在向前擺動的末端會減慢腿部的速度，並防止軀幹在髖關節處屈曲。

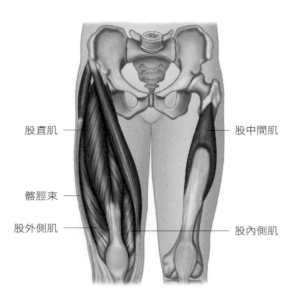

股直肌

股中間肌

髂脛束

股外側肌

股內側肌

圖 13.2：股四頭肌

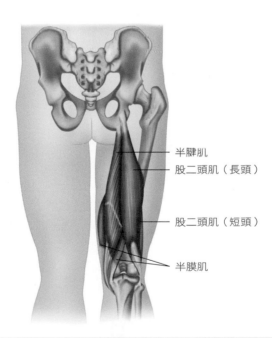

半腱肌

股二頭肌（長頭）

股二頭肌（短頭）

半膜肌

圖 13.3：膕旁肌

074 股骨骨折

　　股骨質地堅硬，還有許多肌肉支持，所以要造成股骨骨折需要極大的力量。美式足球、曲棍球及其他高衝擊的運動，通常和股骨骨折有關。股骨骨折往往發生在股骨頸，因為股骨這個部位的直徑較小，而且是由相對密度較低的海綿骨構成。一般來說，股骨頸骨折是因為受到強烈撞擊或跌倒時受力過大所致。不過，股骨的骨幹也有可能骨折，比如發生交通事故或是股骨受到大量的剪力時，骨幹就可能應聲而裂。

傷病原因

　　股骨受到側向的強烈外力衝擊，例如發生車禍或美式足球中的攻擊性擒抱；股骨受到縱向的強烈外力衝擊，例如由高處跌落；直接撞擊到髖骨上部。

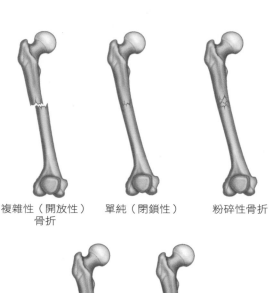

複雜性（開放性）　單純（閉鎖性）　粉碎性骨折
骨折

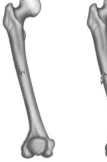

嫩枝狀不完全　　壓迫性骨折
骨折

徵候與症狀

劇痛；腿部變形，且腿長可能縮短；傷處腫脹、皮膚變色；腳無法動彈或負重。

輕忽則可能產生的併發症

若缺乏妥善治療，可能會造成終生殘疾。肌肉內的血管受傷出血，可能會導致休克，甚至死亡。

立即處置

冰敷及固定傷肢；尋求立即的醫療照護。

復健與預防

由於股骨骨折時，肌肉通常也會受傷，因此需要密集復健。骨頭修復可能需要動手術，使用骨板或骨釘加以固定，因而會增加復原時間。復健的過程通常需要物理治療師的協助，以回復活動範圍及增加肌力。

要預防股骨骨折，對於簡單的安全防護及設備要有起碼的常識，同時避免從事可能會衝擊到股骨的高強度活動。平日多鍛鍊股四頭肌、膕旁肌、外展肌及內收肌等肌群的肌力，可以提供股骨額外的保護。

長期預後

股骨受傷後若有立即接受治療，同時安排復健來強化支持肌群，對體能及活動度都不會造成長期影響。但完全康復，大約需要九個月。

075 股四頭肌拉傷

身體用以承重的肌肉或是肌腱，例如股四頭肌，一旦受到強力拉扯或撕裂是疼痛難耐的事。股四頭肌支持髖部和膝蓋，承受著身體的重量，會拉傷可能是由於股四頭肌過度收縮或是不尋常的負重所致。就像肌肉拉傷的分級一樣，股四頭肌拉傷的嚴重程度也分為一到三級，而第三級是最嚴重的。

拉傷可能發生於股四頭肌的任一肌肉，但股直肌是最常受傷的。在衝刺、跳躍及重訓時，因為需要股四頭肌出力，可能會造成肌肉的微小撕裂傷。當股四頭肌在美式足球及曲棍球等高衝擊性的運動中用力伸展時，可能會造成肌肉從肌腱交接處或是從骨頭的連接處被撕扯開來，甚至是完全撕裂。

腘旁肌與股四頭肌的運動傷害

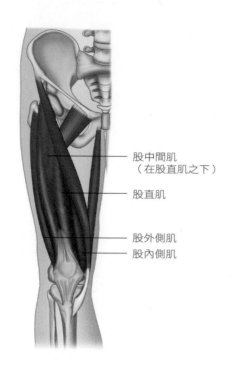

股中間肌
（在股直肌之下）

股直肌

股外側肌

股內側肌

傷病原因

股四頭肌過度收縮或伸展。

徵候與症狀

第一級：輕微壓痛及疼痛；稍微或沒有腫脹；肌力正常。第二級：疼痛及壓痛更明顯；中等程度的腫脹，可能有瘀青；肌力明顯下降。第三級（完全撕裂）：劇痛；變形、腫脹及瘀青；肌肉無法收縮。

輕忽則可能產生的併發症

缺乏妥善治療的一級或二級撕裂傷，肌肉可能會繼續撕裂及惡化。至於第三級的撕裂傷，如果沒及時處置，可能會喪失肌肉的活動度及柔軟度。

立即處置

採用 RICER 法（見 60 ～ 62 頁）；使用抗發炎藥物；如果情形比較嚴重，要固定傷處；急性期過後，使用熱療及按摩，以促進血液循環及幫助復原。

復健與預防

在充分的休養過後，必須審慎開始回復正常活動，避開會造成疼痛的動作。伸展及強化股四頭肌絕對是必要之舉。要確保股四頭肌及腘旁肌的肌力平衡，以避免拉傷。適當的暖身、漸進式的增加運動強度，對於預防股四頭肌拉傷都有幫助。

長期預後

股四頭肌拉傷極少會造成長期的疼痛或失能。少數完全撕裂且無法靠休養來改善病情的案例，才需要手術介入處理。

076 膕旁肌拉傷

膕旁肌拉傷是膕旁肌的肌肉或肌腱過度伸展或撕裂，這是相當常見的運動傷害，尤其是需要衝刺或加速的運動。膕旁肌拉傷的常見原因之一，是膕旁肌和股四頭肌的肌力失衡，尤其是股四頭肌過度發達。

膕旁肌的任一肌肉都有可能拉傷，但小撕裂傷通常發生在股二頭肌靠近膝蓋的肌腹處。肌肉在離心收縮時（當肌肉收縮對抗外力，同時肌肉長度變長時）可能會造成肌肉過度拉扯、微小創傷，甚至完全斷裂。

傷病原因

股四頭肌及膕旁肌的肌力失衡；肌肉受到過度拉扯，尤其是在收縮時；肌肉負重過大。

徵候與症狀

第一級：輕微壓痛及疼痛；稍微或沒有腫脹；肌力正常。第二級：有較明顯的疼痛及壓痛；中等程度的腫脹，可能有瘀青；影響步態，造成跛行。第三級（完全撕裂）：劇痛；顯著腫脹及瘀青；無法負重。

輕忽則可能產生的併發症

如果置之不理，膕旁肌的疼痛及緊繃感會持續惡化；輕微的撕裂傷也可能演變為完全斷裂；緊繃的膕旁肌可能會導致下背痛以及其他的髖部問題。

立即處置

第一級：冰敷，使用抗發炎藥物。第二、三級：採用RICER法（見 60～62 頁）；使用抗發炎藥物。若懷疑是完全撕裂傷或傷患無法自己行走，就必須尋求醫療協助。急性期過後，採用熱療及按摩以促進血液循環加快復原。

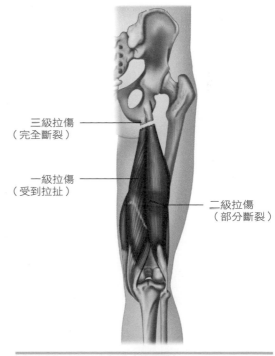

三級拉傷
（完全斷裂）

一級拉傷
（受到拉扯）

二級拉傷
（部分斷裂）

右腿（後視圖）

復健與預防

當疼痛緩解後，可以開始伸展肌肉，以加快恢復速度並避免日後再度受傷。強化膕旁肌，使其與股四頭肌的肌力保持平衡，這對預防膕旁肌拉傷相當重要。運動前應先做好暖身，並循序漸進地增加運動強度，也是預防此類運動傷害的重要措施。

長期預後

膕旁肌拉傷只要能好好復健，很少會留下後遺症。完全斷裂的話，可能需要動手術及長期復健。

077 大腿挫傷

大腿挫傷是股四頭肌或膕旁肌的深度瘀青，會造成疼痛並降低肌肉的柔軟度。外力撞擊會擠壓股四頭肌、膕旁肌及底下的股骨，造成肌肉內部出血、發炎，最後形成疤痕組織，進而影響肌肉功能。發炎、腫脹和瘀血，會對周圍的肌肉組織造成壓力而降低柔軟度。

大腿任何的直接創傷都可以造成挫傷，但大腿挫傷的運動傷害大都出現於

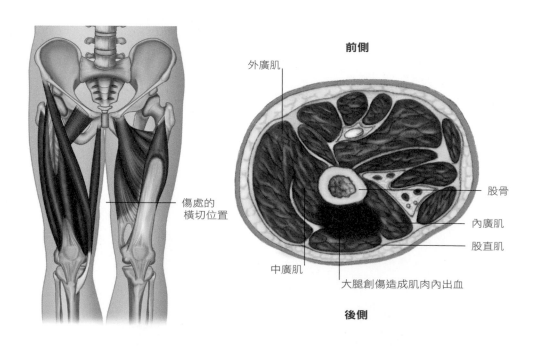

傷處的橫切位置

前側

外廣肌

股骨

內廣肌

股直肌

中廣肌

大腿創傷造成肌肉內出血

後側

高衝擊性的運動，比如美式足球及曲棍球。

傷病原因
大腿受到地板、安全頭盔或腳等鈍物撞擊。

徵候與症狀
傷處疼痛及壓痛；可能會出現腫脹或瘀青現象；肌肉伸展或承重時會感到疼痛。

輕忽則可能產生的併發症
置之不理的話，可能會發展為骨化性肌炎（myositis ossificans，肌肉組織內形成鈣化沉積）。如果是未經治療又繼續活動，肌肉可能會斷裂。

立即處置
休息並冰敷；使用抗發炎藥物；急性期過後，接著熱療及按摩，以促進血液循環並幫助復原。

復健與預防
一旦疼痛緩解後，如何使受傷的肌肉重獲柔軟度及肌力，便成為首要之務。溫和的拉筋伸展可以增進柔軟度及活動度，並避免形成疤痕組織。在復原期間，可以活動周圍的肌肉來加速復原。運動時穿戴合適的護具，並盡量避免撞擊到大腿，可以避免大腿挫傷。

長期預後
大腿挫傷經過妥善治療後，可以確保日後不會有併發症。復健結束後，受傷肌肉的柔軟度及肌力應該能恢復正常。

078 髂脛束症候群（跑者膝）

髂脛束是一條由臀大肌及闊筋膜張肌延伸下來的筋膜，當這條筋膜變得緊繃或過度拉扯，而導致過度摩擦股骨大轉子及／或膝蓋外側髁時，就會產生發炎、疼痛的症狀，此即所謂的髂脛束症候群；也可能會伴隨發生滑囊炎。

傷病原因
髂脛束緊繃或摩擦。當闊筋膜張肌收縮時，髖部及膝蓋反覆屈伸，比如跑步；闊筋膜張肌及髂脛束過度緊繃；肌力失衡。

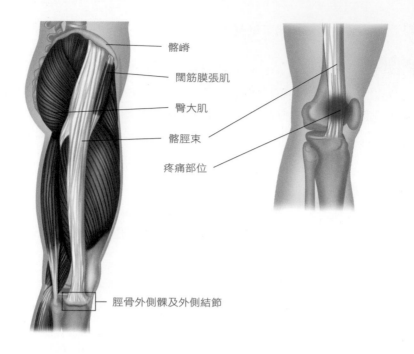

髂嵴

闊筋膜張肌

臀大肌

髂脛束

疼痛部位

脛骨外側髁及外側結節

徵候與症狀

膝蓋外側髁疼痛；膝蓋屈伸時會痛。

輕忽則可能產生的併發症

髂脛束及闊筋膜張肌會因為疼痛及發炎而變得緊繃，如果未妥善治療，可能會導致慢性疼痛，並進一步傷害膝關節和髖關節。

立即處置

採用 RICER 法（見 60 ～ 62 頁）；使用抗發炎藥物；急性期過後再進行熱療及按摩，以促進血液循環並幫助復原。

復健與預防

一開始在可忍受的疼痛範圍內，試著做伸展運動以改善柔軟度，有助於縮短復原時間。當傷處不再疼痛時，可以鍛鍊大腿及臀部的肌力和柔軟度。此外，找出及矯正跑步的錯誤之處，以上這些做法都可避免再度受傷。

長期預後

髂脛束症候群可以成功治癒且不會有後遺症。傷癒後一定要矯正錯誤的運動行為及習慣，如此在重新開始運動後，才不會又造成發炎及疼痛的情形。

079 股四頭肌肌腱炎

股四頭肌發生肌腱炎，可能是由於股四頭肌受到反覆性或過大的壓力所致。在負重情況下，過度拉扯肌腱，可能造成微小的撕裂傷，通常會伴隨髕骨（膝蓋骨）上方疼痛，尤其是伸展（伸直）膝關節時。

傷病原因

肌腱受到反覆性壓力，例如跑步或跳躍；反覆加速和減速，例如跨欄比賽或美式足球；股四頭肌受傷而未接受妥善治療。

徵候與症狀

髕骨上方疼痛；屈膝或下樓梯時，疼痛加劇。

輕忽則可能產生的併發症

如果沒有妥善治療，股四頭肌會越來越僵硬且長度縮短，肌腱也會變脆弱，甚至可能斷裂。股四頭肌的肌腱受傷，會改變跨欄選手的步態或著地姿勢，也有可能導致其他傷害。

立即處置

休息並冰敷；使用抗發炎藥物；調整訓練模式。

復健與預防

復健計畫應該要包括股四頭肌的伸展及肌力訓練。復健期間可以從事游泳等活動，有助於減少肌腱的壓力。要等到傷處不再疼痛且肌力恢復之後，才可以開始回復正常的活動。好好維持股四頭肌的柔軟度及肌力，有助於避免此類運動傷害。

長期預後

大多數的股四頭肌肌腱炎可以完全康復，不會有後遺症；但有極少數的情形會需要手術。

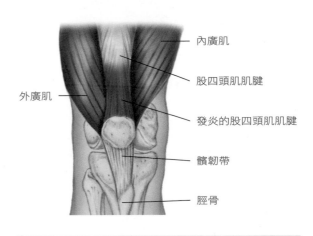

內廣肌

股四頭肌肌腱

發炎的股四頭肌肌腱

外廣肌

髕韌帶

脛骨

右腿（前視圖）

復健與康復計畫

　　以下是針對膕旁肌和股四頭肌等多數軟組織傷害的通用復健計畫，例如扭傷、拉傷和肌腱炎。但此計畫並不適用於會影響膕旁肌和股四頭肌的堅硬結構的損傷，像是骨折。請注意，每種受傷形式都是獨一無二的，需要的治療可能與下面的描述不同。請諮詢物理治療師或其他傷害復健專家，以量身打造合適的復健計畫。

第 1 階段 |||

　　目的是減少患部發炎和疼痛。為了達成這個目標，應限制患部所有的運動，並休息、冰敷、加壓及抬高患部。根據受傷的嚴重度，此階段可持續 48 ～ 72 小時，或者直到發炎和疼痛明顯減輕時。

第 2 階段 |||

　　目的是透過改善患部的血液循環，進而改善氧氣和營養供應，以加速癒合，最好可以透過熱療、超音波、經皮神經電刺激（TENS）和按摩來達成。在不引起任何疼痛的前提下，可以加入非常緩和的運動。根據受傷的嚴重程度，這個階段可以持續三天到三週，或者直到在進行一般動作時相對不痛之際。

*** 注意： 在此復健階段，你可能急著在完全做好準備之前就進行第 3 階段，或是匆促完成以下的練習。但請切記，耐心是成功完成復健和康復的關鍵。在正常的動作變得相對不痛之前，千萬不要進入第 3 階段。

第 3 階段 |||

　　目的是恢復因受傷而失去的體適能之要素，因此按照順序完成是很重要的，應遵循的順序如下。

　　（註：以下部分動作解說會以右腿或左腿為範例，請自行依受傷部位換邊進行。）

I. 透過溫和的運動改善活動幅度

首先是彎曲及伸直患部。當你對這些簡單的動作感到更舒適自在時，就可以開始做一些旋轉練習。將受傷部位從一側轉到另一側，並以順時針和逆時針方向旋轉。當這些活動幅度的練習對你而言是舒適自在的，而且可以相對無痛地進行時，就可以進入下一組練習了。請記住，這些是活動幅度的訓練，而非伸展運動。你只需要在整個活動範圍內移動受傷部位，不必額外施加力量或壓力。

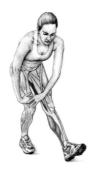

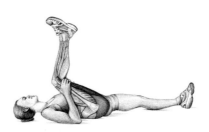

站立蹺腳趾的膕旁肌伸展

採站立姿勢，右腿膝蓋彎曲，左腳在前方伸直。將左腳腳趾蹺起朝向身體並傾身向前。同時保持背部挺直，且雙手放在彎曲的右膝上。

仰躺屈膝膕旁肌伸展

仰臥並彎曲一條腿。將另一條腿的膝蓋拉到胸前，然後緩慢而輕柔地伸直這條抬起的腿。

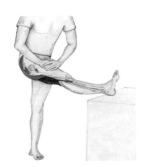

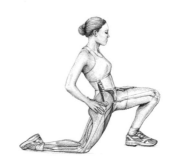

站姿抬腿，腳趾朝內的膕旁肌伸展

站直，將右腿抬到椅子或箱子上。保持右腿伸直且腳趾朝上。然後將左腳往內轉，接著身體前傾，同時保持背部挺直。

跪姿股四頭肌伸展

採單膝跪地姿勢，接著將髖部往前推。如果有需要的話，可以抓握住某樣東西以保持平衡。

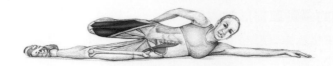

側臥股四頭肌伸展

側躺，上方的那條腿屈膝，並用手將它拉到臀部的後方。保持膝蓋併攏，接著將髖部往前推。

2. 增進肌力和柔軟度

　　等長運動是一個相對安全的開端，這是施力使肌肉收縮但患部不動的肌力訓練。然後，你可以接續進行傳統的肌力訓練，包括向心和離心肌肉收縮。此外，將一些溫和的靜態和被動伸展練習納入，也是很重要的。你可以重複進行前面提到的活動幅度訓練，例如靜態伸展，施加溫和的力量和壓力以擴大活動範圍。這將有助於進一步增加活動幅度，並為未來更劇烈的動作做好準備。

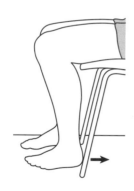

等長中間範圍訓練

坐在直立的椅子上，髖部和膝蓋成直角，將受傷的腿的腳跟靠在椅腳上，並往椅子的方向壓，數到五，然後完全放鬆。重複做 3 ～ 6 次。

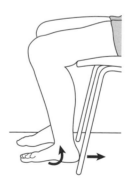

外側膕旁肌的等長中間範圍訓練

坐在直立的椅子上，髖部和膝蓋成直角，將受傷的腿的腳跟靠在椅腳上，將腳底向外翻，在維持此動作的情況下，將腳跟往椅子的方向壓，數到五，然後完全放鬆。重複做 3 ～ 6 次。

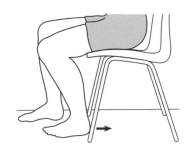

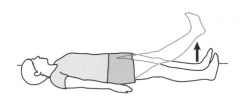

等長內側範圍訓練

往前坐在直立椅子的邊緣,讓膝蓋形成一個銳角,將受傷的腿的腳跟靠在椅腳上,接著往椅子的方向壓並數到五,然後完全放鬆。重複做 3 ～ 6 次。

直腿抬升

雙腿伸直坐在地板上或仰臥,膝關節伸直不彎,保持腳稍微朝外轉,在膝蓋伸直不彎的前提下,盡可能把腿抬起來;保持這個姿勢數到三,然後緩慢地把腿放下,接著完全放鬆。重複進行 5 ～ 10 次。

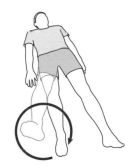

轉髖直腿抬升

採仰臥姿勢,或者在背部有支撐的情況下坐著,雙腿伸直,雙腳稍微朝外,收緊大腿的肌肉,盡可能伸直膝蓋;接著以往上、往外的方向把腿抬起來,同時保持腳朝外,且膝關節伸直不彎;讓腿在空中繞 3 圈,然後回到起始位置並放鬆。重複進行 5 ～ 10 次。

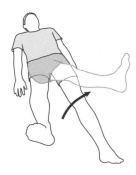

直腿抬高併髖部內收和外展

採仰臥姿勢,膝蓋保持伸直不彎;將右腿伸直向上抬起,跨過左腿到另一側,接著回到中間位置,然後慢慢把右腿放下並放鬆。重複進行 5 ～ 10 次。

3. 改善平衡和本體感覺

　　一旦你覺得患部的肌力稍微恢復，就該進行一些平衡練習和運動了。這些運動對於幫助重新訓練患部周圍受損的神經，是非常重要的。你可以先從簡單的平衡練習開始，例如沿著直線走或在平衡木上進行平衡訓練；接著可以進階單腳訓練，像是單腳平衡站立，然後閉上雙眼進行相同的訓練。當你對以上訓練感到舒適自在時，就可以嘗試更進階的訓練，像是使用搖擺板或平衡板、抗力球、穩定軟墊或滾筒。

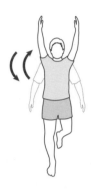

以受傷的腿站立之一

在保持平衡的情況下，將雙臂依序往各個方向抬起，然後放鬆數到十。重複進行 3 次。

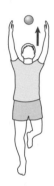

以受傷的腿站立之三

在保持平衡的同時將球拋向空中，再接住它，盡可能重複多次。然後放鬆數到十，重複進行 3 次。
變化式： 將球投擲到牆上或與搭檔搭配訓練。

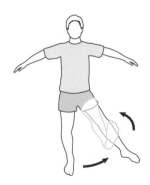

以受傷的腿站立之二

將另一條腿往側面抬起並繞圈，一直到不平衡為止，然後放鬆數到十。重複進行 3 次。

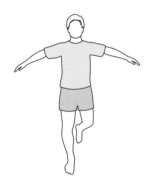

以受傷的腿站立之四

以受傷的腿站立，閉上雙眼並保持平衡，然後放鬆數到十。重複進行 3 ～ 5 次。

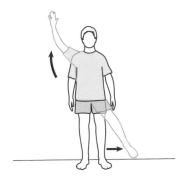

以受傷的腿站立之五

採站姿,將重心稍微移到受傷的腿上,然後將同一側的手臂高舉過頭;接著,將對側的腿向外側抬起,並在腳不落地的情況下內外擺動 3 次,然後回到起始位置。重複進行 5 次。

4. 改善動態體能和增強式訓練

　　現在可以結合一些動態或爆發性的運動,來強化患部並改善本體感覺。從與你的專項運動相關的動態伸展和訓練開始,是相當不錯的。技巧訓練和運動練習,是衡量你的體適能水準及患部肌力的好方法。

　　增強式訓練是另一個為你的復原畫龍點睛的好工具。增強式訓練是一種爆發性運動,在離心肌肉收縮之後緊接著向心肌肉收縮,並且包括跳躍、單腿跳、蹦跳和彈跳等活動。這些活動相當激烈,記得要從輕鬆的開始,接著慢慢增強力量。千萬不要過於激動,也不要過度訓練,你已經做了這麼多努力,怎麼可以做愚蠢的事情而再次傷害了自己。

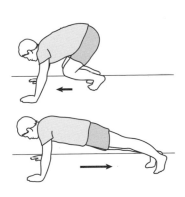

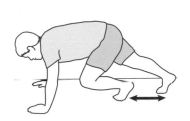

交替蹬腿

先蹲下,然後雙手平放在地板上,手指朝向前方;以手掌撐地,其中一條腿先往後踢,然後往前回踢時,另一條腿同時往後踢。快速地連續訓練 10 ～ 20 次。

深蹲腿推跳

先蹲下,接著肘部和膝蓋打直,以雙手和腳趾平衡你的身體;用手掌撐地,以水平跳躍的方式將膝蓋抬高至胸前,然後快速反向動作,將雙腿直接往後踢。重複進行 5 ～ 20 次,中間不停歇。

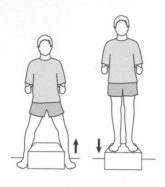

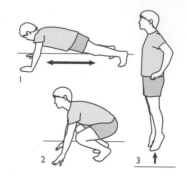

板凳跨跳

雙腳跨站在高 20 ～ 30 公分的板凳兩側，跳上來將雙腳放在板凳上，然後跳下去，讓雙腳落在板凳兩側的地板上。重複進行 5 ～ 20 次。

變化式：跳起來後讓腳跟在板凳上併攏，跳下去時雙腳在板凳的兩側著地。

波比跳

從站立姿勢開始，迅速蹲下，然後雙手平放在地板上；接著將重心轉到雙手，伸直膝蓋且雙腿往後踢，接著往前水平跳躍並彎曲膝蓋，再向上跳躍，於空中伸直膝蓋。如此快速連續進行 5 ～ 20 次。

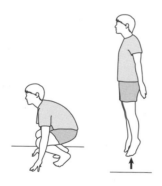

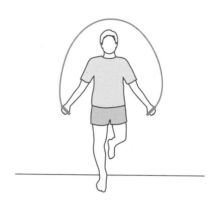

深蹲跳

一隻腳稍微站在另一隻腳前方；先跳起再蹲下來以手觸地，接著彈跳起來，在空中交換雙腳的前後位置，使後腳變成在前面。快速地連續訓練 5 ～ 20 次。

跳躍

使用跳繩，首先雙腳併攏一起跳，然後雙腳交替跳。重複進行 20 ～ 50 次跳躍。

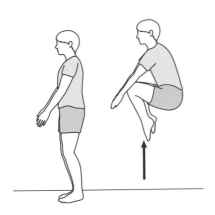

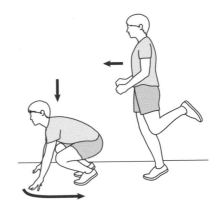

胸部跳（抱膝跳）

起始為站立姿勢，向上跳躍並彎曲膝蓋，使它們盡可能靠近胸部。重複進行 5 ～ 20 次，中間不停歇。

折返跑

先衝刺跑到設定的終點，以手觸地，然後再衝刺跑回到起點。重複進行 10 ～ 30 次。

變化式：(a) 將終點標記設置在不同的方向；(b) 標記編號，讓助手告訴你必須衝刺到哪個點。

第 4 階段 ||||

　　目的是防止再度受傷。首先，請自問究竟為什麼會受傷。是意外嗎？是否過度負荷（做得太多、太快）嗎？還是生物力學的效率太差？如果是意外，以後就盡量避免。如果是過度負荷，則請相對應地調整訓練計畫。如果是生物力學的問題，則可以針對肌力和柔軟度的弱項及不平衡來改善，建議與教練、訓練專家或生物力學專家，一起加強你的運動技巧和形式。

14 膝部的運動傷害

膝部的解剖構造和生理

膝關節連接大腿骨和小腿骨。我們可以將膝關節視為兩個關節：髕股關節和脛股關節。在脛股關節中，股骨的內髁和外髁形成關節的頂部，與下方的脛骨頭連接。髕骨（或稱膝蓋骨），是一塊種子骨，位於股骨兩髁間的凹槽間、膝關節前側表面上。在膝蓋下方的外側，腓骨頭與脛骨形成上脛腓關節。

這裡有堅韌的纖維韌帶能用來穩定膝蓋。「側副韌帶」可以防止膝蓋過度側移；膝蓋外側的「外側副韌帶」（LCL）將股骨連接到腓骨頭；而膝蓋內側的「內側副韌帶」（MCL）則將股骨連接到脛骨。

「後十字韌帶」（PCL）位於膝關節後方的纖維關節囊內，並且連接股骨和脛骨。它會限制脛骨向後的位移。「前十字韌帶」（ACL）也位於關節囊內，於

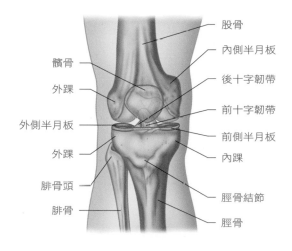

圖 14.1：右膝（前視圖）

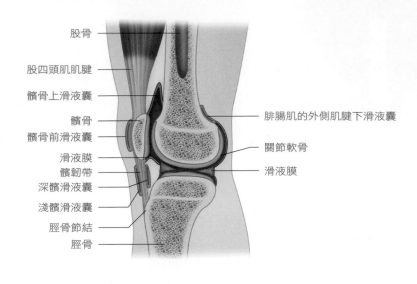

股骨

股四頭肌肌腱

髕骨上滑液囊

髕骨

髕骨前滑液囊

滑液膜

髕韌帶

深髕滑液囊

淺髕滑液囊

脛骨節結

脛骨

腓腸肌的外側肌腱下滑液囊

關節軟骨

滑液膜

a)

股骨外踝

前十字韌帶

腓側副韌帶

外側半月板

腓骨頭

膝橫韌帶

髕骨內側平面

後十字韌帶

股骨內踝

內側半月板

脛側副韌帶

脛骨內踝

髕韌帶

b)

圖 14.2：(a) 膝關節，正中矢狀切面；(b) 膝關節，右腿，前視圖。

膝蓋的中心連接脛骨和股骨，控制脛骨的旋轉和向前的位移。外側副韌帶、內側副韌帶、後十字韌帶、前十字韌帶，是膝關節的主要四大韌帶。

其他韌帶則有助於增加關節的穩定性。「橫韌帶」位在外側和內側半月板（見下文）前側並連接兩者。「膕斜韌帶」和「膕弓韌帶」讓韌帶結構更為完整，並幫助穩定關節的後外側。

如上所述，膝關節還包含兩個名為「半月板」的特殊結構，它們是新月形的楔形纖維軟骨，附著在脛骨頂部的平面上。其功用是改善關節面的吻合度；減少脛骨和股骨之間的摩擦；分散身體的重量並充當避震器。半月板能讓膝關節在適當的平面滑順移動，但它們在運動傷害中容易磨損與撕裂。

膝關節的纖維囊被穿過關節的肌肉之肌腱所強化。「股四頭肌腱」從股四頭肌延伸到髕骨，並從髕骨上方繼續延伸到周圍，成為髕骨下方的髕韌帶，以附著在脛骨上。在膝蓋後側，膕旁肌複合體的肌腱，穿越膝關節往下連接到脛骨。在小腿後方，「腓腸肌腱」則從腓腸肌往上延伸，附著在股骨髁上。而內側的關節囊，透過縫匠肌、股薄肌和半腱肌肌腱聯合的「鵝掌肌群」（pes anserine）獲得強化。

「滑液膜」覆蓋膝關節並分泌滑液，為關節提供潤滑並減少骨骼間的摩擦。股骨和脛骨的表面覆有關節軟骨，同樣可以減少摩擦並有助於吸收衝擊。

「滑液囊」是充滿滑液的小囊袋，可以緩衝並保護膝蓋的骨骼、肌腱和韌帶。膝蓋周圍有許多滑液囊，有些直接與關節的滑液膜相連。在臨床上重要的是前側的髕骨上滑液囊、髕骨下滑液囊、後方的膕囊、內側的鵝掌滑囊炎。

● 相關肌群

膝關節的肌肉共同合作來屈曲、伸展和穩定膝關節；這些肌肉包括膕旁肌、股四頭肌、小腿肌。膕旁肌群在大腿後側的表面，共同於膝蓋處作用以彎曲腿部。

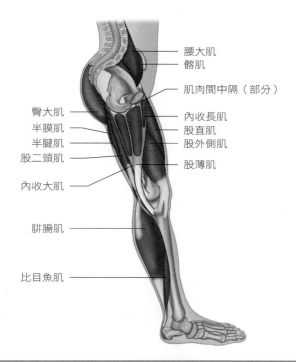

腰大肌
髂肌
肌肉間中隔（部分）
臀大肌
半膜肌
半腱肌
股二頭肌
內收大肌
內收長肌
股直肌
股外側肌
股薄肌
腓腸肌
比目魚肌

圖 14.3：腿部的側視圖

在大腿前側表面延伸的是四塊股四頭肌,它們在膝關節處負責伸展腿,而其中的股直肌可以在髖部屈曲大腿。當膝關節伸展到最末端時,脛骨上的股骨會些微往內側旋轉,這是由於內側關節面的形狀所導致。最後這個向內旋轉的動作,可以將膝關節「鎖住」在能拉緊韌帶的位置,使前十字韌帶和副韌帶都處於緊繃狀態,膝蓋因而強壯且穩定,得以承受身體的重量。

當膝蓋從直腿的姿勢位置彎曲時,脛骨上的股骨首先必須透過些微的向外旋轉來「解開」關節;負責這個動作的肌肉是膕肌,為小腿後側的深層肌肉之一。

080 內側副韌帶扭傷

內側副韌帶扭傷通常發生於力量施加在膝關節外側時,例如美式足球的擒抱動作。當外力施加於膝關節外側,會使得內側膝蓋張開,造成內側副韌帶的拉扯。這個拉扯的程度會決定韌帶受損的程度,可能只是韌帶被拉伸,也可能部分撕裂,但也有可能會完全撕裂。

傷病原因
關節外側受力。

徵候與症狀
膝關節的內側疼痛、腫脹及壓痛;負重時膝部會不穩定且感到疼痛。

輕忽則可能產生的併發症
要是放任韌帶扭傷不處置,不僅膝關節的疼痛及不穩定無法改善,同時也可能形成更嚴重的扭傷。因為穩定性不夠,受傷膝蓋的任何動作都可能會傷害到其他韌帶。僅有少數情況,韌帶在不治療下會自行修復。

立即處置
採用RICER法(見60～62頁);固定傷處;使用抗發炎藥物。

復健與預防
復健方式要視扭傷程度而定。輕度的扭傷可能只要簡單休息,然後慢慢再重新開始活動就夠了;較嚴重的扭傷則要穿戴護具來幫助復健,可能在重返正常活動之初還需要穿戴護具。至於最嚴重的扭傷,則需要長期固定傷肢,並停止任何活動。當肌力及活動度漸漸恢復後,可以使用健身車或其他器材做為輔

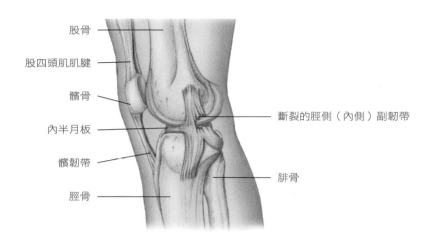

股骨

股四頭肌肌腱

髕骨

內半月板

髕韌帶

脛骨

斷裂的脛側（內側）副韌帶

腓骨

助。在開始從事任何可能會發生運動傷害的活動時，要確保身體有足夠的體適能，且大腿肌肉有足夠的肌力，如此一來才能避免此類運動傷害。

長期預後

拉傷的韌帶通常會完全癒合，但偶爾可能會出現鬆弛的情況。只有極少數的情況需要手術修補韌帶。嚴重的扭傷有可能同時伴隨半月板撕裂，這時就需要手術介入。

081 前十字韌帶扭傷

在需要大量變換方向，以及可能發生衝撞的運動中，前十字韌帶都很容易受到傷害。美式足球、袋棍球或其他快速移動的體育競賽，都可能造成前十字韌帶受傷。

這種運動傷害最有可能的發生機轉為：當膝蓋扭轉時，足部還踩定在地面。如此的扭轉，輕則造成些微纖維的小撕裂，重則使韌帶完全斷裂。此外，當膝蓋受到強力撞擊也可能撕裂前十字韌帶，而這種情況經常伴隨其他韌帶及半月板的損傷。受傷時突然出現劇痛，並伴隨膝部腫脹，就要注意這可能是前十字韌帶撕裂的表徵。

傷病原因

當足部固定於地面時，膝蓋被劇烈扭轉；膝蓋遭受強力撞擊，尤其是足部固定不動時。

徵候與症狀

立即感到疼痛，但可能會自行消退；膝關節腫脹；膝關節不穩定，尤其是脛股關節處。

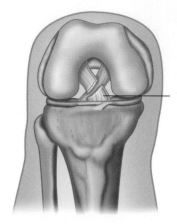

前十字韌帶

輕忽則可能產生的併發症

如果未能妥善治療，傷處可能無法徹底癒合；膝關節不穩定會波及到其他韌帶；慢性疼痛與關節不穩定，會導致日後活動受限。

立即處置

採用RICER法（見60～62頁）；固定傷肢；立即轉介給運動醫學專家。

復健與預防

一旦肌力與穩定度開始恢復，且疼痛消失，就可以慢慢回復到正常活動，例如一開始可以先踩踩健身車。活動度訓練及肌力訓練是復健的重要部分。在肌力恢復之前，可以先試著游泳及做其他不用負重的運動。強化股四頭肌、膕旁肌、小腿肌群，可以有效保護前十字韌帶。在進行高衝擊活動之前，先做一些適當的交叉訓練，也有助於預防此類傷害。

長期預後

前十字韌帶完全斷裂的話，通常需要手術來重新黏合；而輕微扭傷通常不用手術就能痊癒。傷後重返正常活動會是一段漫長的過程，而且有些活動可能不宜參與。

082 半月板撕裂

劇烈扭轉膝蓋可能造成半月板撕裂，並可能伴隨其他傷害，例如韌帶扭傷。有種情況稱為「傷心三部曲」，指的是當膝蓋外側受到衝擊時，內側副韌帶、前十字韌帶及半月板同時撕裂。有些運動會需要選手急速變換方向，這時如果足部還固定在地面上，半月板撕裂便容易發生。比起外側半月板，內側半月板更容易受傷，主要是因為內側半月板在脛骨上黏附得更牢，也因此可移動性較低。

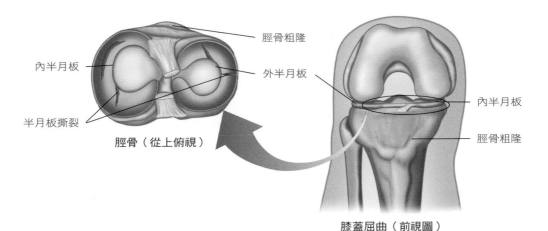

內半月板

脛骨粗隆

外半月板

半月板撕裂

脛骨（從上俯視）

膝蓋屈曲（前視圖）

內半月板

脛骨粗隆

傷病原因

劇烈扭轉膝關節，在大部分情況下，受傷時膝部是彎曲的。有時會伴隨韌帶拉傷。

徵候與症狀

膝關節疼痛與腫脹；膝蓋動作不順暢，甚至卡死。

輕忽則可能產生的併發症

半月板撕裂會造成股骨、脛骨末端的軟骨及髕骨底下的軟骨提早磨損，引發關節炎，液體也容易蓄積在膝關節中。被磨下的軟骨碎片以及邊緣不平整的半月板，都會造成關節活動不順暢。

立即處置

採用 RICER 法（見60～62頁）；使用抗發炎藥物。

復健與治療

一旦半月板撕裂傷復原後，強化膝關節周圍的肌肉，可以避免再次受傷。強壯的股四頭肌及膕旁肌可以提供膝關節支撐，並防止會造成受傷的過度扭轉。除了強化這些肌肉之外，我們也應該經常伸展這些肌肉，因為肌肉緊繃也會造成其他的膝蓋毛病。在手術修補撕裂的半月板後，應鼓勵患者在可承受的範圍內做負重運動，但一定要切記，做任何運動都要循序漸進，不可躁進。

長期預後

半月板撕裂傷通常需要關節鏡手術來修補。手術中會移除被撕裂的邊緣，留下完整的半月板主體。因此，大部分的半月板撕裂都能痊癒，不會留下長期的後遺症。

083 滑囊炎

滑囊炎會造成疼痛的情況，尤其是在膝關節負重時。膝關節大約有十四個滑囊，為膝關節提供緩衝及潤滑（減少柔軟組織與骨骼之間的摩擦）。正因如此，當滑囊發炎時，大部分的負重及膝部活動都可能會產生疼痛。

最常受傷的是髕骨前滑囊，因為所處位置最表淺。反覆跪地或是碰撞髕骨，有可能會傷害這處滑囊。跳躍與落地的動作，會讓髕韌帶及髕骨下滑囊反覆摩擦，使得髕骨下滑囊容易發炎。鵝足滑囊通常較少受傷，但如果膝部內側承受過多負荷，例如不正確的步態、穿著不合腳或磨損的運動鞋，也會對鵝足滑囊造成傷害。滑囊可能會因為膝關節的滲液而腫脹，例如膝蓋後窩可以觸摸到的貝克氏囊腫（Baker's cyst），正是膕窩滑囊炎。

傷病原因

對滑囊的反覆壓力或創傷；滑囊與肌腱或骨骼之間的反覆摩擦。

徵候與症狀

疼痛及壓痛；腫脹；跪下或下樓梯時會出現疼痛與僵直。

輕忽則可能產生的併發症

如果滑囊破裂，滑液流出，滑囊將會喪失緩衝功能。流出的液體蓄積也會導致關節活動度下降。

立即處置

使用 RICER 法（見60～62頁），以及抗發炎藥物。

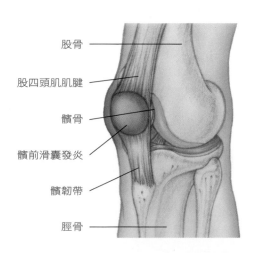

股骨

股四頭肌肌腱

髕骨

髕前滑囊發炎

髕韌帶

脛骨

復健與預防

強化膝蓋周圍的肌肉可以提供膝蓋支撐，增加柔軟度也能降低肌腱施加在滑囊上的壓力。當需要保持跪姿或蹲臥姿勢時，要記得時常起身休息，以避免滑囊受傷。復健期間，要隨時確認有無任何潛在問題，例如不適合的裝備或不正確的姿勢，以避免滑囊炎再度復發。

長期預後

如果處置妥當，滑囊炎很少會留下長期問題。偶爾關節出現積液時，會需要抽吸處置。

084 滑膜皺襞發炎

滑膜皺襞是一層薄薄的纖維膜，由胚胎發育時所遺留下來的滑膜皺褶所形成。在胚胎發育過程中，皺襞一度把膝部分為三個分開的部分，但隨後三個部分會結合成一個保護性的腔室，而皺襞也變成膝部的一個結構。

皺襞本身鮮少會出問題，不過當我們彎曲膝蓋或承重時，皺襞經常會在股骨與髕骨之間摩擦或擠壓，反覆發生就可能導致皺襞發炎。發炎後又會浩成更多的摩擦，形成一個惡性循環。

傷病原因

膝蓋彎曲時受創；反覆、大量的負荷壓力，尤其是膝蓋內側的承重，例如騎自行車。

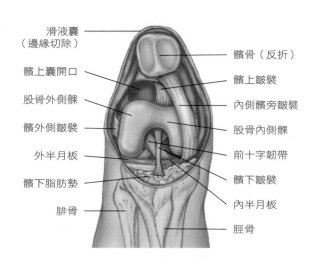

滑液囊
（邊緣切除）

髕上囊開口

股骨外側髁

髕外側皺襞

外半月板

髕下脂肪墊

腓骨

髕骨（反折）

髕上皺襞

內側髕旁皺襞

股骨內側髁

前十字韌帶

髕下皺襞

內半月板

脛骨

徵候與症狀

疼痛；滑膜皺襞處壓痛。

輕忽則可能產生的併發症

如果沒有妥善處置，滑膜發炎的情況會更嚴重，並限制膝部屈曲的能力。疼痛也有可能改變走路及跑步的姿勢，從而引發其他傷害。

立即處置

減少活動；使用RICER法（見60～62頁）及抗發炎藥物。

復健與預防

強化股四頭肌及膕旁肌，可減輕施加於滑膜皺襞的壓力。增加肌肉的柔軟度或許也能釋放一些壓力，而避免刺激到傷處。使用適合的裝備，尤其是一雙合適的跑步鞋更重要，能夠減輕對皺襞的刺激，並使膝關節在活動中回到正確的排列位置。

長期預後

一旦疼痛消失，就可開始準備回歸正常活動。極少數情況會需要關節鏡手術切除皺襞，目前還沒發現移除滑膜皺襞會有什麼不良影響，術後應該可以完全回歸正常活動。

085 奧斯古—謝拉德氏症

奧斯古—謝拉德氏症（Osgood-Schlatter disease）又稱脛骨結節骨骺炎，是一種對於脛骨骨突的牽引性傷害，當髕韌帶不斷將膝部下方的脛骨粗隆往上拉，傷害便會發生。這類傷害主要影響正在成長的青少年（十到十五歲），且男生比女生常見，左膝發生率又比右膝高。當股四頭肌太緊，或是膝關節反覆屈曲及伸展，都可能會造成發炎及疼痛狀況。還有一種類似的病症稱為拉森—強納森氏症候群（Larsen-Johansson syndrome），這個疾病的發生位置是在膝蓋下方（出現疼痛及壓痛），治療方法與奧斯古—謝拉德氏症類似。

對發育中的骨架來說，骨頭不會像成熟骨頭那麼強健，所以當韌帶施予脛骨向上的拉力時，可能會造成微小的撕裂性骨折，發炎與疼痛便會因此發生。身體可能會試著修復並保護受傷部位，在此部位建構更多的骨質，於是膝部下方會長生獨特的脛骨突出（tibial bump）。此病症會在青少年快速生長期間加劇，因為骨頭生長的速度超過肌肉生長的速度，使得肌腱變得緊繃，拉力變得

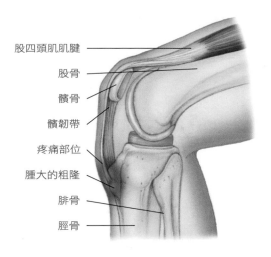

股四頭肌肌腱

股骨

髕骨

髕韌帶

疼痛部位

腫大的粗隆

腓骨

脛骨

更強。在從事跑步、跳躍、踢腿等活動時，股四頭肌必須連續收縮與放鬆，這也會造成脛骨的負擔。

傷病原因

快速成長所引起的股四頭肌緊繃；先前的膝蓋舊傷；反覆收縮股四頭肌。

徵候與症狀

在膝蓋完全伸直及深蹲時，疼痛會加劇，休息後會緩解；膝蓋下方的脛骨隆突局部腫脹；膝蓋下方的皮膚發紅及發炎。

輕忽則可能產生的併發症

若輕忽不理會，疼痛與發炎會持續，也可能造成股四頭肌肌肉流失。在少數的案例中，奧斯古—謝拉德氏症會導致脛骨的完全撕裂性骨折。

立即處置

使用RICER法（見60～62頁）及抗發炎藥物。

復健與預防

經過適當休息後，再從事一些股四頭肌的肌力及伸展訓練，大部分患者都能有不錯的反應。復原期間，要盡量限制會造成疼痛或讓傷況惡化的活動。循序漸進的增加活動強度，運動前做好暖身，都可以幫助遠離此類傷害。

長期預後

隨著骨頭變得越加強壯及成熟，這類毛病通常都會自我矯正。疼痛與發炎消除後，鮮少會有長期的副作用。少數情形需要注射皮質類固醇來幫助恢復。

086 剝離性軟骨炎

當鄰近關節面的骨頭失去血液供應，形成失血性壞死，軟骨就有可能變得脆弱，並剝落出碎片或稱為游離體（loose body）。關節內的游離體會造成疼痛與發炎，這種情況就稱為剝離性軟骨炎。患者可能會感覺到關節不穩定，以及發現關節會喀嚓作響，或甚至會注意到關節移動到某個角度時會卡住。這種情況在許多關節都可能出現，但最常見的還是膝關節，並且特別好發於十～二十歲的年輕男性。

傷病原因

骨頭末端及附著的軟骨失去血液供應；關節受到衝擊，導致硬骨末端的軟骨撕裂或碎裂；反覆摩擦使得軟骨變脆弱，剝落出碎片。

徵候與症狀

瀰漫性的疼痛與腫脹，尤其是在活動時；休息時，膝關節感到僵硬；關節出現喀嚓聲與不穩定。如果關節內出現骨碎片的游離體，做某些動作時關節可能會卡住。

輕忽則可能產生的併發症

如果缺乏妥善治療，游離體會繼續在關節內部表面造成傷害，最終導致退化性關節炎。游離體也可能造成其他的關節軟骨撕裂，或是被鑿刻出溝槽。

立即處置

停止活動、休息，並轉介給運動醫學專家；固定傷處；使用抗發炎藥物；照X光片診斷。

復健與預防

強化膝關節周圍的肌肉，可以在活動時有效支撐膝關節。減少反覆性運動的次數，以及限制會引發疼痛的活動或運動，然後循序漸進地回歸正常活動。在病症輕微時就接受治療，或許可以避免血液供應被完全阻斷。

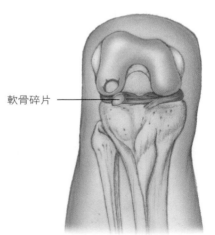

軟骨碎片

長期預後

如果破裂的軟骨沒有從骨頭中

釋出，就有可能會自行修復。然而，如果軟骨碎片跑進關節腔，而且身體沒能分解時，就可能需要手術。年輕的運動員傷後，可以完全康復並返回運動場，但年紀大的運動員往往會發展成退化性關節炎的後遺症。

087 髕骨股骨疼痛症候群（跑者膝）

疼痛出現在髕骨（膝蓋骨），尤其是當久坐或跑下坡時，有可能是源自於過緊的肌腱，或是髕骨以不正確的動作模式滑行於股骨之上。膝蓋下方的關節軟骨也可能會磨損發炎，從而導致另一種膝蓋疼痛的病症，稱為髕骨軟化症，病人以年輕女性及辦公室白領族居多。

股四頭肌的拉力線與髕韌帶的方向會形成一個角度，這個角度稱為Q角度。有些人因為Q角度較大，或是Q角度上的拉力過強，而使得髕骨移動時偏離原本的路徑，即便是很輕微的偏移，都可能造成刺激與疼痛。緊繃的肌腱也會在髕骨上施加壓力，造成發炎。

傷病原因

錯誤的跑步姿勢或穿著不適合的鞋子；股四頭肌虛弱無力或緊繃；慢性髕骨脫臼。

徵候與症狀

髕骨底下疼痛，走下坡路或是久坐後會加劇；彎曲膝蓋時會有喀嚓或摩擦聲；膝蓋中間出現難以定位的鈍痛。

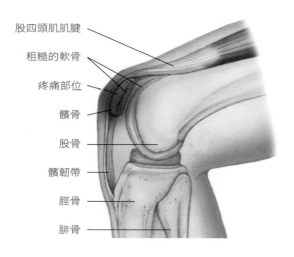

股四頭肌肌腱

粗糙的軟骨

疼痛部位

髕骨

股骨

髕韌帶

脛骨

腓骨

輕忽則可能產生的併發症

若未能好好治療，發炎會加劇，並且會造成周圍結構的永久性傷害。如果肌腱受到發炎破壞太久，最終會演變成斷裂。髕骨下方的軟骨也有可能發炎。

立即處置

休息，並降低運動強度及減少運動時間；冰敷與使用抗發炎藥物。

復健與預防

一開始復健時要做的，就是重建股四頭肌的肌力及柔軟度。疼痛消失後，活動逐漸回歸正常時，請牢記循序漸進的原則，慢慢增加運動強度，並限制會對膝蓋產生反覆壓力的動作。以上這些措施都能減少疼痛再次發作。

培養強韌、有彈性的股四頭肌及膕旁肌，並且避免過度使用，有助於預防髕骨股骨疼痛症候群；運動前正確暖身也有幫助。

長期預後

經過完整治療後，很少會留下長期的不良影響。如果初步治療後狀況仍沒改善，有可能需要手術介入。

088 髕腱炎（跳躍膝）

需要反覆跳躍的運動，例如籃球或排球，可能會造成髕韌帶（或稱髕腱）發炎，這種情況又稱為跳躍膝。肌腱長時間承受張力會導致發炎和疼痛，而疼痛的位置一般都位於膝蓋正下方。

髕腱炎影響的是肌腱與硬骨的連結部位。股四頭肌的肌腱附著在髕骨的上緣，髕韌帶附著在髕骨的下緣及脛骨粗隆上面，此三處都有可能引發髕腱發炎。疼痛主要集中在髕韌帶，但也有可能出現在脛骨粗隆的附著部位。髕韌帶在打直膝蓋的動作中擔任要角，同時也是跳躍落地後第一個經受到衝擊力道的地方。落地時，股四頭肌會收縮以減緩膝關節屈曲，同時髕韌帶會受到拉伸，如果反覆做跳躍動作，髕腱不斷受到股四頭肌的拉扯，漸漸就會出現微小的創傷，最終導致發炎。此外，如果髕韌帶沒有在正確的軌道上運行，那麼單純的反覆屈伸動作也可能會對髕韌帶造成刺激。

傷病原因

反覆跳躍及落地；跑步及踢腿的活動；先前髕韌帶有未治療的微小創傷。

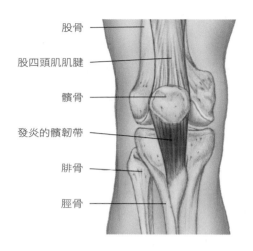

股骨

股四頭肌肌腱

髕骨

發炎的髕韌帶

腓骨

脛骨

徵候與症狀

髕韌帶疼痛、發炎，周圍出現腫脹與壓痛；反覆伸展膝關節、離心收縮、跪姿等，都可能加劇症狀。

輕忽則可能產生的併發症

就如同大部分的肌腱炎，發炎狀況不處理好的話，將會形成惡性循環，最終導致肌腱斷裂，同時周圍的組織也會受到破壞。

立即處置

使用RICER法（見60～62頁）及抗發炎藥物。

復健與預防

伸展股四頭肌、膕旁肌及小腿肌群，能夠釋放髕韌帶的壓力。在復健過程中，找出可能造成此類傷害的情況，這一點很重要。正確暖身及體能強化訓練，有助於預防髕韌帶受傷。傷後剛回歸正常活動時，可以在膝蓋下方穿戴護膝來支撐髕韌帶。要防止髕腱炎，需要強有力的股四頭肌，以及保持膝關節所有肌肉的肌力均衡。

長期預後

經過治療與復健後，可以完全康復且沒有後遺症。不過，偶爾可能會因為肌腱無力而再度受傷，尤其是年紀較大的運動員。

089 髕骨軟化症

髕骨軟化症是髕骨在關節面的軟骨退化及軟化，對運動員來說，通常是因為膝關節過度使用、創傷或不正常受力所致；如果是年紀較大的運動員，也有可能是關節炎引起的。當膝蓋打直時，膝蓋底下會疼痛以及有摩擦感，就是髕骨軟化症的症狀。

髕骨下方有厚厚的關節軟骨（透明軟骨）保護，關節軟骨由膠原纖維及水分組成。過度使用膝關節或膝關節不正常受力，會造成軟骨的微小創傷，要是此情況不斷反覆發生，軟骨就會受到破壞及軟化。髕骨軟化症有四個發展階段，從局部軟化和出現裂紋，到軟骨分離以及軟骨下骨露出。

傷病原因

過度使用軟骨，不斷造成微小創傷；髕骨不在正常的排列位置上；髕骨先前發生過骨折或脫臼。

徵候與症狀

膝部疼痛、壓痛，久坐後、爬樓梯時都會加劇；膝關節伸展時有摩擦感。

輕忽則可能產生的併發症

軟骨退化後會變得粗糙，摩擦到硬骨而造成傷痕，轉而導致更嚴重的發炎。一旦軟骨變粗糙後也會更容易磨損，關節腔內可能會出現游離體。

立即處置

休息與冰敷；使用抗發炎藥物。

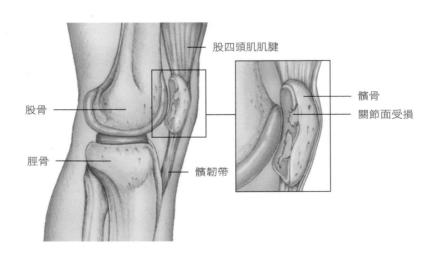

股四頭肌肌腱

股骨

脛骨

髕韌帶

髕骨

關節面受損

復健與預防

在疼痛消除前必須限制活動，會造成膝部疼痛的動作（例如大角度的膝關節彎曲）要盡量避免。等疼痛消失後，建議循序漸進地回歸正常活動。強化與伸展股四頭肌，可以有效減輕髕骨負擔；避免膝蓋不正常受力，維持股四頭肌及膕旁肌的力量與柔軟度。以上這些，對於髕骨軟化症的預防都能發揮作用。

長期預後

髕骨軟化症通常對治療的反應良好。只有極少數的情況，才需要手術矯正髕骨不正常的排列。

090 髕骨脫臼

髕骨（膝蓋骨）的半脫位及脫臼通常發生在減速時，例如從跑步減慢成走路。髕骨原本位於股骨內外髁之間的凹溝（髁間溝）中，發生脫位時，髕骨會部分滑離這個凹溝。肌力失衡或身體結構異常（例如高位髕骨[1]）的運動員，會有較高的機率發生髕骨半脫位。髕骨脫臼時，可能會伴隨疼痛與腫脹。

假如股四頭肌的外側肌肉（外廣肌）比內側肌肉（內廣肌）強勢，那麼這股不平均的張力就會將髕骨拉離正常的排列位置。此外，股骨外髁也可能會跟髕骨彼此擦傷，這種狀況出現在股四頭肌強力收縮時，例如用力站直、變換方向，或是跳躍落地時。

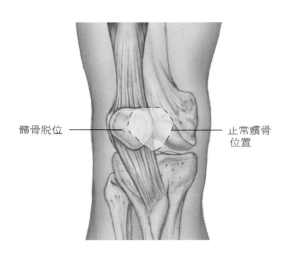

髕骨脫位 ────── ────── 正常髕骨位置

註 1 髕骨先天就沒有在股骨髁間溝之中，而是在髁間溝的上方。

傷病原因

股四頭肌的內外側肌肉力量失衡；撞擊到髕骨側邊：扭轉膝蓋。

徵候與症狀

髕骨底下有壓迫感；髕骨後方疼痛及腫脹；彎曲或伸直膝蓋時會痛。

輕忽則可能產生的併發症

半脫位如果不處理，會造成髕骨的微小骨折、軟骨撕裂，並對肌腱造成壓力。半脫位沒有治療妥當，還會形成慢性的膝蓋骨半脫位。

立即處置

使用RICER法（見60～62頁）及抗發炎藥物。

復健與預防

復健運動要選擇不會惡化傷處的活動，例如游泳或騎單車，而不是跑步。強化內廣肌以及伸展外廣肌，矯正肌力失衡的情形，能夠避免這種運動傷害。剛回歸正常活動時，可以使用護具讓髕骨保持在正確的位置上。膝蓋附近的肌肉要維持柔軟度與力量，以及避免直接撞擊到膝蓋，都能有效預防髕骨脫臼。

長期預後

髕骨半脫位或脫臼對休息、復健及抗發炎等治療手段反應良好。極少數的髕骨不穩定或排列位置不正確，需要動用到手術修復。

復健與康復計畫

　　以下是針對影響膝蓋的多數軟組織傷害的通用復健計畫，例如扭傷、拉傷和肌腱炎。但此計畫並不適用於會影響膝蓋的堅硬結構的損傷，像是骨折與脫臼。請注意，每種受傷形式都是獨一無二的，需要的治療可能與下面的描述不同。請諮詢物理治療師或其他傷害復健專家，以量身打造合適的復健計畫。

第 1 階段 ||||

　　目的是減少患部發炎和疼痛。為了達成這個目標，應限制患部所有的運動，並休息、冰敷、加壓及抬高患部。根據受傷的嚴重度，此階段可持續48～72小時，或者直到發炎和疼痛明顯減輕時。

第 2 階段 ||||

　　目的是透過改善患部的血液循環，進而改善氧氣和營養供應，以加速癒合，最好可以透過熱療、超音波、經皮神經電刺激（TENS）和按摩來達成。在不引起任何疼痛的前提下，可以加入非常緩和的運動。根據受傷的嚴重程度，這個階段可以持續三天到三週，或者直到在進行一般動作時相對不痛之際。

***注意：** 在此復健階段，你可能急著在完全做好準備之前就進行第3階段，或是匆促完成以下的練習。但請切記，耐心是成功完成復健和康復的關鍵。在正常的動作變得相對不痛之前，千萬不要進入第3階段。

第 3 階段 ||||

　　目的是恢復因受傷而失去的體適能之要素，因此按照順序完成是很重要的，應遵循的順序如下。

　　（註：以下部分動作解說會以右腿或左腿為範例，請自行依受傷部位換邊進行。）

1.透過溫和的運動改善活動幅度

　　首先是彎曲及伸直患部。當你對這些簡單的動作感到更舒適自在時，就可以開始做一些旋轉練習。將受傷部位從一側轉到另一側，並以順時針和逆時針

方向旋轉。當這些活動幅度的練習對你而言是舒適自在的,而且可以相對無痛地進行時,就可以進入下一組練習了。請記住,這些是活動幅度的訓練,而非伸展運動。你只需要在整個活動範圍內移動受傷部位,不必額外施加力量或壓力。

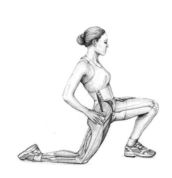

跪姿股四頭肌伸展

採單膝跪地姿勢,接著將髖部往前推。如果有需要的話,可以抓握住某樣東西以保持平衡。

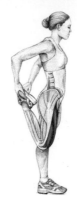

站姿股四頭肌伸展

以單腿平衡站立,將另一隻腳往後勾起到臀部後面,膝蓋併攏,同時將髖部向前推。

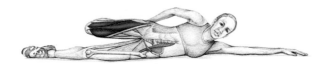

側臥股四頭肌伸展

側躺,上方的那條腿屈膝,並用手將它拉到臀部的後方。保持膝蓋併攏,接著將髖部往前推。

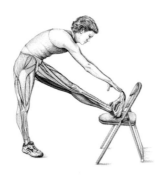

站姿抬腿的膕旁肌腿筋

站直,將左腿抬到椅子上,保持左腿伸直且腳趾向上;接著身體往前傾,同時保持背部挺直。

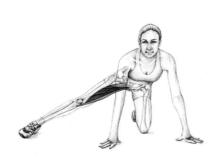

跪姿開腿的內收肌伸展

左膝跪地,將右腿朝外側打開,且腳尖朝向前方。將雙手放在地上,然後慢慢地將右腳盡可能外展。

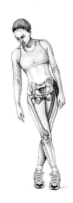

站姿交叉腿的內收肌伸展

站直,將左腳交叉到右腳外後方,接著將身體傾向右側。

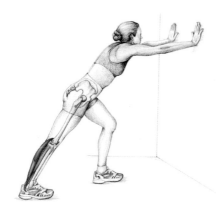

傾斜腳跟的小腿後側伸展

站直且雙手手掌貼著牆面。在保持舒適的前提下,其中一隻腳盡可能遠離牆壁,並確認兩腳的腳尖都朝向前方且腳跟著地。後腿保持伸直,且身體前傾靠近牆面。

2. 增進肌力和柔軟度

等長運動是一個相對安全的開端,這是施力使肌肉收縮但患部不動的肌力訓練。然後,你可以接續進行傳統的肌力訓練,包括向心和離心肌肉收縮。此外,將一些溫和的靜態和被動伸展練習納入,也是很重要的。你可以重複進行前面提到的活動幅度訓練,例如靜態伸展,施加溫和的力量和壓力以擴大活動範圍。這將有助於進一步增加活動幅度,並為未來更劇烈的動作做好準備。

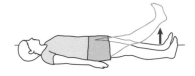

直腿抬升

雙腿伸直坐在地板上或仰臥，膝關節伸直不彎，保持腳稍微朝外轉，在膝蓋伸直不彎的前提下，盡可能把腿抬起來；保持這個姿勢數到三，然後緩慢地把腿放下，接著完全放鬆。重複進行5～10次。

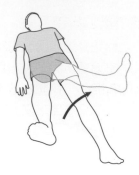

直腿抬高併髖部內收和外展

採仰臥姿勢，膝蓋保持伸直不彎；將右腿伸直向上抬起，跨過左腿到另一側，接著回到中間位置，然後慢慢把右腿放下並放鬆。重複進行5～10次。

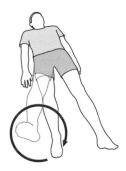

轉髖直腿抬升

採仰臥姿勢，或者在背部有支撐的情況下坐著，雙腿伸直，雙腳稍微朝外，收緊大腿的肌肉，盡可能伸直膝蓋；接著以往上、往外的方向把腿抬起來，同時保持腳朝外，且膝關節伸直不彎；讓腿在空中繞3圈，然後回到起始位置並放鬆。重複進行5～10次。

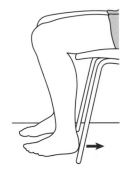

等長中間範圍訓練

坐在直立的椅子上，髖部和膝蓋成直角，將受傷的腿的腳跟靠在椅腳上，並往椅子的方向壓，數到五，然後完全放鬆。重複做3～6次。

3. 改善平衡和本體感覺

一旦你覺得患部的肌力稍微恢復，就該進行一些平衡練習和運動了。這些運動對於幫助重新訓練患部周圍受損的神經，是非常重要的。你可以先從簡單的平衡練習開始，例如沿著直線走或在平衡木上進行平衡訓練；接著可以進階單腳訓練，像是單腳平衡站立，然後閉上雙眼進行相同的訓練。當你對以上訓練感到舒適自在時，就可以嘗試更進階的訓練，像是使用搖擺板或平衡板、抗力球、穩定軟墊或滾筒。

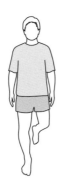

以受傷的腿站立之一

盡可能保持平衡，之後放鬆數到十。重複進行 3～5 次。

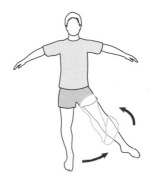

以受傷的腿站立之三

將另一條腿往側面抬起並繞圈，一直到不平衡為止，然後放鬆數到十。重複進行 3 次。

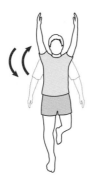

以受傷的腿站立之二

在保持平衡的情況下，將雙臂依序往各個方向抬起，然後放鬆數到十。重複進行 3 次。

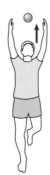

以受傷的腿站立之四

在保持平衡的同時將球拋向空中，再接住它，盡可能重複多次。然後放鬆數到十，重複進行 3 次。

變化式：將球投擲到牆上或與搭檔搭配訓練。

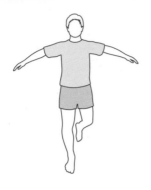

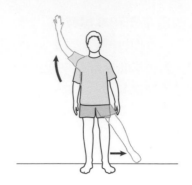

以受傷的腿站立之五

閉上雙眼並保持平衡,然後放鬆數到十。重複進行3～5次。

以受傷的腿站立之六

採站姿,將重心稍微移到受傷的腿上,然後將同一側的手臂高舉過頭;接著,將對側的腿向外側抬起,並在腳不落地的情況下內外擺動 3 次,然後回到起始位置。重複進行5次。

4. 改善動態體能和增強式訓練

現在可以結合一些動態或爆發性的運動,來強化患部並改善本體感覺。從與你的專項運動相關的動態伸展和訓練開始,是相當不錯的。技巧訓練和運動練習,是衡量你的體適能水準及患部肌力的好方法。

增強式訓練是另一個為你的復原畫龍點睛的好工具。增強式訓練是一種爆發性運動,在離心肌肉收縮之後緊接著向心肌肉收縮,並且包括跳躍、單腿跳、蹦跳和彈跳等活動。這些活動相當激烈,記得要從輕鬆的開始,接著慢慢增強力量。千萬不要過於激動,也不要過度訓練,你已經做了這麼多努力,怎麼可以做愚蠢的事情而再次傷害了自己。

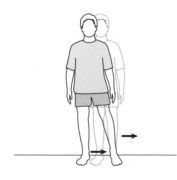

側身走

單腳先向側邊跨出一步,接著另一隻腳跟上。每個方向各跨20～30 步。先慢慢進行,然後再逐漸加快速度。

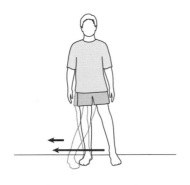

交叉跨步側身走

單腳先向側邊跨出一步；接著另一隻腳跨到該腳的前方。先慢慢來，然後再逐漸加快速度。每個方向各跨20～30步。

變化式：將另一隻腳跨到先跨出之腳的後方。

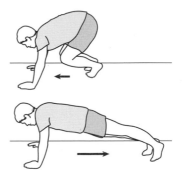

深蹲腿推跳

先蹲下，接著肘部和膝蓋打直，以雙手和腳趾平衡你的身體；用手掌撐地，以水平跳躍的方式將膝蓋抬高至胸前，然後快速反向動作，將雙腿直接往後踢。重複進行5～20次，中間不停歇。

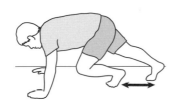

交替蹬腿

先蹲下，然後雙手平放在地板上，手指朝向前方；以手掌撐地，其中一條腿先往後踢，然後往前回踢時，另一條腿同時往後踢。快速地連續訓練10～20次。

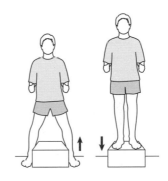

板凳跨跳

雙腳跨站在高20～30公分的板凳兩側，跳上來將雙腳放在板凳上，然後跳下去，讓雙腳落在板凳兩側的地板上。重複進行5～20次。

變化式：跳起來後讓腳跟在板凳上併攏，跳下去時雙腳在板凳的兩側著地。

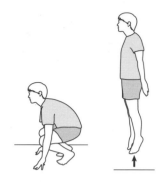

深蹲跳

一隻腳稍微站在另一隻腳前方；
先跳起再蹲下來以手觸地，接著
彈跳起來，在空中交換雙腳的前
後位置，使後腳變成在前面。快
速地連續訓練 5～20 次。

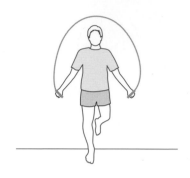

跳躍

使用跳繩，首先雙腳併攏一起
跳，然後雙腳交替跳。重複進行
20～50 次跳躍。

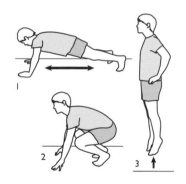

波比跳

從站立姿勢開始，迅速蹲下，然
後雙手平放在地板上；接著將重
心轉到雙手，伸直膝蓋且雙腿往
後踢，接著往前水平跳躍並彎曲
膝蓋，再向上跳躍，於空中伸直
膝蓋。如此快速連續進行 5～20
次。

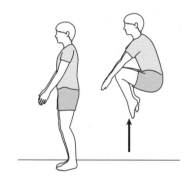

胸部跳（抱膝跳）

起始為站立姿勢，向上跳躍並彎
曲膝蓋，使它們盡可能靠近胸
部。重複進行 5～20 次，中間不
停歇。

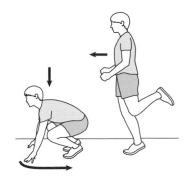

折返跑

先衝刺跑到設定的終點，以手觸地，然後再衝刺跑回到起點。重複進行 10～30 次。

變化式：(a) 將終點標記設置在不同的方向；(b) 標記編號，讓助手告訴你必須衝刺到哪個點。

第 4 階段 ||||

　　目的是防止再度受傷。首先，請自問究竟為什麼會受傷。是意外嗎？是否過度負荷（做得太多、太快）嗎？還是生物力學的效率太差？如果是意外，以後就盡量避免。如果是過度負荷，則請相對應地調整訓練計畫。如果是生物力學的問題，則可以針對肌力和柔軟度的弱項及不平衡來改善，建議與教練、訓練專家或生物力學專家，一起加強你的運動技巧和形式。

15 小腿的運動傷害

小腿的解剖構造和生理

　　脛骨是小腿骨中較大且較內側的。在其近端，內髁和外髁與股骨的遠端形成膝關節。脛骨粗隆是脛骨前表面的粗糙區域，脛骨內踝可視為腳踝的內踝。脛骨是小腿負責承重的骨頭，因此在跑步和跳躍活動中承受大量衝擊。

　　腓骨位於脛骨外側並平行於脛骨，其外型纖細呈棒狀。腓骨並非承重骨，而是肌肉附著的重要部位。腓骨的遠端頭可視為腳踝的外踝。

　　除了膕肌之外，小腿的所有肌肉都與腳部相連；根據其位置，可將其分為前組、後組和側組。此外，後組可進一步細分為淺、中、深層。

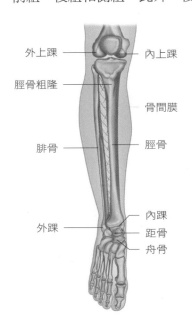

外上踝　　　　　內上踝

脛骨粗隆

骨間膜

腓骨　　　　　　脛骨

　　　　　　　　內踝
外踝　　　　　　距骨
　　　　　　　　舟骨

圖 15.1：右腿的脛骨與腓骨，前視圖

　　位於腿前方的前組肌肉，也稱為「伸肌腔室」；可在踝關節處伸展（背屈）足部並伸展腳趾。這組肌肉共有四塊。「脛前肌」負責在踝關節處背屈和內翻足部；「伸拇長肌」和「伸趾長肌」是該組位在中間的肌肉，均負責腳趾的伸展；此外，由於它們也穿過踝關節，可以輔助踝關節執行背屈。「第三腓骨肌」與伸趾長肌共同在踝關節處背屈足部，但也協助外側肌群外翻足部。

　　小腿的後側肌肉群，與踝關節的蹠屈（彎曲足底）以及腳趾屈曲有關。這個屈肌腔室內的肌肉，像洋蔥一般排列成三層。

最淺層的肌肉是腳踝的屈肌，包括腓腸肌、比目魚肌、蹠肌；其中，腓腸肌和比目魚肌也合稱為「triceps surae」，意思是「小腿的三頭肌群」。比目魚肌在這些肌群中位於最深處，起自脛骨上的比目魚肌線和腓骨後側，因其近似魚的形狀而得名。腓腸肌組成小腿大部分的肌肉量，以及膝窩的後側肌肉壁，它有兩個起頭處，分別起自股骨的內側髁和外側髁。在比目魚肌外側頭的內側，為小肌肉「蹠肌」的肌腹，它起自股骨，但很快就變窄形成纖細的肌腱（為人體最長的肌腱）。腓腸肌和蹠肌都與比目魚肌的肌腱融合，並通過跟腱（阿基里斯腱），終止於跟骨後表面的中間三分之一處。這三塊肌肉都是踝關節處的足底屈肌，與腓腸肌和蹠肌一同協助膝關節的屈曲。

中間層的肌肉，包括屈拇長肌（FHL）和屈趾長肌（FDL），都負責在踝關節處蹠屈足部。屈拇長肌可屈曲大腳趾的遠端指骨，並支撐足部的內側縱弓；而屈趾長肌可屈曲外側四趾的遠端指骨，並支撐足部的外側縱弓。

脛後肌和膕肌組成最深層的部分。膕肌起始於更大的脛後肌之上，而脛骨後肌本身起始自脛骨、腓骨和骨間膜。脛後肌可進行踝關節蹠屈動作，幫助維持足部的內側縱弓，並且在其前部肌肉「脛前肌」的幫助下，可以內翻足部。

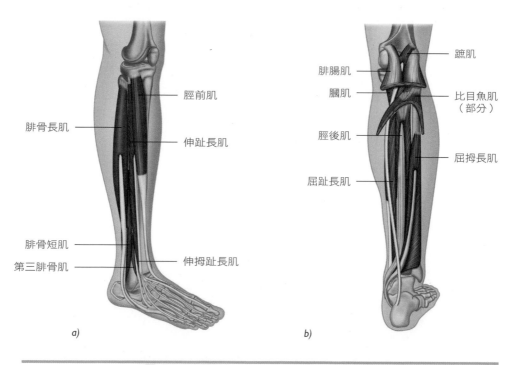

腓骨長肌

脛前肌

伸趾長肌

腓骨短肌

第三腓骨肌

伸拇趾長肌

蹠肌

腓腸肌

膕肌

比目魚肌（部分）

脛後肌

屈拇長肌

屈趾長肌

a)

b)

圖 15.2：小腿肌肉：(a) 前外側視圖；(b) 後視圖

位在外側腔室的是腓骨肌，其中腓長肌起始自腓骨上部，而腓短肌則起始自腓骨下部。這兩塊肌肉都可以在踝關節處蹠屈（彎曲足底），但主要是做為踝關節的外翻肌。

阿基里斯腱是人體最大的肌腱，其長約15公分，厚約2公分。它的名字源自希臘神話中的戰士阿基里斯（Achilles）。它起自小腿肌的肌肉與肌腱的交界處，並終止於跟骨的後側。肌腱藉由「跟骨後滑囊」與跟骨區隔，並藉由「皮下跟骨滑囊」與皮膚分隔。當小腿肌肉收縮時，它可在腳踝處蹠屈。跟腱因其易受運動損傷而著稱。

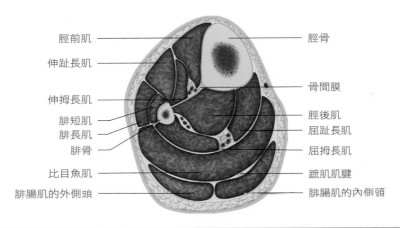

圖 15.3：小腿的肌肉被肌間筋膜分隔成不同的腔室。

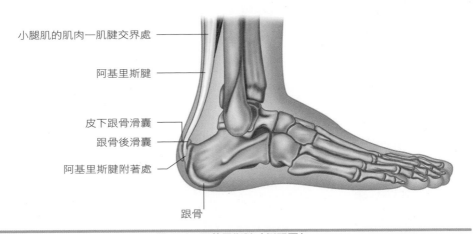

圖 15.4：阿基里斯腱（側視圖）

091 骨折（脛骨、腓骨）

脛骨和腓骨的外層是皮質骨，內為海綿骨；皮質骨比較堅硬且可以承受較大的壓力。一旦外層的皮質骨破裂，就稱為骨折。骨折可以分為部分骨折或全部斷裂兩種情況。

雖然脛骨和腓骨有可能會單獨骨折，但兩者的骨折通常會一起發生。多數的小腿骨折發生在兩端，即近端（近膝蓋處）或遠端（近腳踝處）。由於覆蓋在此處的皮膚和組織很薄，因此骨折類型大都為開放性，也就是說，骨頭的斷裂端會穿破皮膚。

傷病原因

外力直接撞擊到骨幹或是負重過大，例如從高處跌落。骨頭受到旋轉或間接外力，例如美式足球的擒抱動作。骨頭受到扭轉，尤其是在負重或足部固定不動的情況下。

徵候與症狀

疼痛、無法走路或承受體重，且通常無法移動腳；骨折處可能會變形或是骨頭刺穿皮膚；腫脹及壓痛。

輕忽則可能產生的併發症

小腿骨折未處置所造成的長期併發症，就是小腿的不穩定。骨折造成的血管傷害，也會導致內出血、腫脹及足部血液循環問題。如果神經也有受損，可能會造成嚴重的垂足，或小腿及足部的感覺喪失。

立即處置

固定傷肢；控制出血，這可能是開放性骨折的症狀；立即尋求醫療協助。

復健與預防

骨折痊癒後，重建小腿的肌力及柔軟度是當務之急。要開始漸進重回正常活動時，必須好好觀察以免再度受傷。依據骨折位置及傷處需要固定的程度不同，視情況加入可促進膝關

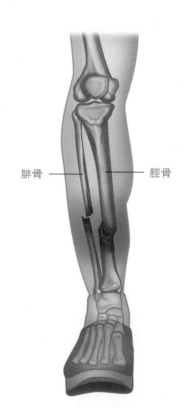

腓骨 —— | —— 脛骨

節及踝關節活動度的運動。強壯的小腿肚肌肉和脛前肌，可以幫助保護脛骨和腓骨。

長期預後

骨折若有妥善處置且完全恢復，理應不會有什麼後續問題。某些情形可能會需要使用骨釘或骨板，把骨頭固定在一起。血管或神經若受損嚴重，可能需要手術處理。

092 小腿肌肉拉傷

運動前沒有做好暖身，可能會導致小腿肌肉拉傷。在衝刺、跳躍、改變方向或是由深蹲姿勢起身時，通常會有比較猛烈的爆發性動作，此時小腿肌肉必須用力收縮。活動中雙腳姿勢不正確或是超過能力負荷的離心收縮，都有可能造成小腿肌肉拉傷。

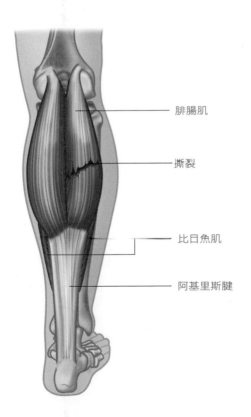

腓腸肌

撕裂

比目魚肌

阿基里斯腱

起步或改變方向，最容易受到傷害的是小腿肌的肌腱。在離心收縮（肌肉收縮與拉長同步發生時，例如跳躍時著地）時，肌肉若過度疲勞或不夠強壯、無法承受負重，就可能會撕裂。

傷病原因

腓腸肌或比目魚肌過度收縮用力；用力的離心收縮；足部推離地面或著地時姿勢不正確。

徵候與症狀

小腿肌疼痛，通常是在小腿肚的位置；踮腳尖站立或是屈膝時疼痛；小腿肌腫脹或瘀青。

輕忽則可能產生的併發症

小腿上任何未妥善照護的拉傷，最後肌肉都有可能會完全斷裂。站立及走路都會大量用到小腿

肌肉，一旦受傷可能就會不良於行。跛行或是步態改變，可能會提高其他傷害的風險。

立即處置

採用RICER法（見60～62頁）及使用抗發炎藥物；急性期過後再接著熱療、按摩，以促進血液循環及復原。

復健與預防

當傷處不再疼痛時，溫和伸展有助於恢復。接著加入肌力訓練，避免日後再度受傷。在從事任何運動前要做好暖身，可以保護肌肉不被撕裂。肌力夠好又有柔軟度的肌肉不易拉傷，而且傷後恢復也比較快。

長期預後

經過妥善休息及治療的小腿肌肉拉傷，幾乎不會有什麼後遺症。極少數的案例有肌肉完全分離的情形，就需要手術接合。

093 阿基里斯腱拉傷

阿基里斯腱拉傷有可能會非常痛，而且需要相當久的復原時間。這塊肌腱參與走路並在負重時負責保持平衡，一旦受傷可能會削弱活動力。衝刺和跳躍等爆發性活動，或是橄欖球和重量訓練等需要對抗阻力的運動，都是造成此類傷害的主要原因。

阿基里斯腱拉傷可以分為以下三級：

- 第一級：肌腱變長，或是少於25%的輕微肌腱撕裂傷。
- 第二級：25%～75%的肌腱斷裂或撕裂傷。
- 第三級：75%～100%的肌腱斷裂或撕裂傷。

傷病原因

小腿肌肉突然用力收縮，尤其是在肌肉和肌腱尚未暖身或柔軟度很差的情況下。外力過度施於足部，迫使腳踝朝上、背屈。

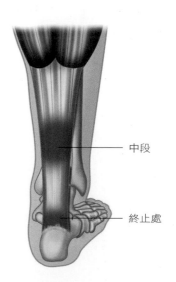

中段

終止處

徵候與症狀

阿基里斯腱疼痛，程度由第一級的輕微不適，到第三級的嚴重疼痛；腫脹及壓痛；踮腳時會痛；無法彎曲腳踝；休息過後，小腿肌肉及腳踝僵硬。

輕忽則可能產生的併發症

輕微拉傷若置之不理，可能演變為跟腱完全斷裂；發炎的肌腱不斷摩擦腳踝，可能會導致滑囊炎和肌腱炎。

立即處置

採用 RICER 法（見60～62頁）；使用抗發炎藥物；急性期過後再熱療、按摩，以促進血液循環及復原。如果是第三級拉傷，請將傷處固定不動並尋求醫療協助。

復健與預防

阿基里斯腱拉傷需要徹底休息，而且一定要循序漸進地回復正常活動，千萬不要躁進。伸展並加強小腿肌肉的肌力，有助於復健並預防再度受傷。做任何活動及運動前要適當暖身，這是預防拉傷的基本要求，尤其是衝刺等需要小腿用力收縮的運動。

長期預後

肌腱的血流供應較少，因此需要比肌肉更久的時間復原。但只要有適度的休息及復健，阿基里斯腱都能回復正常功能。如果是嚴重斷裂的話，就需要動手術修復。

094 阿基里斯肌腱炎

阿基里斯腱跨越腳踝背部，這也代表當肌肉收縮或伸展時，阿基里斯腱會從跟骨上面滑過。阿基里斯腱支持全身的重量，加上我們穿鞋時又常會對這個部位施壓，這種反覆性壓力就可能導致阿基里斯腱發炎，而發炎又會對這個部位造成刺激，引發更嚴重的發炎。

籃球、跑步、排球，或是其他需要跑跑跳跳的運動，都可能導致阿基里斯腱炎。小腿肌肉反覆收縮、穿不合腳的鞋子或是足部過度旋前（pronation），也可能刺激阿基里斯腱而造成發炎。

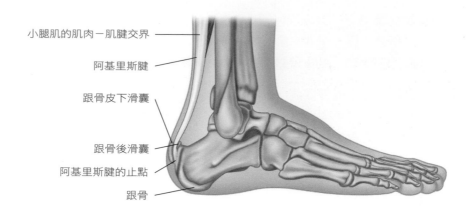

小腿肌的肌肉－肌腱交界 ─

阿基里斯腱 ─

跟骨皮下滑囊 ─

跟骨後滑囊 ─

阿基里斯腱的止點 ─

跟骨 ─

傷病原因

需要跑步或跳躍的運動所造成的反覆性壓力；穿著不合腳的鞋子，或跑步時腳著地方式不正確；小腿肌肉或阿基里斯腱受傷而未處理。

徵候與症狀

阿基里斯腱疼痛或壓痛；可能會腫脹；小腿肌肉收縮時會造成疼痛；跑步或跳躍困難。

輕忽則可能產生的併發症

阿基里斯腱發炎如果未處理，可能會惡化或甚至斷裂。發炎會使肌腱變緊，與之相連的肌肉可能也會出現撕裂傷。

立即處置

休息，減少或停止造成不適的活動；冰敷；使用抗發炎藥物。接著熱療、按摩，以促進血液循環及復原。

復健與預防

先徹底休息一段時間，通常是五至十天，然後開始進行一些溫和的伸展運動及肌力訓練。運動前，可以先熱敷阿基里斯腱，讓肌腱變暖及變軟。適度暖身，加上小腿肌肉的伸展及肌力訓練，有助於預防阿基里斯腱發炎。

長期預後

阿基里斯肌腱炎若有妥善治療，鮮少會有後遺症；休養期通常需要五天至數週才能完全康復，極少需要手術修復。

095 脛骨內側壓力症候群（脛前疼痛）

脛前疼痛是跑者或剛開始跑步的運動員常有的問題。脛前疼痛一詞，被用來廣泛形容小腿前側的脛骨部位疼痛，原因有很多種。脛骨內側壓力症候群是其中最常見的原因，疼痛源自脛骨上的肌腱受到刺激。跑步習慣改變，例如時間、頻率或強度改變，就有可能導致這個問題。

當肌肉和肌腱因為過度或錯誤的使用而發炎、受到刺激，或是小腿反覆受到衝擊（例如跑步時），也可能會造成脛骨前側疼痛。

傷病原因

脛前肌受到反覆壓力，而導致脛骨與骨頭連接處發炎。脛骨受到反覆衝擊，例如跑步或跳躍。

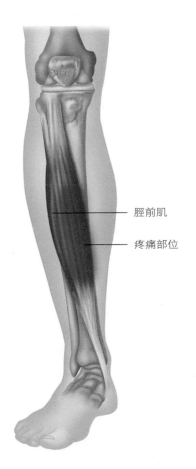

脛前肌

疼痛部位

徵候與症狀

小腿前內側持續性鈍痛；走動時會加劇疼痛。脛骨內側壓痛，可能會伴隨輕微腫脹。

輕忽則可能產生的併發症

若沒有好好妥善處置，脛前疼痛可能會演變成極度的疼痛，而被迫中止跑步活動。發炎可能會導致其他傷害，甚至包括腔室症候群[1]。

立即處置

採用 RICER 法（見60～62頁）；使用抗發炎藥物。急性期過後再熱療、按摩，以促進血液循環及復原。

復健與預防

在復原階段，可以從事低衝擊性的活

註1　這是極嚴重的臨床問題。當四肢受傷後，肢體內的組織開始腫脹而導致腔室內的壓力上升，假如壓力過大，壓迫到腔室內的血管，將會造成不可逆的肌肉及神經損傷，甚至急性腎衰竭或休克致死。

動（例如游泳或騎自行車）來維持體能。伸展脛前肌有助於復原。要預防這種運動傷害，可以試著將高衝擊性的活動改成低衝擊性的活動。加強小腿肌肉的肌力，以吸收活動時產生的衝擊，也是避免發展成此類病症的好方法。

長期預後

脛骨內側壓力症候群可以有效治療，而且很少會留下後遺症。只有極少數的情形，對休息和復健的反應差，而引發慢性發炎和疼痛，可能需要動手術治療。

096 壓力性骨折

反覆的衝擊性運動（例如跑步或跳躍）造成骨頭產生小裂痕，被稱為壓力性骨折；好發於用以承重的骨頭，例如小腿的脛骨。

骨頭重塑是常態性的生理現象，骨鈣質由一處被吸收，然後在他處生成。因為骨頭重塑，或是先前曾有過壓力性骨折，骨頭上會出現相對脆弱的部位。當衝擊沿著骨幹傳遞到此脆弱部位時，便會產生輕微裂痕。日積月累，裂痕可能惡化擴大，甚至是骨折。過度疲勞的肌肉由於吸收衝擊的能力下降，也可能導致壓力性骨折。

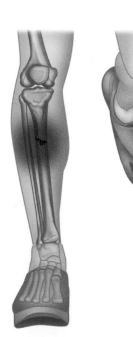

飲食攝取不足或先天基因影響而造成骨密度較低，或是常在堅硬的地面上運動，都比較容易發生骨折。以男女兩性來看，女性發生壓力性骨折的機率比男性高，因為女性通常有骨質缺乏、骨密度不足的情形，這與骨質疏鬆、飲食失調，或是在高強度運動下出現月經失調或月經過少等現象有關。

傷病原因

骨頭受到反覆性衝擊，例如跑步或跳躍；骨密度低；肌肉疲乏，吸收衝擊的能力變弱。

徵候與症狀

負重時感到疼痛，活動過後疼痛加

劇，而休息後緩解。疼痛在活動初期會最嚴重，中期後緩解；有壓痛點，可能會腫脹。

輕忽則可能產生的併發症

若沒有妥善治療，可能會變為完全性骨折，且造成出血及神經傷害等併發症。壓力性骨折所造成的疼痛，可能會需要中止所有活動，以免對傷處周圍的組織造成影響。

立即處置

採用RICER法（見60～62頁）；使用抗發炎藥物。若小腿有不穩定或無法承受體重的情形，就需要諮詢專業的運動醫學醫師。

復健與預防

在復原期間很重要的一點是，從事低度或無衝擊的活動來維持體能，例如游泳或騎自行車。改善小腿的肌力來補強吸收衝擊的能力。做好暖身且利用交叉訓練的技巧，減少骨頭所受到的衝擊，可以避免發生壓力性骨折。

長期預後

在適當休養過後，壓力性骨折通常可以完全康復。太早恢復正常活動，可能會導致舊傷復發。只有極少數的情形，需要手術來加強骨折處。

097 前腔室症候群

人體所有的肌肉組織，都包覆著一層無彈性的袖狀纖維，這種袖狀纖維就稱為「筋膜」。筋膜圍出肌肉的封閉腔室：肌肉的一側以骨頭為邊界，另一側則由筋膜包覆。在小腿的脛骨和腓骨這兩根骨頭之間，也有一個由筋膜所製造出來的堅韌腔室。脛前肌通過脛骨和腓骨前方，並由筋膜包覆成一個前腔室。所謂的前腔室症候群，通常都是脛前肌腫脹或過度膨大所引起的。由於外傷或過度使用而腫脹的脛前肌，會增加腔室壓力，限制血流及肌肉的功能。腔室內的神經也可能會受到壓迫，而造成足部麻木或無力。此類運動傷害，最常發生在跑者或其他需要經常屈伸足部的運動員身上。

前腔室症候群會造成小腿前側肌肉疼痛，尤其是在背屈踝關節或是提高腳趾時。此外，也可能出現足部的感覺減弱及肌肉無力等症狀。基本上，任何有出血或局部腫脹的傷害，都有可能造成前腔室症候群。

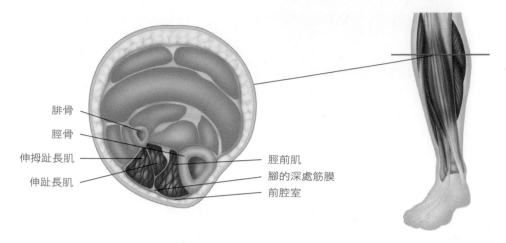

腓骨
脛骨
伸拇趾長肌
伸趾長肌

脛前肌
腳的深處筋膜
前腔室

傷病原因

急性前腔室症候群：脛前肌受到外傷而流血或腫脹。

慢性前腔室症候群：過度使用肌肉而造成發炎及腫脹，導致前腔室壓力增加。肌肉快速生長，但是筋膜跟不上肌肉的成長速度（常見於同化性類固醇的使用者）。

徵候與症狀

小腿疼痛及壓痛（尤其是脛骨外側），運動會加劇症狀；第一及第二腳趾的部位感覺減弱；足部無力並有刺痛感。

輕忽則可能產生的併發症

腔室內壓力增加，可能會導致永久性的神經及血管損傷。如果造成這個情形的根本原因沒有改善，很可能會持續造成刺激與腫脹。

立即處置

休息、冰敷並抬高傷肢（不要壓迫到）；使用抗發炎藥物；可嘗試運動按摩來伸展筋膜。

復健與預防

伸展脛骨前的肌肉，有助於減緩壓力並拉長肌肉。按摩可放鬆筋膜，也可加速復原。漸進式增強肌力、安排良好的柔軟度訓練課程，可以避免發生此類傷害。盡量不要讓脛前部位受到直接創傷，以避免發生急性腔室症候群。

長期預後

若能在神經、血管受損變嚴重前，就接受妥善治療，恢復情形通常不錯。急性或嚴重的慢性前腔室症候群，可能需要手術來降低前腔室的壓力。

復健與康復計畫

　　以下是針對影響脛骨和小腿的多數軟組織傷害的通用復健計畫，例如扭傷、拉傷和肌腱炎。但此計畫並不適用於會影響脛骨和小腿的堅硬結構的損傷，像是骨折。請注意，每種受傷形式都是獨一無二的，需要的治療可能與下面的描述不同。請諮詢物理治療師或其他傷害復健專家，以量身打造合適的復健計畫。

第 1 階段 ▌▌▌

　　目的是減少患部發炎和疼痛。為了達成這個目標，應限制患部所有的運動，並休息、冰敷、加壓及抬高患部。根據受傷的嚴重度，此階段可持續48～72小時，或者直到發炎和疼痛明顯減輕時。

第 2 階段 ▌▌▌

　　目的是透過改善患部的血液循環，進而改善氧氣和營養供應，以加速癒合，最好可以透過熱療、超音波、經皮神經電刺激（TENS）和按摩來達成。在不引起任何疼痛的前提下，可以加入非常緩和的運動。根據受傷的嚴重程度，這個階段可以持續三天到三週，或者直到在進行一般動作時相對不痛之際。

***注意：在此復健階段，你可能急著在完全做好準備之前就進行第3階段，或是匆促完成以下的練習。但請切記，耐心是成功完成復健和康復的關鍵。在正常的動作變得相對不痛之前，千萬不要進入第3階段。

第 3 階段 ▌▌▌

　　目的是恢復因受傷而失去的體適能之要素，因此按照順序完成是很重要的，應遵循的順序如下。

　　（註：以下部分動作解說會以右腿或左腿為範例，請自行依受傷部位換邊進行。）

1.透過溫和的運動改善活動幅度

　　首先是彎曲及伸直患部。當你對這些簡單的動作感到更舒適自在時，就可以開始做一些旋轉練習。將受傷部位從一側轉到另一側，並以順時針和逆時針方向旋轉。當這些活動幅度的練習對你而言是舒適自在的，而且可以相對無痛地進行時，就可以進入下一組練習了。請記住，這些是活動幅度的訓練，而非伸展運動。你只需要在整個活動範圍內移動受傷部位，不必額外施加力量或壓力。

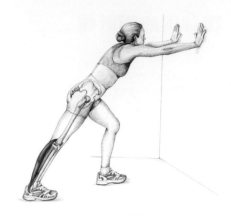

前傾小腿後側伸展

站直，雙手掌貼著牆面。在維持舒適的前提下，將一隻腳盡可能遠離牆壁，並確認雙腳的腳尖都朝向前方且腳後跟著地。保持後腿伸直，且身體往前傾。

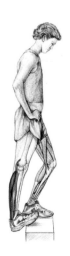

單側垂腳跟的小腿伸展

站在凸起的物體或臺階上。將右腳的腳趾放在臺階的邊緣，且右腿保持伸直。讓右腳的腳後跟往地面方向移動。

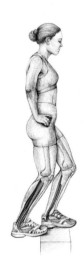

單側垂腳跟的阿基里斯腱伸展

站在凸起的物體或臺階上。將右腳的腳趾放在臺階的邊緣，接著右腿屈膝。讓右腳的腳後跟往地面方向移動。

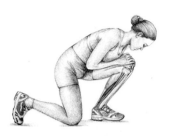

跪姿腳跟著地的阿基里斯腱伸展

單膝跪下，將體重集中在膝蓋上。保持另一腳的腳跟著地並向前傾斜。

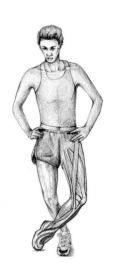

前交叉脛骨伸展

站直，將左腳的腳趾頂端放在右腳前方的地面上，接著慢慢彎曲後方的右腿，迫使前方的左腳腳踝著地。

2.增進肌力和柔軟度

等長運動是一個相對安全的開端，這是施力使肌肉收縮但患部不動的肌力訓練。然後，你可以接續進行傳統的肌力訓練，包括向心和離心肌肉收縮。此外，將一些溫和的靜態和被動伸展練習納入，也是很重要的。你可以重複進行前面提到的活動幅度訓練，例如靜態伸展，施加溫和的力量和壓力以擴大活動範圍。這將有助於進一步增加活動幅度，並為未來更劇烈的動作做好準備。

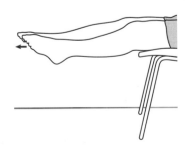

採坐姿或臥姿，練習將腳趾往下移動。當你的小腿肌肉變得更強壯時，盡量讓腳趾保持放鬆，以免它們向下捲曲。

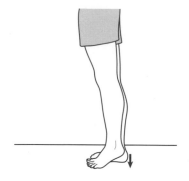

當你能透過腳掌承受體重的九成時，就可以逐步練習將腳跟放到地板上，請漸進地訓練，不必躁進。

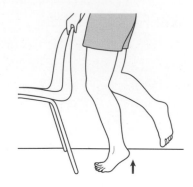

比目魚肌強化訓練

必要時可以使用支撐物輔助。以受傷的腿站立，在膝蓋彎曲的同時，踮起腳尖上下移動。盡可能保持腳趾放鬆。重複進行3～10次。

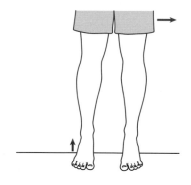

重量轉移的提踵訓練

雙腿分開站立，膝蓋伸直，並且踮起腳尖，將重心轉移到受傷的腿上，然後緩慢地放低腳後跟，過程中保持膝蓋伸直。重複進行5～20次。

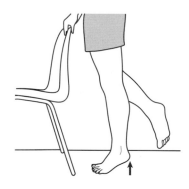

腓腸肌強化訓練

站在支撐物旁，以受傷的腿站立，踮起腳尖上下移動，並且保持膝蓋伸直。盡量讓腳趾保持放鬆。重複進行3～10次。當訓練變簡單時，可以手握重物，記得從輕量級開始訓練，不必躁進。

3.改善平衡和本體感覺

　　一旦你覺得患部的肌力稍微恢復，就該進行一些平衡練習和運動了。這些運動對於幫助重新訓練患部周圍受損的神經，是非常重要的。你可以先從簡單的平衡練習開始，例如沿著直線走或在平衡木上進行平衡訓練；接著可以進階單腳訓練，像是單腳平衡站立，然後閉上雙眼進行相同訓練。當你對以上訓練感到舒適自在時，就可以嘗試更進階的訓練，像是使用搖擺板或平衡板、抗力球、穩定軟墊或滾筒。

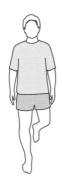

以受傷的腿站立之一
盡可能保持平衡，之後放鬆數到十。重複進行3～5次。

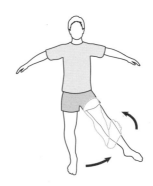

以受傷的腿站立之三
將另一條腿往側面抬起並繞圈，一直到不平衡為止，然後放鬆數到十。重複進行3次。

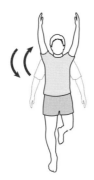

以受傷的腿站立之二
在保持平衡的情況下，將雙臂依序往各個方向抬起，然後放鬆數到十。重複進行3次。

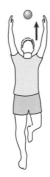

以受傷的腿站立之四
在保持平衡的同時將球拋向空中，再接住它，盡可能重複多次。然後放鬆數到十，重複進行3次。
變化式：將球投擲到牆上或與搭檔搭配訓練。

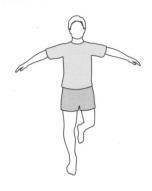

以受傷的腿站立之五

閉上雙眼並保持平衡,然後放鬆數到十。重複進行3～5次。

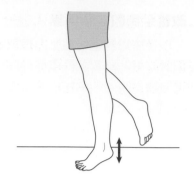

單腿踮腳

單腿站立,踮起腳尖上下移動,重心保持在前腳掌,且膝蓋伸直,頭部維持抬起,肩膀保持水平。重複進行3～5次。

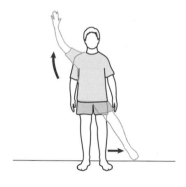

以受傷的腿站立之六

採站姿,將重心稍微移到受傷的腿上,然後將同一側的手臂高舉過頭;接著,將對側的腿向外側抬起,並在腳不落地的情況下內外擺動 3 次,然後回到起始位置。重複進行5次。

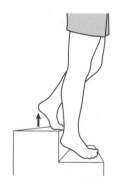

走下臺階

必要時可以使用扶手。走下臺階,使用前腳掌移動,盡可能使腳保持伸直向前。接著往下走2～3階,可以到10階甚至更多。

4.改善動態體能和增強式訓練

　　現在可以結合一些動態或爆發性的運動，來強化患部並改善本體感覺。從與你的專項運動相關的動態伸展和訓練開始，是相當不錯的。技巧訓練和運動練習，是衡量你的體適能水準及患部肌力的好方法。

　　增強式訓練是另一個為你的復原畫龍點睛的好工具。增強式訓練是一種爆發性運動，在離心肌肉收縮之後緊接著向心肌肉收縮，並且包括跳躍、單腿跳、蹦跳和彈跳等活動。這些活動相當激烈，記得要從輕鬆的開始，接著慢慢增強力量。千萬不要過於激動，也不要過度訓練，你已經做了這麼多努力，怎麼可以做愚蠢的事情而再次傷害了自己。

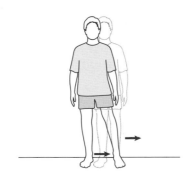

側身走

單腳先向側邊跨出一步，接著另一隻腳跟上。每個方向各跨20～30 步。先慢慢進行，然後再逐漸加快速度。

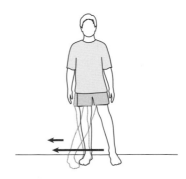

交叉跨步側身走

單腳先向側邊跨出一步；接著另一隻腳跨到該腳的前方。先慢慢來，然後再逐漸加快速度。每個方向各跨20～30步。

變化式：將另一隻腳跨到先跨出之腳的後方。

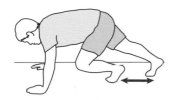

交替蹬腿

先蹲下，然後雙手平放在地板上，手指朝向前方；以手掌撐地，其中一條腿先往後踢，然後往前回踢時，另一條腿同時往後踢。快速地連續訓練10～20次。

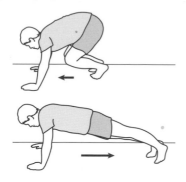

深蹲腿推跳

先蹲下，接著肘部和膝蓋打直，以雙手和腳趾平衡你的身體；用手掌撐地，以水平跳躍的方式將膝蓋抬高至胸前，然後快速反向動作，將雙腿直接往後踢。重複進行5～20次，中間不停歇。

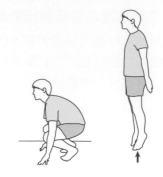

深蹲跳

一隻腳稍微站在另一隻腳前方；先跳起再蹲下來以手觸地，接著彈跳起來，在空中交換雙腳的前後位置，使後腳變成在前面。快速地連續訓練5～20次。

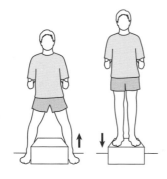

板凳跨跳

雙腳跨站在高20～30公分的板凳兩側，跳上來將雙腳放在板凳上，然後跳下去，讓雙腳落在板凳兩側的地板上。重複進行5～20次。

變化式：跳起來後讓腳跟在板凳上併攏，跳下去時雙腳在板凳的兩側著地。

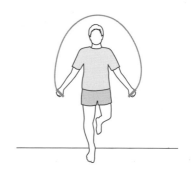

跳躍

使用跳繩，首先雙腳併攏一起跳，然後雙腳交替跳。重複進行20～50次跳躍。

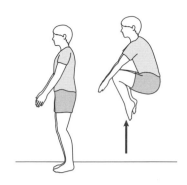

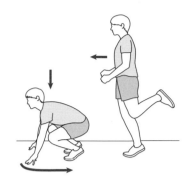

胸部跳（抱膝跳）

起始為站立姿勢，向上跳躍並彎曲膝蓋，使它們盡可能靠近胸部。重複進行 5～20 次，中間不停歇。

折返跑

先衝刺跑到設定的終點，以手觸地，然後再衝刺跑回到起點。重複進行 10～30 次。

變化式： (a) 將終點標記設置在不同的方向；(b) 標記編號，讓助手告訴你必須衝刺到哪個點。

第 4 階段 ▌▌▌▌

　　目的是防止再度受傷。首先，請自問究竟為什麼會受傷。是意外嗎？是否過度負荷（做得太多、太快）嗎？還是生物力學的效率太差？如果是意外，以後就盡量避免。如果是過度負荷，則請相對應地調整訓練計畫。如果是生物力學的問題，則可以針對肌力和柔軟度的弱項及不平衡來改善，建議與教練、訓練專家或生物力學專家，一起加強你的運動技巧和形式。

16 腳踝的運動傷害

腳踝的解剖構造和生理

　　踝關節是由小腿的腓骨遠端外踝和脛骨內踝形成的「榫頭」，與足部距骨形成的「卯眼」之間的樞紐關節。一個滑囊緊貼在此關節的周圍，並藉由副韌帶加強內外側。

　　我們的體重由七塊跗骨間承接，但跟手腕的腕骨相比，跗骨的排列更不規則；這樣的不規則性是由於我們採用直立姿勢所造成的適應結果。跟骨是最大的跗骨；當身體採取站姿時，它就會觸碰地面。跗骨與五根長蹠骨一起構成足部負重的足弓，並由韌帶和肌肉強化。體重由腳部支撐，並落在由跗骨和蹠骨形成的足弓上，當我們站立時，它們便與地面接觸。與跗骨相同，我們可以透過調整蹠骨的位置以改變腳的形狀，並進一步影響身體的平衡和姿勢。

　　腳踝由強韌的副韌帶所穩定，而內側的三角肌韌帶可以防止腳踝外翻拉傷。外側的三條副韌帶位於腓骨、距骨和跟骨之間。後韌帶和前韌帶則連接脛骨與腓骨。

　　脛後肌肌腱在腳踝的內踝（內側骨突）繼續延伸，於內側足弓有許多與骨頭相連的附著點；此肌腱支撐足弓並幫助足部內翻。腓長肌和腓短肌的肌腱，從腓骨肌延伸到足部，穿過踝關節外踝（外側骨突）後面的凹槽，附著在內側足弓下方與第一和第五蹠骨上。它們由一個以韌帶強化的腱鞘固定在適當的位置。這些肌腱與腓骨肌共同穩定踝關節，並幫助小腿肌肉蹠屈（有關作用於踝關節肌肉的更多詳細資訊，請參考第15章）。

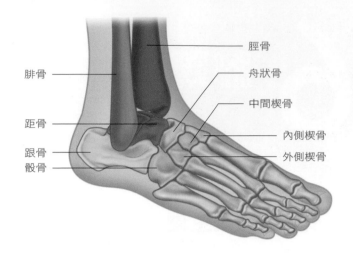

圖 16.1：腳踝的骨頭

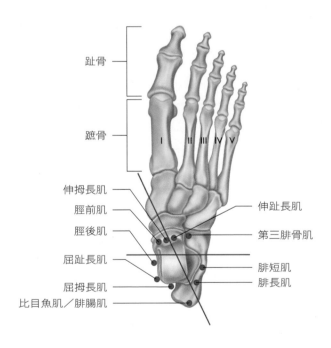

圖 16.2：踝關節周圍肌腱的位置，決定了它們在蹠屈、背屈和內翻時的作用。肌腱距離軸越遠，在該運動中的作用就越有力。因此，脛前肌是強大的內翻肌和背屈肌，而伸拇長肌可以進行背屈，卻是較弱的內翻肌。

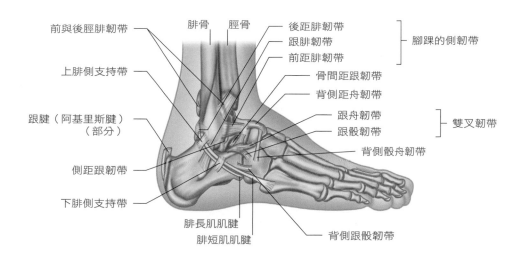

前與後脛腓韌帶

腓骨　脛骨

後距腓韌帶

跟腓韌帶

前距腓韌帶

腳踝的側韌帶

上腓側支持帶

骨間距跟韌帶

背側距舟韌帶

跟舟韌帶

跟骰韌帶

雙叉韌帶

跟腱（阿基里斯腱）
（部分）

背側骰舟韌帶

側距跟韌帶

下腓側支持帶

腓長肌肌腱

腓短肌肌腱

背側跟骰韌帶

圖 16.3：踝關節的韌帶協助穩定並提供支撐（側視圖）

098 踝關節骨折

　　由於踝關節參與所有跟跑步及跳躍有關的運動，所以很容易受傷。許多運動員都至少會經歷過一次腳踝的輕微扭傷。踝關節骨折雖然比扭傷更為少見，但踝關節卻比其他部位更容易發生骨折。在不平坦的路上跑步或跳躍，可能會造成踝關節骨折。進行美式足球或橄欖球等高衝擊性的運動時，腳踝可能會劇烈扭轉，因此發生踝關節骨折的機率也較高。

　　在踝關節骨折中，任何骨頭或韌帶都可能受傷。踝關節骨折最常發生在脛骨或／及腓骨的末端，通常會伴隨韌帶過度拉長及撕裂傷。

傷病原因

　　腳踝強烈扭轉或翻轉，使骨頭末端骨折。足部著地時，腳踝的內側或外側受到強力撞擊。

徵候與症狀

　　觸痛；腫脹及皮膚變色；無法負重；關節處可能會變形。

輕忽則可能產生的併發症

　　踝關節骨折若未妥善處置，可能會使骨頭癒合不完整。受傷後繼續走路或跑步，會損害經過踝關節的韌帶、血管及神經。

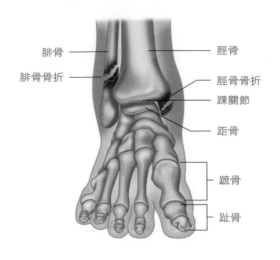

腓骨

腓骨·骨折

脛骨

脛骨·骨折

踝關節

距骨

蹠骨

趾骨

立即處置

馬上停止活動；固定關節並冰敷；尋求醫療協助。

復健與預防

當腳踝無法活動時，要安排上肢活動或重量訓練來維持體能，這點對運動員來說相當重要。伸展下肢並加強肌力訓練，可以加速復原。一開始恢復正常活動時，或許需要用到護踝。強壯的小腿肚肌肉及前腔室肌肉，可以支持腳踝並降低受傷風險。盡可能避免在不平坦的地面跑步及跳躍。

長期預後

雖然踝關節曾經骨折的人，再度受傷的機率會稍微高一些，但若有接受適當的復健計畫及加強肌力，通常可以完全復原。開放性骨折或造成骨頭歪斜脫位者，可能需要手術以骨釘加以固定。

099 腳踝扭傷

　　只要你有運動，就可能有扭傷腳踝的風險，造成支持踝關節的任一條韌帶受到急性傷害。腳踝「翻船」或是被用力扭轉時，韌帶會被迫拉長，甚至撕裂。高衝擊性的運動，包括跳躍、衝刺或在不平坦的地面跑步，都可能使腳踝扭傷。籃球、美式足球、越野賽、曲棍球等運動，也經常會造成腳踝扭傷。

　　外側腳踝扭傷或俗稱的內翻扭傷，通常是因為腳踝在蹠屈狀態下受到壓力所致。一旦韌帶被拉伸至超出其正常範圍時，就可能發生撕裂；其中最常受傷的是前距腓韌帶。如果扭傷持續發生，內踝就可能被當作支點，進而傷害到跟腓韌帶。腓骨肌的肌腱可以吸收部分扭傷造成的衝擊。內側腳踝扭傷相對較少見，因為這裡有強韌的三角韌帶及骨頭支撐。

傷病原因

腳踝突然扭轉；腳踝「翻船」或受到強大外力，大部分發生在外側。

徵候與症狀

第一級扭傷：沒有或只有些微腫脹；關節輕度疼痛或僵硬。第二級扭傷：中度腫脹或僵硬；中度到嚴重疼痛；腳踝難以負重，踝關節些微不穩定。第三級扭傷：嚴重腫脹及疼痛；無法承受重量；踝關節不穩定、失去功能。

輕忽則可能產生的併發症

若未妥善處置，可能會導致慢性疼痛和踝關節不穩定，甚至是肌力、柔軟度以及踝關節功能喪失。再度受傷的風險也會增加。

立即處置

採用RICER法（見60～62頁）；第二和第三級扭傷需要固定傷肢，並立即尋求醫療協助。

復健與預防

為了避免日後再度扭傷，必須重視小腿的肌力訓練。平衡訓練有助於增進本體感覺（身體對於動作及關節位置的感覺），並強化較弱的韌帶。從事柔軟度運動來增加活動度，並減少僵硬的情形，這也不可忽視。重新回復正常活動之初，在不影響肌力和柔軟度的前提下，可以穿戴護具保護腳踝。

長期預後

若有適當復健及做好加強肌力的訓練，重返運動場的表現大都不會受到限制。不過，腳踝受傷的機率會比沒受傷前些微增加。倘若腳踝持續有不適感，可能需要額外的醫療介入，例如有少數情形，緊繃的韌帶需要手術處理。

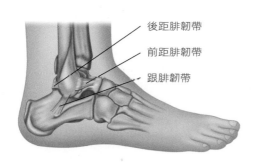

後距腓韌帶
前距腓韌帶
跟腓韌帶

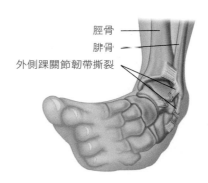

脛骨
腓骨
外側踝關節韌帶撕裂

100 脛後肌肌腱炎

脛後肌肌腱炎會造成內側的小腿、腳踝及足部疼痛。脛後肌肌腱是位於腳踝內側的其中一條肌腱，有穩定足部、避免外翻及支持內側足弓的作用。如果足弓塌陷，這條肌腱所受的壓力會增加。跑步姿勢錯誤、鞋子不適合或是有未治療的舊傷，都有可能引發此類傷害。

傷病原因

跑步姿勢不正確；穿著不適當的鞋子；先前腳踝內側曾受過傷。

徵候與症狀

脛骨內側、腳踝內側及腳底板疼痛及壓痛；走路或跑步時會痛；肌腱處可能會腫脹。

輕忽則可能產生的併發症

如果沒有妥善治療，可能會導致足弓塌陷或肌腱完全斷裂。肌腱炎引發的疼痛可能會使跑步姿勢改變，進而造成其他足部、腳踝結構的傷害。

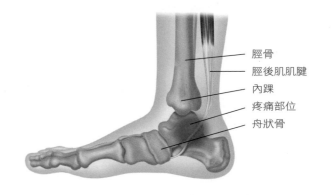

脛骨
脛後肌肌腱
內踝
疼痛部位
舟狀骨

立即處置

採用 RICER 法（見60～62頁）；使用抗發炎藥物。

復健與預防

一旦不再疼痛後，可以開始伸展小腿肌並加強肌力，加快復原速度。當肌腱痊癒後，且肌肉力量增強，足弓的支持功能就會慢慢恢復。記得要循序漸進地回歸正常活動，運動前適當暖身可避免再度受傷。穿著適當的鞋子，並修正任何姿勢上的錯誤也有幫助。

長期預後

妥善治療後應該可以完全康復。拖越久才治療，復原所需要的時間就越長。某些情形會需要穿戴輔具以免再受傷。

101 腓骨肌肌腱半脫位

腓骨長肌和腓骨短肌的肌腱由小腿肚的外側向下走，經過外踝後方的溝槽，終止於足部。在腳踝扭傷或骨折後，腓骨肌腱半脫位（脫位）是好發的慢性病狀。一旦用來固定肌腱的結構受損時，肌腱就會脫離原先的位置。踝關節外側感到疼痛並有跳動的感覺，是這個病症可能的徵象。

跑步及跳躍等衝擊性動作，會對這條肌腱造成反覆性壓力，尤其是在肌腱已經半脫位的情況下。有些人因為外踝後方的溝槽太淺（或甚至根本沒有），腓骨肌腱很容易就會脫位。當外踝因過度用力背屈，或受到直接撞擊而骨折，也可能造成腓骨肌腱半脫位。

傷病原因

支持、固定肌腱的韌帶過度伸長或撕裂，常常是因為踝關節扭傷或骨折所造成；肌腱受到反覆壓力導致發炎腫脹，而使肌腱滑出溝槽。

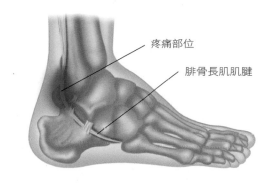

疼痛部位

腓骨長肌肌腱

徵候與症狀

這條肌腱沿線會感到疼痛及壓痛；外側踝關節有跳動的感覺；腓骨底端可能會腫脹。

輕忽則可能產生的併發症

若置之不理的話，腓骨肌肌腱脫位後會因為受到一再的刺激而發炎，並進一步導致肌腱撕裂傷或完全斷裂。

立即處置

採用 RICER 法（見60～62頁）；使用抗發炎藥物；盡可能固定傷處不動，尤其是急性脫位。

復健與預防

當疼痛緩解後，可以加強小腿肌肉的肌力，並重返正常活動以增加肌腱的穩定性。腳踝扭傷時好好治療，可以避免發展成肌腱半脫位。鍛鍊強壯的小腿肌肉及脛前肌，提供整個足部和腳踝良好支撐，也能避免此類傷害發生。

長期預後

若有妥善治療，腓骨肌肌腱半脫位大都不需手術就能復原。不過仍有某些情形，需要手術修復覆蓋肌腱的韌帶或支持帶，以恢復肌腱的穩定性。

102 腓骨肌肌腱炎

腓骨長肌和腓骨短肌的肌腱由小腿外側下行至足部，這些腓骨肌具有穩定足部、支持踝關節，以及避免腳踝「翻船」的功能。腓骨肌腱炎最常見的原因是過度使用腓骨肌；踝關節內翻扭傷後，腓骨肌受到拉扯，也是引發腓骨肌腱炎的常見原因。腳踝過度旋前會使得腓骨肌必須更加賣力工作，才能穩定足部，因此也有可能造成腓骨肌腱炎。

跑步、跳躍等活動，會讓腓骨肌反覆收縮而導致肌腱發炎。經常在不平坦的地面上跑步，或是足部過度旋前的跑者，也容易發展出腓骨肌腱炎。

傷病原因

跑步、跳躍時，腳踝過度旋前；踝關節受過傷而造成不正常的肌腱路徑。

徵候與症狀

這條肌腱沿線出現疼痛或壓痛；剛開始活動時最痛，但會隨著活動進行而緩解；疼痛會跟著病程進展而惡化。

輕忽則可能產生的併發症

沒有好好治療的肌腱炎，可能會使肌腱完全斷裂或是半脫位。慢性發炎還可能會傷害到肌腱周圍的韌帶組織。

立即處置

休息，尤其是停止跑步或跳躍活動；冰敷；使用抗發炎藥物。

復健與預防

伸展小腿肌肉，並循序漸進地回歸正常活動。在復原階段，要找出並修正任何會導致此類傷害的足部或步態異常。

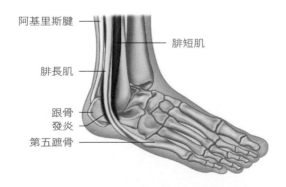

阿基里斯腱
腓短肌
腓長肌
跟骨發炎
第五蹠骨

鍛鍊強壯且柔軟度良好的小腿肌肉，提供足部和踝關節的良好支撐，可以有效避免此類傷害。

長期預後

若有妥善治療，腓骨肌腱炎通常可以完全康復且不會有後遺症。極少數以傳統方式治療無效的案例，有可能需要手術以降低發炎造成的壓力。有些患者需要輔具來支持內側足弓。

103 剝離性骨軟骨炎

當緊鄰關節面的部分骨頭因為喪失血液供應，而造成失血管性壞死（又稱缺血性壞死或骨壞死），這時便可能發生剝離性骨軟骨炎。扭傷可能導致距骨骨折或是軟骨挫傷，使距骨和脛骨、腓骨硬碰硬，導致軟骨更容易受到磨損。關節軟骨的血流供應差，這代表身體很難修復這種損傷，受損的軟骨可能會因此變得日漸脆弱，於是剝落出碎片，這些軟骨碎片稱為游離體。關節內的游離軟骨可能導致疼痛及發炎。

因為踝關節腔很小，一旦骨頭或軟骨碎片卡在其中時，就會導致疼痛、腫脹、腳踝無法移動等症狀。游離的骨碎片一進入關節腔，這些症狀就會出現；反之，當碎片跑出關節腔時，上述症狀就會消失。若踝關節曾經受過傷，或是足部血流供應不足，發生此類傷害的機率較高。

傷病原因

距骨受傷，且關節面喪失血流供應；軟骨及距骨的表面反覆磨損；踝關節曾經受傷。

徵候與症狀

踝關節感到疼痛及不適。如果碎片剝落並跑到踝關節內，可能導致腳踝腫脹、無法活動。活動踝關節時，可能會覺得卡卡的。

輕忽則可能產生的併發症

若未妥善處置，踝關節內的游離體可能會造成疤痕及額外損傷。當踝關節移動時，游離體會磨損軟骨和骨頭表面，使其變得粗糙、摩擦力加大，最終導致關節炎。

立即處置

使用抗發炎藥物；休息，有可能需要固定踝關節；轉介給運動醫學專科、骨科、復健科醫師診治。

復健與預防

此類運動傷害的踝關節復健計畫，要納入加強小腿肌肉的運動，以提供踝關節額外的支持。如果復原期間曾經固定過踝關節的話，可能還需要加入伸展及增加踝關節活動度的活動。循序漸進回歸正常活動，可以避免立即再度受傷。腳踝無論是受到再小的傷害，都要好好治療，以維持關節良好的血液供應，也才能保護好距骨。

長期預後

如果碎片沒有從軟骨或骨頭剝落的話，身體會自行吸收。但如果有游離的骨碎片，可能需要動手術取出，否則碎片會持續磨損關節，導致關節炎，尤其是年紀較大的運動員。

104 旋後傷害（內翻傷害）

旋後傷害發生於距骨及跟骨之間的距下關節。脛骨和腓骨的遠端（底端）落在距骨上，一起形成距小腿關節（即踝關節）。踝關節是一種屈戌關節（樞紐關節），主要功能是讓腳踝可以屈曲及伸展。下方的距下關節，讓足部可以做出旋前或旋後的動作，幫助維持身體平衡，並吸收外來衝擊。

旋後，是指腳踝往內翻的動作（腳底板向內翻轉成內側緣向上，即兩個腳底板相對的動作）。這是跑步時腳跟離地、走路或跳躍時常有的正常動作。然而，過度的旋後可能會引發外側小腿肌、韌帶或肌腱慢性傷害。至於急性的過度旋後，則可能導致踝關節變得脆弱、不穩定。

傷病原因

腳踝的肌腱或韌帶變脆弱或鬆弛；小腿肌肉虛弱無力或過度疲勞；穿著不適當或磨損的鞋子；踝關節過度用力外翻；在不平坦或傾斜的地面跑步或跳躍著地。

徵候與症狀

足弓、腳後跟或／及膝蓋、髖部疼痛；踝關節不穩定；腳踝外側疼痛。如果是急性過度旋後，發生當下可能會立即疼痛（例如腳踝扭傷）。

輕忽則可能產生的併發症

置之不理，可能會導致腳踝慢性無力及不穩定。疼痛及不正確的步態會發生代償，波及到其他結構及組織；而過度拉扯會使韌帶失去彈性，甚至撕裂。

立即處置

休息、冰敷，並使用抗發炎藥及止痛藥。如果是急性過度旋後，需要固定傷處，並尋求醫療協助。至於慢性旋後症，則需要矯正潛在的根本原因，並給予組織足夠時間復原。

復健與預防

正確做好暖身運動；鍛鍊小腿肌肉的肌力及柔軟度，提供踝關節良好支撐。運動時，確保在正確的平面上移動，減少過度旋後的動作。復原後重新運動時，或許需要穿戴輔具和進行步態分析。建議循序漸進地回歸正常活動，並修正不正常的跑姿或步態。穿著適當的鞋子，並在平坦的地面跑步。

長期預後

如果在治療的早期階段採行良好的復健計畫，都會有良好的反應。少數案例會需要手術介入，把韌帶拉緊或矯正骨頭。

105 旋前傷害（外翻傷害）

旋前傷害發生在距骨和跟骨之間的距下關節。脛骨和腓骨的遠端（底端）落在距骨上，一起形成距小腿關節（即踝關節）。踝關節是一種屈戍關節（樞紐關節），主要功能是讓腳踝可以屈曲及伸展。下方的距下關節，讓足部可以做出旋前或旋後的動作，幫助維持身體平衡，並吸收外來衝擊。

旋前，是指腳踝往外翻的動作（即鴨板腳的動作），這是跑步、走路或跳躍時常見的正常動作。正常的步態週期包括站立期及擺盪期兩個階段，而在站立期的中期（mid-stance phase），跟骨會有外翻傾向（旋前），此時前足外展（腳尖朝外）、腳踝背屈。然而，過度的旋前可能會引發外側小腿肌、肌腱或韌帶慢性傷害；至於急性的過度旋前，則可能導致踝關節變得脆弱、不穩定。

腳踝有強韌的內側韌帶提供踝關節穩定的支持，並避免過度旋前，小腿的脛前肌及脛後肌也可提供一些支持。一旦韌帶變得鬆弛或肌肉過度疲勞時，支持力會變弱而導致旋前幅度增大。這會使足弓變平，而足弓變平又會把韌帶更加拉長，使得踝關節變得更不穩定。

傷病原因

踝關節曾經受過傷，使韌帶撕裂或變鬆弛；小腿肌肉無力或疲乏；穿著不適當或磨損的鞋具；在不平坦或傾斜的地面跑步或跳躍著地。

徵候與症狀

足弓、腳後跟或／及膝蓋、髖部疼痛；跑步或跳躍著地時會疼痛；肉眼就可看出腳踝和足部外翻；踝關節不穩定。如果是急性的過度旋前可能會感到立即疼痛，例如腳踝外翻扭傷；慢性旋前症則會慢慢出現疼痛。

輕忽則可能產生的併發症

過度旋前，與脛前疼痛、足底筋膜炎、髕骨軟化症、肌腱炎，甚至是壓力性骨折都有連帶關係。過度旋前的情形持續得越久，足部和腳踝內側韌帶就被更加拉長，最終造成踝關節不穩定。足弓有可能變得平坦，進而引發其他問題。慢性的過度旋前，會引發過度使用的傷害及慢性運動傷害。

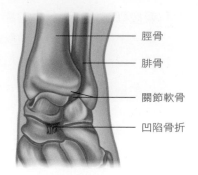

脛骨
腓骨
關節軟骨
凹陷骨折

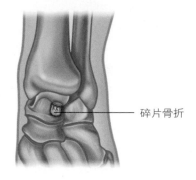

碎片骨折

立即處置

休息、冰敷，並使用抗發炎與止痛藥物。急性的過度旋前需要固定傷處，並減少需要承重的活動；慢性旋前症，則需要求助於專業的運動醫學專家，以矯正潛在的原因。

復健與預防

矯正潛在的問題，比如說，發病是因為在不平整的地面運動所致，就換到平坦平滑的地面運動；如果是不良的鞋子造成，就選購一雙合適的鞋子。視情況，使用輔具並訓練步態。運動前，必須好好做暖身。鍛鍊強壯且柔軟的小腿肌肉。不管踝關節受到任何傷害，在回歸正常運動前都要接受完整的復健，才可避免再度受傷。

長期預後

此類運動傷害對治療的反應良好。但是，過度旋前拖得越久，對韌帶的傷害就越大，需要更久的復原時間。極少數的情況需要手術介入，以矯正任何潛在的骨科問題

復健與康復計畫

以下是針對影響腳踝的多數軟組織傷害的通用復健計畫，例如扭傷、拉傷和肌腱炎。此治療計畫並不適用於會影響踝關節堅硬結構的損傷，像是骨折。請注意，每種受傷形式都是獨一無二的，需要的治療可能與下面的描述不同。請諮詢物理治療師或其他傷害復健專家，以量身打造合適的復健計畫。

第 1 階段 ||||

目的是減少患部發炎和疼痛。為了達成這個目標，應限制患部所有的運動，並休息、冰敷、加壓及抬高患部。根據受傷的嚴重度，此階段可持續48～72小時，或者直到發炎和疼痛明顯減輕時。

第 2 階段 ||||

目的是透過改善患部的血液循環，進而改善氧氣和營養供應，以加速癒合，最好可以透過熱療、超音波、經皮神經電刺激（TENS）和按摩來達成。在不引起任何疼痛的前提下，可以加入非常緩和的運動。根據受傷的嚴重程度，這個階段可以持續三天到三週，或者直到在進行一般動作時相對不痛之際。

***注意：在此復健階段，你可能急著在完全做好準備之前就進行第3階段，或是勿促完成以下的練習。但請切記，耐心是成功完成復健和康復的關鍵。在正常的動作變得相對不痛之前，千萬不要進入第3階段。

第 3 階段 ||||

目的是恢復因受傷而失去的體適能之要素，因此按照順序完成是很重要的，應遵循的順序如下。

（註：以下部分動作解說會以右腿或左腿為範例，請自行依受傷部位換邊進行。）

I. 透過溫和的運動改善活動幅度

首先是彎曲及伸直患部。當你對這些簡單的動作感到更舒適自在時，就可以開始做一些旋轉練習。將受傷部位從一側轉到另一側，並以順時針和逆時針

方向旋轉。當這些活動幅度的練習對你而言是舒適自在的，而且可以相對無痛地進行時，就可以進入下一組練習了。請記住，這些是活動幅度的訓練，而非伸展運動。你只需要在整個活動範圍內移動受傷部位，不必額外施加力量或壓力。

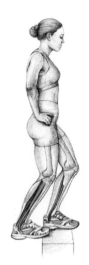

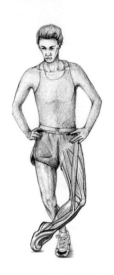

單側垂腳跟的阿基里斯腱伸展

站在凸起的物體或臺階上。將右腳的腳趾放在臺階的邊緣，接著右腿屈膝。讓右腳的腳後跟往地面方向移動。

前交叉脛骨伸展

站直，將左腳的腳趾頂端放在右腳前方的地面上，接著慢慢彎曲後方的右腿，迫使前方的左腳腳踝著地。

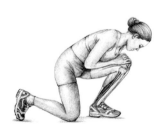

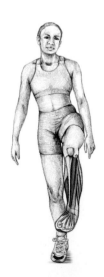

跪姿腳跟著地的阿基里斯腱伸展

單膝跪下，將體重集中在膝蓋上。保持另一腳的腳跟著地並向前傾斜。

腳踝旋轉伸展

將一隻腳抬離地面，然後緩慢地往各個方向旋轉腳和腳踝。

2. 增進肌力和柔軟度

等長運動是一個相對安全的開端，這是施力使肌肉收縮但患部不動的肌力訓練。然後，你可以接續進行傳統的肌力訓練，包括向心和離心肌肉收縮。此外，將一些溫和的靜態和被動伸展練習納入，也是很重要的。你可以重複進行前面提到的活動幅度訓練，例如靜態伸展，施加溫和的力量和壓力以擴大活動範圍。這將有助於進一步增加活動幅度，並為未來更劇烈的動作做好準備。

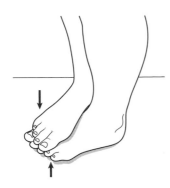

採坐姿或臥姿，將右腳放在左腳上；收縮下方的左腳，好像要使其背屈一樣，然後將上方右腳的腳掌往下壓左腳，維持此動作並數到五，然後完全放鬆。交換兩腳的位置並重複動作。重複練習3～6次。

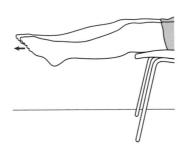

採坐姿或臥姿，練習將腳朝向下方。當你的小腿肌肉變得更強壯時，試著讓腳趾保持放鬆，以免它們向下捲曲。

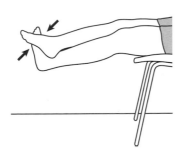

坐著，膝蓋彎曲或伸直皆可，也可以雙腿伸直仰臥。交叉腳踝，使雙腳外側緣相接觸；將雙腳外側緣用力互壓並數到五，然後完全放鬆。重複練習3～6次。

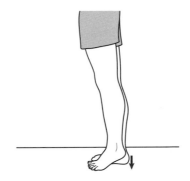

當你能透過腳掌承受體重的九成時，就可以逐步練習將腳跟放到地板上，請漸進地訓練，不必躁進。

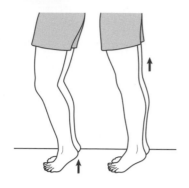

提踵（腳跟）訓練

雙腳站立，踮腳尖上下移動，膝蓋先彎曲，然後再伸直。重複進行5～20次。

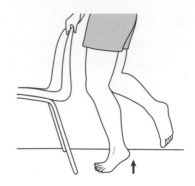

比目魚肌強化訓練

必要時可使用支撐物輔助。以受傷的腿站立，保持膝蓋彎曲，接著踮起腳尖上下移動。盡可能保持腳趾放鬆。重複進行3～10次。

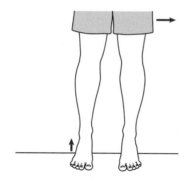

重心轉移的提踵（腳跟）訓練

雙腿分開站立，膝蓋伸直，並且踮起腳尖，將重心轉移到受傷的腿上，然後緩慢地放低腳後跟，過程中保持膝蓋伸直。重複進行5～20次。

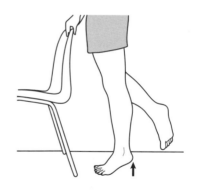

腓腸肌強化訓練

站在支撐物旁，以受傷的腿站立，保持膝蓋伸直，接著踮起腳尖上下移動。盡量讓腳趾保持放鬆。重複進行3～10次。當訓練變得簡單時，可以手握重物，從輕量級開始訓練，不必躁進。

3.改善平衡和本體感覺

　　一旦你覺得患部的肌力稍微恢復，就該進行一些平衡練習和運動了。這些運動對於幫助重新訓練患部周圍受損的神經，是非常重要的。你可以先從簡單的平衡練習開始，例如沿著直線走或在平衡木上進行平衡訓練；接著可以進階

單腳訓練，像是單腳平衡站立，然後閉上雙眼進行相同訓練。當你對以上訓練感到舒適自在時，就可以嘗試更進階的訓練，像是使用搖擺板或平衡板、抗力球、穩定軟墊或滾筒。

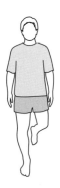

以受傷的腿站立之一

盡可能保持平衡，之後放鬆數到十。重複進行 3～5 次。

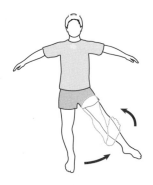

以受傷的腿站立之二

將另一條腿往側面抬起並繞圈，一直到不平衡為止，然後放鬆數到十。重複進行 3 次。

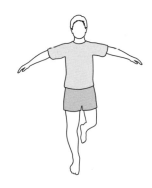

以受傷的腿站立之三

閉上雙眼並保持平衡，然後放鬆數到十。重複進行 3～5 次。

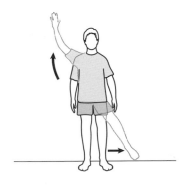

以受傷的腿站立之四

採站姿，將重心稍微移到受傷的腿上，然後將同一側的手臂高舉過頭；將對側的腿向外側抬起，並在腳不落地的情況下內外擺動 3 次，然後回到起始位置。重複進行 5 次。

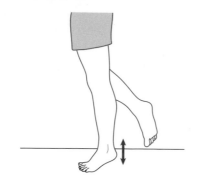

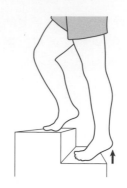

單腿踮腳

單腿站立,踮起腳尖上下移動,重心保持在前腳掌,且膝蓋伸直,頭部維持抬起,肩膀保持水平。重複進行3～5次。

走上臺階

必要時可以使用扶手。走上臺階,使用前腳掌移動。往上走5階或10階,甚至更多。漸進地加快速度。

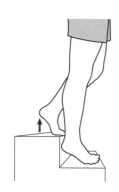

走下臺階

必要時可以使用扶手。走下臺階,使用前腳掌移動,盡可能使腳保持伸直向前。接著往下走2～3階,可以到10階甚至更多。

4.改善動態體能和增強式訓練

　　現在可以結合一些動態或爆發性的運動,來強化患部並改善本體感覺。從與你的專項運動相關的動態伸展和訓練開始,是相當不錯的。技巧訓練和運動練習,是衡量你的體適能水準及患部肌力的好方法。

　　增強式訓練是另一個為你的復原畫龍點睛的好工具。增強式訓練是一種爆發性運動,在離心肌肉收縮之後緊接著向心肌肉收縮,並且包括跳躍、單腿跳、蹦跳和彈跳等活動。這些活動相當激烈,記得要從輕鬆的開始,接著慢慢增加力量。千萬不要過於激動,也不要過度訓練,你已經做了這麼多努力,怎麼可以做愚蠢的事情而再次傷害了自己。

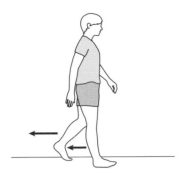

倒退走

站直，然後往後退一步。先慢慢開始，然後再逐漸加快速度。後退走20～30步。

變化式： 以8字形步伐往後退。

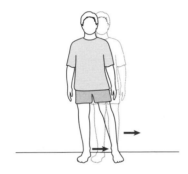

側身走

單腳先向側邊跨出一步，接著另一隻腳跟上。每個方向各跨20～30步。先慢慢進行，然後再逐漸加快速度。

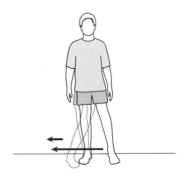

交叉跨步側身走

單腳先向側邊跨出一步；接著另一隻腳跨到該腳的前方。先慢慢來，然後再逐漸加快速度。每個方向各跨20～30步。

變化式： 將另一隻腳跨到先跨出之腳的後方。

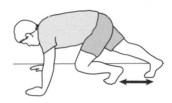

交替蹬腿

先蹲下，然後雙手平放在地板上，手指朝向前方；以手掌撐地，其中一條腿先往後踢，然後往前回踢時，另一條腿同時往後踢。快速地連續訓練10~20次。

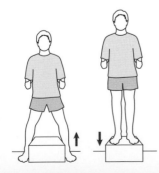

板凳跨跳

雙腳跨站在高20～30公分的板凳兩側，跳上來將雙腳放在板凳上，然後跳下去，讓雙腳落在板凳兩側的地板上。重複進行5～20次。

變化式： 跳起來後讓腳跟在板凳上併攏，跳下去時雙腳在板凳的兩側著地。

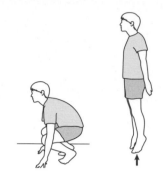

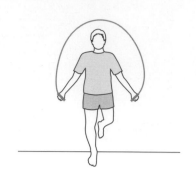

深蹲跳

一隻腳稍微站在另一隻腳前方；
先跳起再蹲下來以手觸地,接著
彈跳起來,在空中交換雙腳的前
後位置,使後腳變成在前面。快
速地連續訓練 5～20 次。

跳躍

使用跳繩,首先雙腳併攏一起
跳,然後雙腳交替跳。重複進行
20～50 次跳躍。

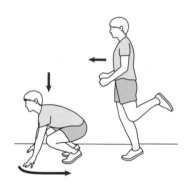

折返跑

先衝刺跑到設定的終點,以手觸地,然後再衝刺
跑回到起點。重複進行 10～30 次。
變化式:(a) 將終點標記設置在不同的方向;(b)
標記編號,讓助手告訴你必須衝刺到哪個點。

第 4 階段 ▮▮▮

　　目的是防止再度受傷。首先,請自問究竟為什麼會受傷。是意外嗎?是否
過度負荷(做得太多、太快)嗎?還是生物力學的效率太差?如果是意外,以
後就盡量避免。如果是過度負荷,則請相對應地調整訓練計畫。如果是生物力
學的問題,則可以針對肌力和柔軟度的弱項及不平衡來改善,建議與教練、訓
練專家或生物力學專家,一起加強你的運動技巧和形式。

17 足部的運動傷害

腳部的解剖構造和生理

　　腳部由26塊小骨頭組成。七個跗骨組成腳踝，並由兩個最大的跗骨承載體重：跟骨和距骨。距骨位在脛骨、腓骨和跟骨之間。脛骨和腓骨位於距骨的上方，而距骨在跟骨之上。其他的跗骨分別是：舟狀骨、內側楔骨、中間楔骨、外側楔骨、骰子骨。五個蹠骨形成腳背或腳底的細長骨頭，而14個趾頭構成細短的腳趾，其中大拇趾有兩個關節，其他腳趾則有三個關節。

　　足部的種子骨位於第一蹠骨的掌側。種子骨呈球形並嵌在屈拇短肌（FHB）的肌腱中，它們可以減少摩擦並引導肌腱，協助傳遞由屈拇短肌產生的力，而屈拇短肌在行走和跑步時負責「腳趾離地」的動作。種子骨還有助於

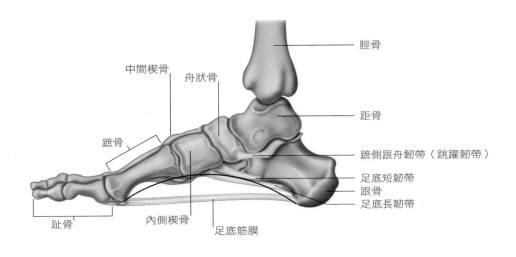

中間楔骨　舟狀骨　脛骨

蹠骨　距骨

蹠側跟舟韌帶（跳躍韌帶）

足底短韌帶

跟骨

足底長韌帶

趾骨　內側楔骨　足底筋膜

7.1：足部的骨頭和韌帶（內側視圖）

抬起大腳趾的骨頭並協助承重。

　　由於足部骨骼之間的關節數多，通常被分組描述：距下關節（位於距骨和跟骨之間）；橫跗骨關節（距骨、舟骨、骰子骨和楔骨之間的關節）；跗蹠關節（楔骨、骰子骨和蹠骨之間的關節）；蹠趾關節和趾間關節。

　　除了有許多用以穩定足部相鄰骨骼之間關節的韌帶外，強韌的韌帶也在足底（腳掌）縱橫交錯。被稱為「支持帶」的筋膜帶，將腳和小腿肌肉的肌腱維持在腳踝周圍。

　　足底筋膜是在足底表面的一層又厚又堅韌的膠原韌帶，從跟骨延伸到近端指骨，為足部和足弓提供緩衝與結構支撐，也是足部許多肌肉的附著點。

　　腳並不是一個剛性結構。在負重時，足部骨骼會變平；在行進時，足部會旋前和旋後。這種動態靈活是由內側縱弓和外側縱弓，以及跗骨和蹠骨下方的兩個橫弓所提供。足弓的形狀是由足部骨骼構成，並由強韌的韌帶（內側足弓的彈性韌帶是臨床上最重要的韌帶之一）以及足部和小腿的肌肉加強。

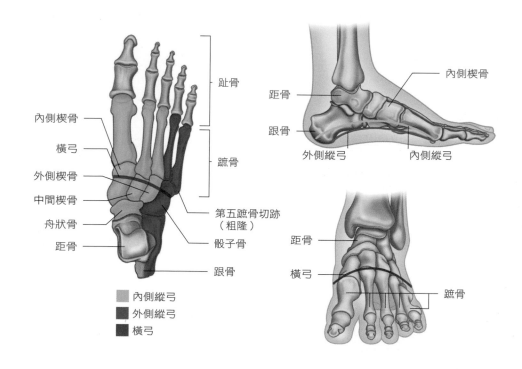

圖 17.2：足弓

有大量的肌肉控制足部，其中一些源自小腿，而其他如足部的內在肌肉，則源自足部本身。再加上關節的結構因素，使得足部與腳踝得以進行廣泛的運動，包括在腳踝以及腳趾各個關節處的屈曲和伸展（蹠屈）；外翻和內翻則發生於跟骨和距骨之間的距下關節處；整個足部可以從身體中線處內收和外展，而腳趾本身可能會張開或緊閉在一起。

多關節的聯合運動，讓腳得以在踝關節處旋轉以及旋前和旋後。伸拇長肌（EHL）和伸趾長肌（EDL）是腳趾的主要伸肌。它們的肌腱穿過腳踝和足部的前方，並附著在腳趾的趾骨上。這些肌肉可以背屈足部並與屈肌對抗。屈肌肌群，包括屈拇長肌（FHL）和屈趾長肌（FDL），其肌腱穿過踝關節內踝後方，到達足部下方，並且附著在腳趾上。這些肌肉可以蹠屈腳掌和腳趾。

足部的內在肌肉主要位於足底區域（或稱為腳掌）。腳掌可以說是由一個腱膜和四個肌肉層組成。足底筋膜（見圖17.1）是一個片狀的纖維平板，位於足底淺筋膜的深處，覆蓋住第一層肌肉。它附著在後面的跟骨，並向前分支到每個腳趾。

足底的肌肉層包括：
- 第一層，由外展拇肌、屈趾短肌和外展小指肌組成。
- 第二層，由蹠方肌和蚓狀肌組成。
- 第三層，由屈拇短肌、短收拇肌和屈小指短肌組成。
- 第四層，由背側和蹠側骨間肌組成。

就跟手部一樣，足部也有蚓狀肌和骨間肌，但它們的功能沒有那麼重要。蚓狀肌起始自足底屈趾長屈的肌腱，而骨間肌起始自蹠骨。它們纖細的肌腱終止於第二至第五腳趾的伸肌擴張區，其作用是彎曲蹠趾關節，並可以稍微伸展趾間關節。

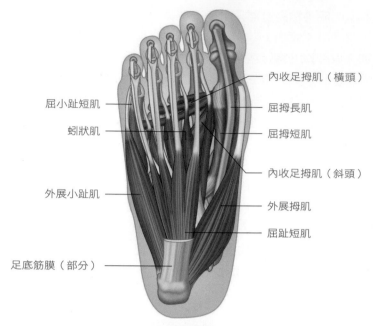

內收足拇肌（橫頭）

屈小趾短肌

屈拇長肌

蚓狀肌

屈拇短肌

內收足拇肌（斜頭）

外展小趾肌

外展拇肌

屈趾短肌

足底筋膜（部分）

足底視圖

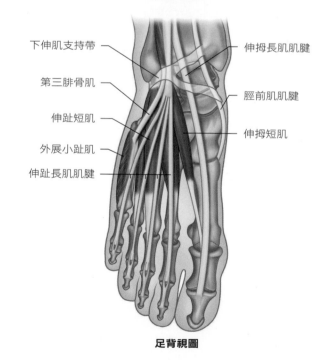

下伸肌支持帶

伸拇長肌肌腱

第三腓骨肌

脛前肌肌腱

伸趾短肌

伸拇短肌

外展小趾肌

伸趾長肌肌腱

足背視圖

圖 17.3 足部肌肉

106 足部的骨折

足部的26塊骨頭都有可能發生骨折，但其中最容易受影響的是蹠骨，尤其是蹠骨的骨幹直接受力時。接觸性／碰撞性運動或一些有高衝擊性落地及衝撞動作的活動，足部都有較高的骨折風險。因為營養失衡或骨質疏鬆（或者停經的女性運動員）而致使骨質密度較低的運動員，也較容易發生足部骨折的運動傷害。

傷病原因
足部的骨頭受創，例如跌倒、重擊、碰撞或劇烈扭轉。

徵候與症狀
疼痛可能很嚴重；皮膚腫脹與變色；骨折處可能會變形；承重時傷處會疼痛，可能無法走路；足部或腳趾麻木。

輕忽則可能產生的併發症
未治療的足部骨折，可能會傷害到附近的血管與神經。骨折的骨頭可能會癒合得不正確或根本不癒合；也可能會出現足部無力及不穩定的情況。

立即處置
馬上停止活動；休息、冰敷、抬高傷肢，並視情況固定傷處；立即尋求醫療處置。

復健與預防
疼痛消除後，要伸展復原期間沒用到的肌肉，這點相當重要，因為這些肌肉在長期固定不動的情況下會萎縮。培養強壯的足部肌肉，並避免直接的足部創傷，都是預防足部骨折的根本之道。穿適當的鞋子提供雙腳足夠的支撐與保護，也有助於避免足部骨折。

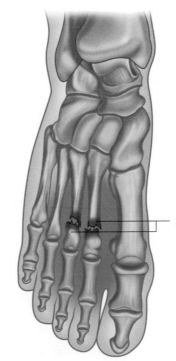

第二和第三蹠骨骨折

長期預後

如果能成功地完全癒合，骨折處的骨頭會變得比原先更加強韌。如果骨折情況是複雜或排列異常，或許需要手術打鋼釘來穩定骨頭。如果韌帶鬆弛或撕裂，那麼再度受傷的機率會提高。

107 跟骨後滑囊炎

跟骨後滑囊位於阿基里斯腱的止端與跟骨之間，在這兩者之間提供潤滑及緩衝作用。

跑步、走路或跳躍等等活動，會在腳底推地時產生大量的蹠屈，這時夾在跟骨與阿基里斯腱之間的跟骨後滑囊，因為肌腱不斷摩擦滑囊、施加壓力，便會因此發炎。

磨損或不適合的鞋子與足部過多旋前，可能會導致跟骨後滑囊及阿基里斯腱的一些問題。過緊的鞋子，尤其是包覆足跟的地方，可能會對肌腱與滑囊施加額外的壓力。

傷病原因

走路、跑步或跳躍等等活動，造成阿基里斯腱與滑囊不斷摩擦；跑步或走路的時間或距離增加得太快；穿著不適當的鞋子；步態異常，例如過度旋前；阿基里斯腱受傷。

徵候與症狀

疼痛，尤其是在走路、跑步及跳躍時；腳跟部位出現壓痛；腳跟可能會出現發紅與輕微腫脹。

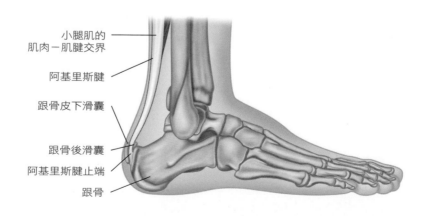

小腿肌的
肌肉－肌腱交界

阿基里斯腱

跟骨皮下滑囊

跟骨後滑囊

阿基里斯腱止端

跟骨

輕忽則可能產生的併發症

如果傷處未能完整治療，滑囊可能會完全破裂。一旦滑囊破裂，會導致阿基里斯腱承受更大的摩擦而引發更多問題。持續的疼痛可能會造成走路、跑步或跳躍時，無法抬起腳趾頭。

立即處置

停止會產生疼痛的活動並休息；冰敷；使用抗發炎藥物。

復健與預防

強化與伸展小腿的肌群，能夠加快復原。從事不會刺激傷處的活動來維持體適能，這點在休養期間很重要。鍛鍊強壯且柔軟的肌肉，並在運動前適當暖身，有助於預防滑囊炎。

長期預後

只要適當治療及休息，都能完全康復。不過有少數情形，滑囊發炎會造成滑囊積液，可能需要抽吸以幫助傷處癒合。只有極少數對於休息與復健反應不良的極端案例，才需要手術介入。

108 壓力性骨折 •————————————————

足部的壓力性骨折經常源自於反覆性衝擊。比如說，在堅硬的地面上跑步或跳躍、過快地增加訓練的時間或距離，或是肌肉過勞無法吸收震盪，這些都能導致足部骨頭的微小碎裂，一旦微小碎裂日漸累積，就會形成壓力性骨折。

壓力性骨折可能發生於足部的任何一塊骨頭，但通常出現在蹠骨上。跟骨也可能遭受壓力性骨折，原因可能是穿不適當的鞋子或未能完全治療好的舊傷。骨頭先前受傷的地方可能形成脆弱點，即便是正常負荷，也會發生壓力性骨折。

傷病原因

足部骨頭承受反覆創傷；由於先前的舊傷或是其他種種情況，導致骨頭出現脆弱點；肌肉疲乏而造成吸震能力不良。

徵候與症狀

骨折處會疼痛，可能伴隨腫脹；負重時會疼痛，嚴重一點會無法走路。足部的某些功能可能會喪失。

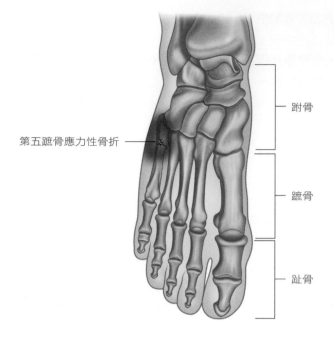

第五蹠骨應力性骨折 ——

附骨

蹠骨

趾骨

輕忽則可能產生的併發症

如果沒有妥善治療會導致更嚴重的壓力性骨折，甚至是骨頭完全斷裂。腫脹與發炎可能會讓足部的血液循環及神經出問題。疼痛程度會越來越嚴重，有可能導致失能或是無法走路。

立即處置

使用RICER法（見60～62頁）及抗發炎藥物。

復健與預防

強化支撐足部的肌肉，有助於減緩體重及地面帶來的衝擊。傷處痊癒後要循序漸進地慢慢回到正常活動，不要躁進，這點對於預防再度受傷非常重要。穿適當的鞋子、執行正確的暖身、避免在堅硬地面跑步、補充富含鈣質的食物，這些都能避免足部發生壓力性骨折。

長期預後

如果休息與復健都有做好，壓力性骨折通常能夠完全康復，不會留下後遺症，而且骨折處通常會癒合得比原先更加強壯。只有一些嚴重的案例，例如完全性骨折或是對休息與固定法反應不良的傷患，才需要手術介入。

109 屈肌與伸肌的肌腱炎

屈肌與伸肌是負責讓腳趾與足部做出屈伸動作的肌肉，這些肌肉的肌腱偶爾會因為一些原因發炎，比如過度使用、拮抗肌緊繃、小腿肌肉緊繃、關節失能或步態異常等，都能導致這種問題。伸肌肌腱炎會比屈肌肌腱炎更常發生，但是屈肌肌腱炎通常更疼痛，也更惱人；與屈肌肌腱炎相關的傷害，在舞者身上最常見。

傷病原因

伸肌肌腱炎：肌肉緊繃、過度使用，以及足弓塌陷。

屈肌肌腱炎：過度的足背屈動作（腳背向小腿拉近的動作，即把腳往上勾）帶來的反覆性壓力，造成屈肌肌腱的負荷。

徵候與症狀

伸肌肌腱炎：腳背疼痛、背屈（伸展腳底）會疼痛，以及足部可能會感覺到有些無力。

屈肌肌腱炎：沿著肌腱路徑的疼痛、內側足弓與內踝後方的疼痛，以及走路時或對抗阻力而屈曲腳趾時感到疼痛。

輕忽則可能產生的併發症

若肌腱炎不治療，可能會導致肌肉拉傷，甚至肌腱完全斷裂。疼痛可能加劇，使得活動受限。

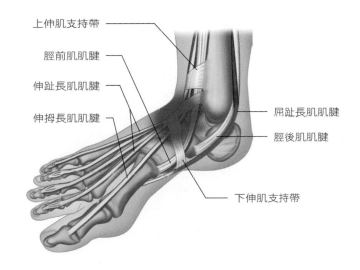

上伸肌支持帶

脛前肌肌腱

伸趾長肌肌腱

伸拇長肌肌腱

屈趾長肌肌腱

脛後肌肌腱

下伸肌支持帶

立即處置

停止會造成疼痛的活動並休息；冰敷肌腱；使用抗發炎藥物。

復健與預防

休養期間，要設法找出造成肌腱炎的原因。伸展小腿肚的肌群及脛前肌，有助於舒緩肌腱的壓力。運動前做好暖身，以及循序漸進地增加負荷，都可預防肌腱炎。重返正常活動時，可能會需要輔具幫忙矯正足弓問題。

長期預後

大部分的傷者都能在簡單休息及解決問題根源後，完全康復。在少數案例中，可能會需要手術來減少肌腱的張力，緩解發炎。

110 莫頓氏神經瘤

蹠神經的分支負責支配腳趾，這些分支會穿行於蹠骨頭之間，而在此處蹠神經便有可能受到壓迫，導致發炎與腫脹。然後腫脹的神經與疤痕組織會壓迫到蹠神經，這種狀況就是莫頓氏神經瘤（Morton's neuroma），也就是俗稱的腳底神經瘤。莫頓氏神經瘤的特色是腳底出現疼痛、燒灼感及（或）麻木感，通常在第三及第四蹠骨之間。

跑步（尤其是衝刺）、走路及跳躍都會對蹠骨施加反覆性壓力，莫頓氏神經瘤便可能因此產生。足部變形、潛在的步態異常（例如過度旋前）或過緊的鞋子（會壓迫足部），都可能導致這種毛病。

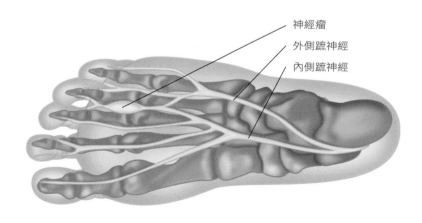

神經瘤

外側蹠神經

內側蹠神經

傷病原因

蹠骨球承受創傷或反覆的壓力，例如跑步、行走或跳躍；足部旋前；磨損的鞋子讓足部承受不正常壓力；第三及第四蹠骨受傷。

徵候與症狀

患部出現疼痛及（或）燒灼感；第三、第四腳趾可能喪失感覺；可能出現麻木、刺痛或緊繃感。穿鞋後負重，可能會在腳底外側出現嚴重疼痛，但脫鞋後疼痛緩解。

輕忽則可能產生的併發症

若放任不處置，腳底神經瘤可能會導致永久的神經傷害，讓腳趾永久失去感覺。疼痛會逐漸增加，最終造成活動困難。

立即處置

停止或調整活動或運動內容；冰敷；使用抗發炎藥物。

復健與預防

避免會造成前足反覆壓力的活動，循序漸進回歸到正常活動，均有助於加速復原。重新開始正常活動時，可能會需要護具。要避免這類傷害，最重要的一點就是選購一雙合適的鞋子，讓腳掌的前半部有足夠的活動空間。尖頭鞋、魚口鞋及高跟鞋等會造成腳趾壓迫的鞋子，應盡量避免。

長期預後

經過正確治療後，神經瘤應該能完全康復，不會留下任何長期症狀。但若放任不管，時間越久，後遺症更有可能出現。如果保守治療無效，可能需要手術幫忙。

111 種子骨炎

種子骨位於屈拇趾短肌的肌腱中，就在第一蹠骨的頭部。偶爾種子骨會因為一些原因受傷、發炎，造成類似肌腱炎的症狀。跑者、舞者及棒球捕手都容易受到這種傷害。一下子增加太多的活動量，也會讓種子骨受到額外創傷。

傷病原因

在尚未適應之前就增加過多的活動量；種子骨所在的位置，先天上的保護就比較少；高足弓造成跑步時蹠骨球受力過多。

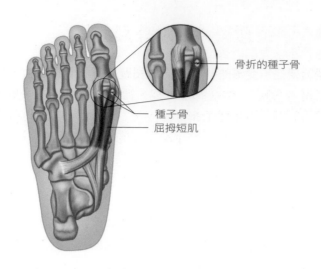

骨折的種子骨

種子骨

屈拇短肌

徵候與症狀

疼痛漸漸在種子骨及其周圍的肌腱發作；活動時會更痛。

輕忽則可能產生的併發症

如果置之不理，肌腱發炎會造成周圍組織的刺激，疼痛會讓人不堪其擾。此外，肌腱炎若不治療也有機會導致肌腱完全斷裂。

立即處置

休息；冰敷；使用抗發炎藥物。

復健與預防

復原期間可以做一些不會刺激傷處的活動，以保持體能。強化小腿及足部肌肉，有助於支持足部。如果有需要，剛回歸正常活動時，可以在鞋子內多加鞋墊保護。循序漸進地增加跑步或自行車等運動的距離或時間、運動前做好暖身，都有助於避免此類傷害。如果是足弓引起的種子骨炎，可能需要穿戴輔具，或是以手術方式放置矯正足弓的植入物。

長期預後

種子骨炎通常對休息及抗發炎的治療反應良好，完全康復不留後遺症是可預期的。只有極少數的情況，對初步治療沒有反應，可能需要手術介入。

112 拇囊炎（拇趾外翻）

　　過緊或是不合腳的鞋子會造成拇趾基部腫脹及膨大，這種情況就稱為拇囊炎（拇滑液囊腫），俗稱拇趾外翻。拇趾受傷、拇趾外側承受不正常的壓力或內側足弓問題，引起拇趾在走路時受力不正常，都可導致拇囊炎。拇囊炎大都發生在女性身上，因為女性更常穿著楦頭又窄又緊的鞋子。小趾外側也會出現一種類似拇囊炎的問題，使得小趾腫脹，這種情況稱為小趾滑液囊腫（bunionette）。

　　拇囊炎通常出現於蹠趾關節的內側，蹠趾關節是連結腳掌與腳趾的關節。過緊的鞋子、受傷或其他狀況對拇趾造成壓力，覆蓋在第一蹠骨內側的滑囊便會發炎，於是蹠趾關節也產生發炎與腫大。在這種情況下，大拇趾會被擠往外側（即往第二腳趾的方向移動，甚至有時還會超過第二趾），而第一蹠骨則偏向內側，且形成骨狀突出，形成我們經常說的「拇趾外翻」。

傷病原因

　　鞋子楦頭太窄太緊；拇趾受傷未治療；拇趾內側承受不正常的壓力；足部過度旋前。

徵候與症狀

　　拇趾的基部突出；拇趾外翻；局部泛紅及壓痛；走路時會痛。

輕忽則可能產生的併發症

　　拇囊炎如果不治療，可能會引發進一步的併發症，例如滑囊炎、行走困難、關節炎及長期疼痛。由於拇趾外翻伴隨著骨骼排列不正，可能還會導致其他問題。

立即處置

　　不穿楦頭過緊過窄的鞋子，選擇穿起來舒適的鞋子，尤其是運動時。在患處鋪上緩衝墊或許可以減緩疼痛。使用抗發炎藥物。

復健與預防

　　對拇囊炎這種毛病來說，預防更勝於治療。鞋子要有足夠的空間，不要擠壓前腳部；避免給雙腳過多的壓

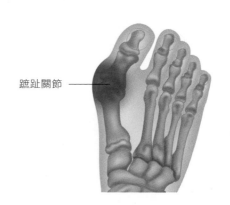

蹠趾關節 ——

力；即便輕微的腳趾受傷都要妥善照護，以上都能預防拇囊炎。

長期預後

拇囊炎對於治療的反應相當好。有一些治療反應不良且造成足部功能減損的情形，可能需要手術改善。依據不同的手術方法，恢復期可能很短，但也可能會長達數個月。

113 槌狀趾

因為患部腳趾的形狀像鐵槌（也有人覺得像是爪子）而得名。蹠趾關節中的近端趾骨（最常受影響的是第二趾）呈現過度伸展（背屈）的狀態，而近端趾間關節的中間趾骨則呈現強力屈曲。另外，遠端趾骨也可能會過度伸展。在這種情況下，蹠骨球受到的壓力會變多，中間趾骨的頂端也會不斷與鞋子摩擦，雞眼與繭可能會因此生成。

長期穿著過緊、尖頭或高跟的鞋子，可能會造成這種狀況；無力的足部內在肌群，或是屈趾肌群的功能異常，也可能是肇因。糖尿病、中風、關節炎或是舊傷，都有可能會造成腳趾屈曲功能異常。

傷病原因

穿著不合腳的鞋子；屈趾肌或支配它的神經受損。

徵候與症狀

腳趾頭彎曲呈ㄑ字形，外觀像鐵槌；疼痛並難以移動腳趾；患部可能會長出雞眼和繭。

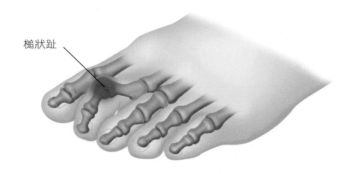

槌狀趾

輕忽則可能產生的併發症

若放任不處理，槌狀趾可能導致關節炎、疼痛的雞眼和繭、屈肌肌腱炎、腳趾無法伸直等問題。

立即處置

改穿舒適的鞋子，讓腳趾頭有足夠的空間；使用抗發炎藥物。

復健與預防

在復原的過程中，可以使用貼布或特製鞋墊來減輕壓力及緩解疼痛。伸展（如果腳趾還能屈伸的話）及強化腳趾，可以幫助矯正腳趾頭的排列與復原。選擇合腳的鞋子及經常性的伸展腳趾頭，有助於避免槌狀趾。

長期預後

如果初步治療無效或是腳趾無法屈伸，可能會需要手術介入。

114 人工草皮趾

人工草皮趾通常是因為不自然的蹠趾關節過度伸展所致，而這種情況好發於經常在人工草皮進行活動的運動員身上，這也是此病症名稱的由來。腳趾受到擠壓或是反覆做出推蹬動作（例如跑步及跳躍）的運動員，較易發生這種運動傷害。

人工草皮趾主要影響大拇趾基部的蹠趾關節，關節囊或韌帶被撕裂，造成不穩定與疼痛。這種情況可能還會進一步導致脫位、軟骨磨損，甚至是關節炎。穿行過關節的肌腱也可能受到影響。此外，腳趾被壓傷或跑跳時的壓力，都可能造成關節囊裂開。

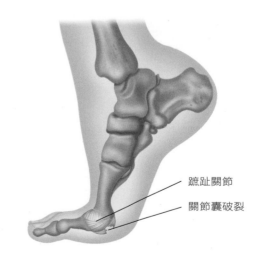

蹠趾關節

關節囊破裂

傷病原因

腳趾被壓傷；腳趾反覆推蹬，尤其是在堅硬的地面上，例如人工草坪（有些激烈的體育競

賽，例如美式足球、橄欖球、足球，需要在柔軟的天然草地上進行；人工草坪相對質地較硬）。

徵候與症狀

大拇趾基部疼痛，推蹬離地時會更痛；關節可能會腫脹。

輕忽則可能產生的併發症

人工草皮趾可能導致長期疼痛，使運動員無法正常跑跳。如果放任不治療，更嚴重的情況可能會發生，例如脫臼與關節炎。

立即處置

休息；冰敷；使用抗發炎藥物。

復健與預防

疼痛消除後，應該重建腳趾的柔軟度及肌力。調整腳趾推蹬離地的方式，以改善壓力負荷，以便從根本上解決人工草皮趾的肇因。重返正常活動時，可以使用特別的保護趾套，用來支持腳趾頭。此外，記得要循序漸進地返回正常活動，這點對於預防再度受傷很重要。

長期預後

在大部分情形下，疼痛會漸漸消失，足部功能會回歸正常。但如果繼續在同一個場地訓練，還是有可能復發。只有少數情況會需要手術來緩解症狀。

115 扁平足

扁平足（或稱足弓塌陷）是內縱足弓向地面塌陷、腳底板變平的情況。患有扁平足的人常常會難以找到合腳的鞋子，從而造成足部問題或是步態問題。高弓足是與扁平足正好相反的情況，但比較少見。

在扁平足中，足弓變平與足部過度旋前息息相關。旋前指的是腳掌與腳踝向內轉，這樣的情況經常會導致足部、腳踝、髖部及下背部的傷害。足弓低平會造成小腿後的肌肉額外負擔，同時也是腳踝扭傷及脛前症候群的成因之一。先天扁平足的運動員，一定要想辦法加強足弓與相關肌肉的力量，以降低運動傷害的風險。

傷病原因

小腿及足部的肌肉、肌腱、韌帶無力或不穩定；有可能是天生的，也有可能是因為創傷或疾病。

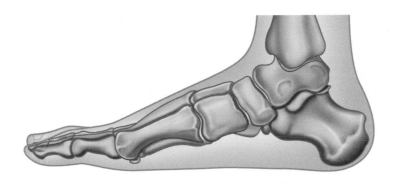

徵候與症狀

足弓較低或甚至平坦，整個腳底板可能與地面完全接觸。足部、腳踝及小腿疼痛，在走路、跑步或久站後尤其明顯。

輕忽則可能產生的併發症

大部分有扁平足的人不太會感受到疼痛或有其他問題，但如果是運動員或活動量大的人，可能會有病痛困擾，例如足部、腳踝及小腿結構可能會受傷，或是引發拇囊炎。

立即處置

一出現疼痛情形，就要停止或減少負重活動，通常可以快速緩解症狀。如果疼痛一直持續沒有改善，應該諮詢運動專科醫師或是足科醫師，為足部與步態做完整的評估。

復健與預防

強化腳踝、足部及腳趾的訓練，是復健過程的優先安排。足部操（針對腳掌及腳趾的運動或遊戲）、赤腳走在沙地或其他不平整的表面，都可以幫助強化足部及小腿的軟組織。慎選合適又舒適的鞋子、輔具、足弓支撐物，或直接訂製鞋子，給予不明顯的足弓更多支持，以防因為不穩定而發生運動傷害。

長期預後

適當治療後，扁平足所產生的疼痛可以獲得緩解。當其他治療方法都無效時，手術矯正會是最後的手段。

116 高弓足（空凹足）

高弓足的外觀看起來就像爪子，因為難以找到合適的鞋子，從而導致足部或步態問題。高弓足的情況正好與扁平足相反，但這種情形較少見。

在高弓足中，內側足弓過高且缺乏彈性，這跟小腿肚肌肉緊繃及阿基里斯腱壓力升高有關。高足弓會造成腳掌的前部（前足區）疼痛，這是因為腳底板與地面的接觸面積變小，前足區的蹠骨頭必須承受額外的壓力所致。此外，高足弓也會增加小腿肚肌肉及腳踝外側的額外負擔。如果是高弓足的運動員，一定要想辦法加強足弓及相關肌肉的柔軟度，以降低運動傷害的風險。

傷病原因

有些是天生的，也有一些人是因為創傷或神經系統疾病引起；可能是一種繼發性病症，在肌肉攣縮或肌力失衡後出現。

徵候與症狀

足弓過高、缺乏彈性；足部疼痛，在走路、跑步時尤其明顯；腳背骨拱起，腳趾可能會彎曲（爪形趾）。

輕忽則可能產生的併發症

高弓足可能導致慢性疼痛，以及其他足部結構傷害。足部及腳踝不夠穩定，從而導致扭傷或拉傷。

立即處置

伸展足部肌肉及小腿肚肌肉。如果疼痛狀況在自我治療後未改善，應該求助於運動醫學專科醫師。

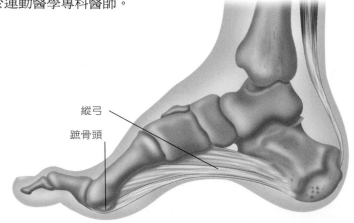

縱弓

蹠骨頭

復健與預防

足部的柔軟度訓練是最優先的復健運動。穿合適的鞋子或使用矯正鞋墊，給予足部舒適的空間及穩定度。強化小腿的肌群，為足部提供額外的支撐。如果需要手術治療，術後一定要加強患部肌肉的肌力及柔軟度

長期預後

經過適當治療後，許多的高弓足疼痛都能獲得緩解。當所有治療及處置都無法改善症狀，又痛得厲害時，可能需要手術介入。

117 足底筋膜炎

足底筋膜炎與足底筋膜（或是腱膜）過度使用有關，尤其是筋膜附著在跟骨的位置。足底筋膜是足底脂肪層深面的一片扇形結締纖維組織，從跟骨粗隆延伸到蹠骨頭（即從腳跟到五根腳趾的近端）。強韌的足底筋膜，除了可以在足部骨頭接觸地面時提供緩衝，還是許多肌肉的附著處，對於支撐足弓來說非常重要。

反覆性的腳踝動作，特別是在小腿肌肉緊繃的情況下，會刺激到腳跟處的足底筋膜，因此疼痛通常出現在腳跟處，在長時間休息後站起身當下會更明顯。在堅硬的地面走路或跑步，加上小腿肌肉緊繃的情況下，運動員更容易受到此類傷害。高足弓、扁平足以及不適合的鞋子，也可能引發足底筋膜炎。

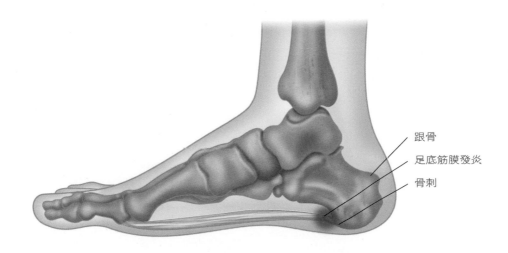

跟骨

足底筋膜發炎

骨刺

傷病原因

在硬地面跑步；不合腳或是不適合的鞋子；足弓有問題；訓練方式錯誤；過度使用；足部過度旋前；小腿肚肌肉（腓腸肌、比目魚肌、蹠肌）及阿基里斯腱緊繃、不夠柔軟。

徵候與症狀

腳跟處疼痛，下床踩地時會更刺痛。運動過程中，疼痛可能會消失，但一旦運動結束，疼痛可能又會重新出現。

輕忽則可能產生的併發症

足底筋膜炎若未治療可能導致長期疼痛問題，進而影響走路或跑步姿勢；從而造成膝關節、髖部及下背部問題。

立即處置

休息；冰敷；使用抗發炎藥物。等急性期過後，可以熱敷及按摩來促進血液循環，加速復原。接受物理治療，例如超音波治療。

復健與預防

伸展阿基里斯腱及足底筋膜，有助於加速復原並防止復發。強化小腿肌肉也可保護足底筋膜。在剛回歸到正常活動時，一些特殊的輔具或鞋墊可能派得上用場。

長期預後

多數患者在接受治療後的數週到數個月能完全康復。如果初步治療無效，可能會需要注射皮質類固醇。

118 足跟骨刺

骨刺是尖刺狀的骨質突出，可能發生在許多骨頭上，比如足跟骨刺，就是出現在跟骨上的骨刺。足跟骨刺通常與足底筋膜炎有關（但未必要有足底筋膜炎才會有骨刺）。

當骨頭的某個部位受傷或受到刺激，為了強化，該部位的鈣質沉積就會增加，而這些鈣質沉積偶爾會形成骨刺。足跟骨刺會長在跟骨的下表面，而肌腱或韌帶附著在骨頭上的位置，則是骨刺最好發之處。骨刺會刺激經過此處的肌腱，導致肌腱發炎，而這個發炎的環境又容易讓骨刺增生。

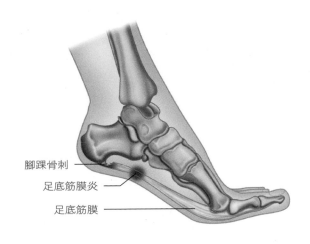

腳踝骨刺 —

足底筋膜炎 —

足底筋膜 —

　　就運動員來說，如果曾經有過肌腱—骨頭交界處傷病史的人，會有較高的長骨刺風險。

傷病原因

　　足底筋膜在跟骨附著處受到刺激；跟骨有尚未治療的小傷；骨質沉積在健康骨頭的外側。

徵候與症狀

　　足跟疼痛及壓痛；在肌腱跨過骨刺之處可能有摩擦感。

輕忽則可能產生的併發症

　　骨刺會傷害附近的肌腱，導致肌腱發炎，而發炎的環境又容易讓骨刺增生，造成惡性循環。

立即處置

　　休息並停止會產生疼痛的活動；使用抗發炎藥物。

復健與預防

　　找出哪些情況會刺激鄰近骨刺的足底筋膜，然後加以矯正，以幫助復原並預防症狀復發。伸展患部附近的肌肉也能加速復原。重返正常活動時，可以使用特殊的足跟墊或其他輔具，來降低腳跟的壓力。即便是小傷害都要治療，才能預防骨質增生（骨刺）。

長期預後

　　足跟骨刺通常對休息及復健的反應良好。有些人會需要輔具來舒緩症狀，並幫助康復。如果保守治療沒有效果，可能需要手術介入。

119 趾甲下血腫

趾甲下血腫指的是腳趾甲底下出血，是臨床上常見的甲床傷害，可能是因為受傷，也可能是因為感染。壓碎型傷害是造成腳趾甲下血腫最常見的機轉。出血的部位可能很小，但也可能覆蓋整片甲床。

指（趾）甲可以保護甲床這個脆弱部位，但一旦壓傷或受到感染時，這個柔軟的部位便可能受到傷害並出血。甲床有豐沛的血液供應，加上有指（趾）甲這個堅硬的覆蓋物，因此一旦甲床上方瘀血，局部壓力會升高而造成抽痛或不適感。根據受傷方式不同，偶爾指（趾）甲底下的骨頭可能也會一併受傷。

傷病原因

腳趾頭遭受壓碎型傷害；異物刺穿腳趾甲下方，造成甲床撕裂傷；趾甲下方感染。

徵候與症狀

腳趾甲下方疼痛及腫脹；趾甲呈現紅色、褐紫色或其他類似的深色。

輕忽則可能產生的併發症

出血以及升高的壓力會造成甲床受損，甚至導致局部壞死，腳趾甲可能因此脫落。若沒能處理好，會引發感染。如果伴隨骨折發生卻沒有適當治療，可能會留下一些併發症。

立即處置

休息、冰敷及抬高傷處。如果腳趾甲脫落，應該好好覆蓋並保護受傷的腳趾頭。如果有骨折的可能性，例如遭受壓傷，應該尋求醫療照護。

復健與預防

在治療過程中可能會需要移除腳趾甲，或者腳趾甲可能自行脫落，這時應該好好保護露出的甲床，以免感染。復原期間要保護好腳趾頭，避免從事會對腳趾頭造成衝擊的活動，若有需要可在受傷的趾頭處加上護墊保護。

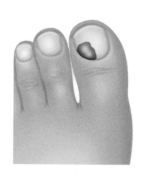

長期預後

儘管趾甲下血腫通常對於治療反應良好，但有超過四分之一的案例在初步處置後反應不佳，壓力無法獲得紓解，需要醫師抽吸淤積的血液。如果還併發感染，可能會需要抗生素治療。

120 嵌甲

　　嵌甲（趾甲內嵌）通常源自腳趾創傷、鞋子太窄太緊，或修剪腳趾甲失當（剪得太短太深）。嵌甲可能會很痛。腳趾甲是堅硬的角質板，正常來說會從根部向外生長，不會有趾甲向內彎曲的情況。趾甲源自於皮膚的透明層，由鱗狀上皮細胞所構成。如果趾甲修剪（或斷裂）得離根部太近，則趾甲就有可能會往兩旁的皮膚生長，或是皮膚會往趾甲方向生長。

　　腳趾頭受傷，比如踢傷腳趾或骨折，也可能使腳趾甲長進皮膚裡。過緊的鞋子會給趾頭壓力，造成皮膚往腳趾甲方向生長。這些情況，可能都會讓皮膚與腳趾甲的交界出現疼痛及受到感染，並在腳趾頭的外側有發紅及腫脹現象。

傷病原因
　　腳趾頭受傷；鞋子過緊或不適合；修剪腳趾甲失當。

徵候與症狀
　　疼痛；患部發紅及腫脹；可能會有流膿或其他感染現象。

輕忽則可能產生的併發症
　　如果放任不治療，嵌甲可能會引發感染，最後感染擴散到整個腳趾，甚至腳掌；可能演變成慢性疼痛，造成穿鞋不便或跛行。

立即處置
　　停止穿過緊的鞋子；以溫水泡腳；平常時間保持足部乾燥；尋求皮膚科或外科醫師的幫助。

復健與預防
　　治療期間，很重要的一點就是要好好保護腳趾頭，避免受到其他傷害。穿寬鬆舒適的鞋子，視個人情況選擇吸汗襪子，保持患部乾燥，可以加速復原並預防嵌甲再發生。如果腳趾頭受傷，記得檢查指甲是否不正常破裂或是嵌進皮膚裡。

長期預後
　　治療過後，嵌甲通常能完整復原。嵌甲偶爾會復發，尤其是潛在問題沒有處理好時。在某些已經發生感染，且初步治療沒有效果的情形下，可能需要手術移除部分腳趾甲以及受感染的組織。

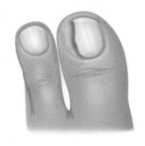

復健與康復計畫

以下是針對影響腳踝多數軟組織傷害的通用復健計畫，例如扭傷、拉傷和肌腱炎。但此計畫並不適用於會影響足部堅硬結構的損傷，像是骨折。請注意，每種受傷形式都是獨一無二的，需要的治療可能與下面的描述不同。請諮詢物理治療師或其他傷害復健專家，以量身打造合適的復健計畫。

第 1 階段 ||||

目的是減少患部發炎和疼痛。為了達成這個目標，應限制患部所有的運動，並休息、冰敷、加壓及抬高患部。根據受傷的嚴重度，此階段可持續48～72小時，或者直到發炎和疼痛明顯減輕時。

第 2 階段 ||||

目的是透過改善患部的血液循環，進而改善氧氣和營養供應，以加速癒合，最好可以透過熱療、超音波、經皮神經電刺激（TENS）和按摩來達成。在不引起任何疼痛的前提下，可以加入非常緩和的運動。根據受傷的嚴重程度，這個階段可以持續三天到三週，或者直到在進行一般動作時相對不痛之際。

***注意： 在此復健階段，你可能急著在完全做好準備之前就進行第3階段，或是匆促完成以下的練習。但請切記，耐心是成功完成復健和康復的關鍵。在正常的動作變得相對不痛之前，千萬不要進入第3階段。

第 3 階段 ||||

目的是恢復因受傷而失去的體適能之要素，因此按照順序完成是很重要的，應遵循的順序如下。

（註：以下部分動作解說會以右腿或左腿為範例，請自行依受傷部位換邊進行。）

I.透過溫和的運動改善活動幅度

　　首先是彎曲及伸直患部。當你對這些簡單的動作感到更舒適自在時，就可以開始做一些旋轉練習。將受傷部位從一側轉到另一側，並以順時針和逆時針方向旋轉。當這些活動幅度的練習對你而言是舒適自在的，而且可以相對無痛地進行時，就可以進入下一組練習了。請記住，這些是活動幅度的訓練，而非伸展運動。你只需要在整個活動範圍內移動受傷部位，不必額外施加力量或壓力。

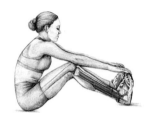

坐姿屈膝並拉腳趾的阿基里斯腱伸展

坐下，雙腿往前伸，彎曲雙膝。抓住你的腳趾並將它們拉向膝蓋。

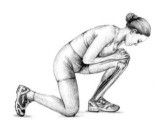

跪姿腳跟著地的阿基里斯腱伸展

右腿單膝跪下，將體重集中在右膝蓋上。左腿彎曲且保持腳跟著地，然後向前傾斜。

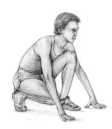

蹲姿腳趾伸展

單腳跪地，且雙手放在地上。將你的體重放在膝蓋上，慢慢地向前移動膝蓋。同時保持腳趾著地且足部拱起。

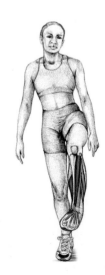

腳踝旋轉伸展

將一隻腳抬離地面，然後緩慢地往各個方向旋轉腳和腳踝。

2.增進肌力和柔軟度

　　等長運動是一個相對安全的開端，這是施力使肌肉收縮但患部不動的肌力訓練。然後，你可以接續進行傳統的肌力訓練，包括向心和離心肌肉收縮。此外，將一些溫和的靜態和被動伸展練習納入，也是很重要的。你可以重複進行前面提到的活動幅度訓練，例如靜態伸展，施加溫和的力量和壓力以擴大活動範圍。這將有助於進一步增加活動幅度，並為未來更劇烈的動作做好準備。

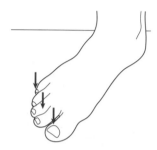

採坐姿或站姿，雙腳平放在地板上，腳趾輕輕往下壓，保持趾頭伸直並貼著地板；維持這個姿勢數到五，然後完全放鬆。重複進行3～6次。

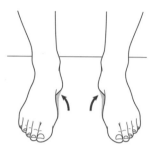

採坐姿或站姿，將腳向外滾動以將內側足弓略微往上抬起，腳趾和腳跟保持在地板上，且雙腿靜止不動（必要時可以壓住膝蓋以防止雙腿移動）。重複進行5～10次，先單腳分別進行，然後再雙腳一起對稱地練習。

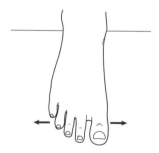

採坐姿或站姿，雙腳平放在地板上，將所有腳趾往側邊張開以保持打開狀態，保持趾頭平放並觸碰地板。重複進行5～10次。

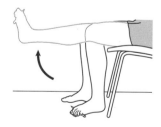

光腳坐在椅子上，將一枝鉛筆放在地板上，然後彎曲腳趾夾住它；(a) 腳趾夾著鉛筆向上，同時保持腳跟朝下；(b) 腳趾夾著鉛筆並抬起整條腿，在空中彎曲並伸直膝蓋，然後將腳和鉛筆放下。重複以上順序，進行3～5次。

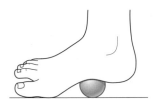

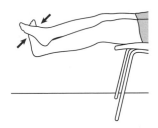

坐在椅子上，將一顆小球（如高
爾夫球）放在足弓下方，然後在
球上移動腳來按摩。你可以經常
這樣練習。

坐著，膝蓋彎曲或伸直皆可，也
可以仰臥且雙腿伸直。交叉腳
踝，使雙腳外側緣相接觸；將雙
腳外側緣用力互壓並數到五，然
後完全放鬆。重複練習3～6次。

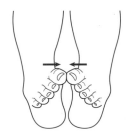

採坐姿或仰臥，雙腿伸直，雙腳往內轉，使雙腳內側緣
相接觸；將雙腳的內側緣用力互壓並數到五，然後完全
放鬆。重複練習3～6次。

3. 改善平衡和本體感覺

　　一旦你覺得患部的肌力稍微恢復，就該進行一些平衡練習和運動了。這些
運動對於幫助重新訓練患部周圍受損的神經，是非常重要的。你可以先從簡單
的平衡練習開始，例如沿著直線走或在平衡木上進行平衡訓練；接著可以進階
單腳訓練，像是單腳平衡站立，然後閉上雙眼進行相同訓練。當你對以上訓練
感到舒適自在時，就可以嘗試更進階的訓練，像是使用搖擺板或平衡板、抗力
球、穩定軟墊或滾筒。

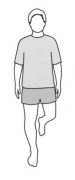

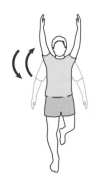

以受傷的腿站立之一
盡可能保持平衡，之後
放鬆數到十。重複進行
3～5次。

以受傷的腿站立之二
在保持平衡的情況下，
將雙臂依序往各個方向
抬起，然後放鬆數到
十。重複進行3次。

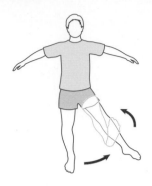

以受傷的腿站立之三

將另一條腿往側面抬起並繞圈，一直到不平衡為止，然後放鬆數到十。重複進行 3 次。

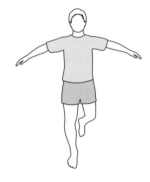

以受傷的腿站立之四

閉上雙眼並保持平衡，然後放鬆數到十。重複進行 3～5 次。

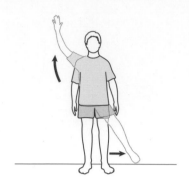

以受傷的腿站立之五

採站姿，將重心稍微移到受傷的腿上，然後將同一側的手臂高舉過頭；接著，將對側的腿向外側抬起，並在腳不落地的情況下內外擺動 3 次，然後回到起始位置。重複進行 5 次。

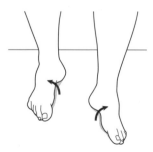

採站姿，將雙腳向外滾動至旋後的姿勢，抬起內側足弓；接著往前、往後和往側面邁出一步，同時將重心保持在腳的外側緣。重複踩 20～30 步。

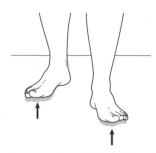

採站姿，抬起腳趾和前側腳掌，往各個方向邁出步伐，以腳跟走路。反覆走 20～30 步。

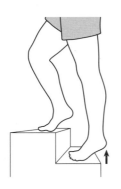

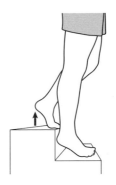

走上臺階	**走下臺階**
必要時可以使用扶手。走上臺階，使用前腳掌移動。往上走5階或10階，甚至更多。漸進地加快速度。	必要時可以使用扶手。走下臺階，使用前腳掌移動，盡可能使腳保持伸直向前。接著往下走2～3階，可以到10階甚至更多。

4.改善動態體能和增強式訓練

　　現在可以結合一些動態或爆發性的運動，來強化患部並改善本體感覺。從與你的專項運動相關的動態伸展和訓練開始，是相當不錯的。技巧訓練和運動練習，是衡量你的體適能水準及患部肌力的好方法。

　　增強式訓練是另一個為你的復原畫龍點睛的好工具。增強式訓練是一種爆發性運動，在離心肌肉收縮之後緊接著向心肌肉收縮，並且包括跳躍、單腿跳、蹦跳和彈跳等活動。這些活動相當激烈，記得要從輕鬆的開始，接著慢慢增強力量。千萬不要過於激動，也不要過度訓練，你已經做了這麼多努力，怎麼可以做愚蠢的事情而再次傷害了自己。

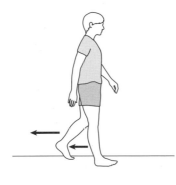

倒退走

站直，然後往後退一步。先慢慢開始，然後再逐漸加快速度。後退走20～30步。
變化式：以8字形步伐往後退。

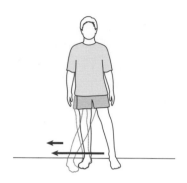

交叉跨步側身走

單腳先向側邊跨出一步；接著另一隻腳跨到該腳的前方。先慢慢來，然後再逐漸加快速度。每個方向各跨20～30步。

變化式：將另一隻腳跨到先跨出之腳的後方。

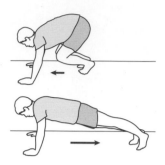

深蹲腿推跳

先蹲下，接著肘部和膝蓋打直，以雙手和腳趾平衡你的身體；用手掌撐地，以水平跳躍的方式將膝蓋抬高至胸前，然後快速反向動作，將雙腿直接往後踢。重複進行5～20次，中間不停歇。

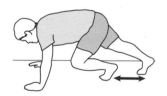

交替蹬腿

先蹲下，然後雙手平放在地板上，手指朝向前方；以手掌撐地，其中一條腿先往後踢，然後往前回踢時，另一條腿同時往後踢。快速地連續訓練10～20次。

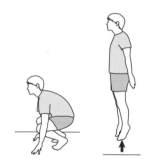

深蹲跳

一隻腳稍微站在另一隻腳前方；先跳起再蹲下來以手觸地，接著彈跳起來，在空中交換雙腳的前後位置，使後腳變成在前面。快速地連續訓練5～20次。

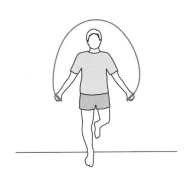

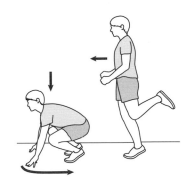

跳躍	**折返跑**
使用跳繩，首先雙腳併攏一起跳，然後雙腳交替跳。重複進行 20～50 次跳躍。	先衝刺跑到設定的終點，以手觸地，然後再衝刺跑回到起點。重複進行 10～30 次。 **變化式：**(a) 將終點標記設置在不同的方向；(b) 標記編號，讓助手告訴你必須衝刺到哪個點。

第 4 階段 ||||

　　目的是防止再度受傷。首先，請自問究竟為什麼會受傷。是意外嗎？是否過度負荷（做得太多、太快）嗎？還是生物力學的效率太差？如果是意外，以後就盡量避免。如果是過度負荷，則請相對應地調整訓練計畫。如果是生物力學的問題，則可以針對肌力和柔軟度的弱項及不平衡來改善，建議與教練、訓練專家或生物力學專家，一起加強你的運動技巧和形式。

專業術語

Q角度（Q-angle）：股四頭肌力線與髕韌帶間的夾角。

十字韌帶（Cruciate ligaments）：於膝部沿前後方向縱橫交錯的主要韌帶。

上髁炎（Epicondylitis）：遠端肱骨上髁發炎與牽引性骨突炎。

不癒合骨折（Non-union fracture）：骨折延遲或無法癒合。

反覆性使用傷害（Repetitive strain injury, RSI）：指任何過度使用的情況，例如身體任何部位的拉傷或肌腱炎。

水泡（Blister）：由於皮膚與堅硬或粗糙的表面摩擦，導致皮膚下的液體積聚，使表皮與真皮分離。

水腫（Oedema）：由於淋巴系統無法正常引流而導致組織中淋巴液積聚。（譯註：或是血管靜水壓和滲透壓異常，導致組織間液累積。）

爪狀趾（Claw toe）：腳趾變形，尤其是類風濕性關節炎患者，症狀包括第二至第五腳趾背側半脫位；行走時疼痛。患者的步態為碎步。

半月板（Menisci）：膝關節內的纖維軟骨盤，用以減少關節的壓力。

本體感受器（Proprioceptors）：位於關節、韌帶、肌肉和肌腱深層的特化感覺神經細胞，對伸展、張力和壓力敏感，負責感應關節和肢體的位置。

甲下血腫（Subungual haematoma）：指甲下血液聚積。

肌炎（Myositis）：肌肉內的結締組織發炎。

肌梭（Muscle spindle）：於肌肉組織中對拉伸敏感的被囊受體（Encapsulated receptor）。

肌腱炎（Tendinitis／Tendinitis）：肌腱發炎。

肌腱病變（Tendinopathy）：關於肌腱的疾病。

血清陰性脊椎關節病變（Seronegative spondyloarthropathy）：因發炎性風濕病引起周圍關節滑膜炎的一種疾病分類。

血腫（Haematoma）：血液及淋巴液局限在局部的空間或組織內。

坐骨神經痛（Sciatica）：由於椎間盤突出、肌肉或小關節相關的疾病或梨狀肌壓迫，所導致的坐骨神經分布的位置疼痛。

夾擠症候群（Impingement syndrome）：由反覆高舉過頭的動作所引起的慢性肩部疾病，會損害盂唇、肱二頭肌長頭和肩峰下滑囊。

扭傷（Sprain）：韌帶組織損傷。

靜態伸展（Static stretch）：緩慢、持續的肌肉伸展，用以增加靈活度。

狄魁文氏腱鞘炎（De Quervain's tenosynovitis）：外展拇長肌和伸拇短肌肌腱的發炎性腱鞘炎。

瀰漫性傷害（Diffuse injury）：身體大面積受傷，通常是由於低速／大質量的受力導致。

椎間盤疼痛（Discogenic pain）：由椎間盤排列失序所引起的疼痛。

貝克氏囊腫（Baker's cyst）：膝關節後方腫脹，導因於滑液滲入膕窩囊所引起。

足底筋膜（Plantar fascia）：覆蓋足底表面並幫助支撐縱向足弓的特殊筋膜帶。

8劃

拇趾（Hallux）：第一個或稱大腳趾。

拇趾外翻（Hallux valgus）：大腳趾朝向第二腳趾的角度。

拇趾滑液囊炎（Bunion）：第一蹠趾關節內側腫脹，導致大腳趾移位（拇趾外翻）。

拇趾僵硬（Hallux rigidus）：大腳趾屈曲畸形且疼痛，蹠趾關節活動受限。

拉森－強納森氏症（Larsen-Johansson disease）：由於牽引的力量引起的髕骨頂端發炎或部分撕脫。

拉傷（Strain）：肌肉或韌帶組織損傷。

沾黏性關節囊炎（Adhesive capsulitis）：肩部關節囊與盂肱關節周圍關節軟骨間的沾黏性發炎，會引起疼痛、僵硬並使得運動受限，又稱「冰凍肩」。

疝氣（Hernia）：腹腔臟器通過腹壁薄弱部分而突出。

阿基里斯肌腱炎（Achilles tendinitis）：阿基里斯肌腱發炎

9劃

前脛骨腔室症候群（Anterior tibial compartment syndrome）：腿部的脛骨前腔室腫脹、緊繃和疼痛。通常有過度勞累的病史。

後側腔室症候群（Posterior compartment syndrome）：由於壓力升高導緻小腿後側腔室中的血管受壓，導致疼痛和功能下降。

急性傷害（Acute injury）：特定事件造成的傷害，導致症狀突然發作。

扁平足（Pes planus）：足底扁平或足弓往下塌陷的（可能是靈活或僵硬的）。

柯力式骨折（Colles' fracture）：於手腕近端的橈骨和尺骨骨折，導致遠端背側和徑向移位。

紅斑（Erythema）：微血管充血引起的皮膚發紅。

10劃

剝離性骨軟骨炎（Osteochondritis dissecans）：由關節軟骨和軟骨下骨完全或不完全分離，引起局部缺血性壞死。

挫傷（Contusion）：壓迫性損傷致使血液和淋巴液在肌肉內積聚。也稱為瘀傷。

狹窄（Stenosis）

狹窄（Stenosis）：椎管或椎管的異常狹窄，如脊椎狹窄，是由於骨頭侵犯其空間導致的椎管狹窄。

疼痛弧症候群（Painful arc syndrome）：手臂外展（抬高）60度角至120度角時產生的肩痛。

病變（Lesion）：組織因任何病理性或創傷性，導致其不連續性或部分功能喪失。

神經炎（Neuritis）：神經發炎。

神經根病變（Radiculopathy）：脊椎神經根疾病。

神經病變（Neuropathy）：神經的功能障礙或病理變化。

缺血（Ischaemia）：由於血液供應減少，導致局部缺氧。

脊柱前凸（Lordosis）：腰椎凹陷的曲線。

脊柱側彎（Scoliosis）：脊柱側向旋轉。

脊椎退化（Spondylosis）：由於骨關節炎引起的退行性脊柱改變。

脊椎滑脫（Spondylolisthesis）：一脊椎骨在另一脊椎骨上向前移位。

脊椎關節病變（Spondyloarthropathy）：脊椎關節的疾病。

骨化性肌炎（Myositis ossificans）：肌肉組織中鈣化物的沉積。

骨炎（Osteitis）：因骨骼發炎導致骨骼增大，產生壓痛、鈍痛及疼痛。

骨骺骨折（Epiphyseal fracture）：兒童和青少年長骨生長板損；可能導致骨骼生長停滯。

骨關節炎（Osteoarthritis）：非發炎性退化關節病，其特點是關節軟骨退化、骨骼邊緣肥大和滑液膜產生變化。尤其見於老年人。

高足弓（Pes cavus）：內側足弓異常的高。

高爾夫球肘（Golfer's elbow）：由於活動（例如高爾夫）時前臂抓握、屈曲和旋前的動作，所引起的肱骨內上髁骨膜發炎的現象。

11劃

剪力（Shear force）：與穿過物體的平面平行或相切的力。

副韌帶（Collateral ligaments）：穿過關節內側和外側的主要韌帶。

旋轉肌袖（Rotator cuff）：棘上肌、棘下肌、小圓肌和肩胛下肌的合稱，英文簡稱為 SITS 肌肉，能夠將肱骨頭固定在關節窩內，並產生肱骨旋轉的動作。

肩胛肋骨症候群（Scapulocostal syndrome）：由於肩胛骨與後胸壁間關係的長期改變，導致肩胛帶上方或後方的疼痛。

深層靜脈栓塞（Deep vein thrombosis, DVT）：在小腿的一個或多個深層靜脈壁中，形成靜止的血塊。

疏鬆骨（Cancellous）：密度相對較低的骨組織。

被動伸展（Passive stretching）：由拮抗肌張力以外的拉伸力量，使肌肉、肌腱和韌帶伸展。

軟骨骨折（Chondral fracture）：涉及關節軟骨的骨折。

麻痺（Paralysis）：部分或完全喪失移動身體部位的能力。

12 劃

椎弓解離症（Spondylolysis）：椎骨骨折（通常在椎弓處）。

椎間盤突出（Herniated disc）：椎間盤破裂導致其內容物向外推。

發炎（Inflammation）：對於以紅、腫、熱、痛和功能喪失為特徵的組織損傷，所產生的保護反應。

筋膜炎（Fasciitis）：包圍肌肉周圍的筋膜發炎。

腔室症候群（Compartment syndrome）：因肌肉內壓力升高而阻礙腔室內組織的血流與功能的情況。

腕隧道症候群（Carpal tunnel syndrome, CTS）：正中神經通過腕隧道時受到壓迫，導致手部疼痛和刺痛。

萎縮（Atrophy）：因為疾病、未使用或營養不良，導致組織萎縮或退化。

鈣化性肌腱炎（Calcific tendinitis）：肌腱發炎且鈣化，最常見於肩部的旋轉肌群。

13 劃

奧斯古德—施拉特疾病（Osgood-Schlatter disease）：由於牽引力量導致脛骨骨突處的髕韌帶發炎或部分撕脫。

微小創傷（Microtrauma）：肌肉骨骼系統組織的小規模損傷。

感覺異常性股痛（Meralgia paraesthetica）：股外側皮神經在腹股溝韌帶處受到擠壓，導致受神經支配的大腿外側表面區域疼痛和麻木。

滑液囊（Bursa）：含有滑液的保護囊，通常位於肌腱和骨頭之間，其作用是減少運動過程中的摩擦。

滑膜炎（Synovitis）：滑液膜發炎，尤指關節部位。

滑囊炎（Bursitis）：滑液囊發炎，例如肩峰下滑囊炎。

禁忌症（Contraindication）：受特定行動而產生不良影響的狀況。

腦震盪（Concussion）：劇烈搖晃或震動大腦，導致神經功能受到立即或暫時的損傷。

腱鞘炎（Tenosynovitis）：腱鞘發炎。

腱鞘囊腫（Ganglion cyst）：腕部背側常見的良性腫塊。

跟骨骨骺炎（Sever's disease）：跟骨骨突處的牽引性損傷或骨軟骨病，常見於青少年。

過度使用傷害（Overuse injury）：身體部位因過度反覆運動而導致的任何傷害。

預後（Prognosis）：預測傷害的可能進展或結果。

14 劃

慢性傷害（Chroni cinjury）：特色是緩慢且持續發展的症狀，最終導致疼痛發炎的狀態。

槌狀指（Mallet finger）：由於指骨的強力屈曲動作，導致遠端指骨的伸肌肌腱斷裂。

種子骨（Sesamoid bones）：嵌入肌腱中的小骨頭，最大的是髕骨。

網球肘（Tennis elbow）：前臂伸肌肌腱於肱骨外上髁處發炎。也稱為「肱骨外側上髁炎」。

15 劃

增強式訓練（Plyometric training）：運用爆發性運動來發展肌肉力量的運動。

彈響髖症候群（Snapping hip syndrome）：
　　臀部動作時，聽到或感覺到的「啪」的
　　感覺。
摩爾頓氏神經痛（Morton's neuralgia）：蹠
　　骨頭壓迫足底神經的分支，引起蹠骨周
　　圍疼痛。
摩爾頓氏神經瘤（Morton's neuroma）：軟
　　組織增厚與纖維化，使足底神經受到壓
　　迫，導致摩爾頓氏神經痛。
撕裂性骨折（Avulsion fracture）：骨碎片
　　從肌腱附著處與骨頭分離的骨折，通常
　　是由於過大的張力導致。
撕裂傷（Laceration）：可能會在皮膚、皮
　　下組織、肌肉和相關的神經血管中，留
　　下光滑或鋸齒狀邊緣的傷口。

16 劃

輸出神經（Efferent nerves）：負責攜帶來
　　自中樞神經系統之刺激的神經。
壓力（Stress）：力量在身體內的分布。
壓縮力（Compressive force）：對結構產生
　　擠壓效應的軸向載荷。
應力性骨折（Stress (march) fracture）：過
　　度反覆的應力引起的骨骼裂紋。
蹠骨痛（Metatarsalgia）：足部的蹠骨周圍
　　疼痛。
轉移痛（Referred pain）：疼痛的位置不在
　　來源或成因部位，而是以外的身體部
　　位。
關節功能障礙（Articular dysfunction）：與
　　關節相關的干擾、損傷或異常。
關節病變（Arthropathy）：統稱任何關節
　　疾病。
關節囊炎（Capsulitis）：關節囊發炎。
類風濕性關節炎（Rheumatoid arthritis）：
　　免疫系統攻擊自身組織的自身免疫性疾
　　病。會引起身體許多部位的發炎和滑膜
　　關節的損傷。
髂脛束症候群（Iliotibial band syndrome）：
　　髂脛束疼痛／發炎；髂脛束是下肢強韌
　　的纖維增厚筋膜，從髖部髂嵴開始延伸
　　到膝蓋以下。有多種生物力學成因會導
　　致髂脛束症候群。
攣縮（Contracture）：肌肉不活動而形成
　　沾黏，導致肌肉處在縮短的收縮狀態。
體感性疼痛（Somatic pain）：源自皮膚、
　　韌帶、肌肉、骨骼或關節的疼痛。

髕骨股骨疼痛症候群（Patellofemoral stress
　　syndrome）：因髕骨外側支持帶緊繃或
　　股內側肌疲弱無力的疼痛狀況，導致髕
　　骨往外側偏移，以及外側的小關節受到
　　壓力。
髕骨軟骨軟化症（Chondromalacia patellae）：
　　由異常壓力或剪力引起的髕骨的關節軟
　　骨退化性病變。
髖部隆突（髂嵴）挫傷（Hip pointer）：
　　直接壓迫到未受保護的髂嵴而導致的挫
　　傷，會壓碎軟組織，有時甚至還會壓碎
　　骨骼本身。

中英名詞對照

髖臼 Acetabulum
顳骨 Temporal bone
顴骨 Zygomatic bones

BH0032R

運動傷害復健書【升級增訂版】
最完善的運動傷害之預防、治療與復健
The Anatomy of Sports Injuries：Your Illustrated Guide to Prevention,
Diagnosis and Treatment (Second Edition)

作　　者｜布萊德‧華克（Brad Walker）
譯　　者｜柯品瑄、周傳易
責任編輯｜于芝峰
特約主編｜洪禎璐
內頁排版｜劉好音
封面設計｜小草

發 行 人｜蘇拾平
總 編 輯｜于芝峰
副總編輯｜田哲榮
業務發行｜王綬晨、邱紹溢、劉文雅
行銷企劃｜陳詩婷

出　　版｜橡實文化 ACORN Publishing
　　　　　231030 新北市新店區北新路三段 207-3 號 5 樓
　　　　　電話：（02）8913-1005　傳真：（02）8913-1056
　　　　　網址：www.acornbooks.com.tw
　　　　　E-mail 信箱：acorn@andbooks.com.tw

發　　行｜大雁出版基地
　　　　　231030 新北市新店區北新路三段 207-3 號 5 樓
　　　　　電話：（02）8913-1005　傳真：（02）8913-1056
　　　　　讀者服務信箱：andbooks@andbooks.com.tw
　　　　　劃撥帳號：19983379　戶名：大雁文化事業股份有限公司

印　　刷｜中原造像股份有限公司
二版一刷｜2023 年 5 月
二版三刷｜2024 年 2 月
定　　價｜550 元
I S B N｜978-626-7313-05-3

（原書名：痠痛拉筋解剖書 2：運動傷害復健書）

國家圖書館出版品預行編目（CIP）資料

運動傷害復健書：最完善的運動傷害之預防、治
療與復健／布萊德‧華克 (Brad Walker) 作；柯品
瑄，周傳易譯 . －二版 . －臺北市：大雁文化事業
股份有限公司，橡實文化出版：大雁出版基地發
行，2023.05
384 面；17*22 公分
譯自：The anatomy of sports injuries : your llustrated
guide to prevention, diagnosis, and treatment, 2nd.
ISBN 978-626-7313-05-3（平裝）

1.CST: 運動傷害

416.69　　　　　　　　　　　　112005127